# Bildwörterbuch PLUS

Schwerpunkt

## Gesundheit und Pflege

Dr. Patricia Aden
Franziska Stöckmann

VERLAG EUROPA-LEHRMITTEL · Nourney, Vollmer GmbH & Co. KG
Düsselberger Straße 23 · 42781 Haan-Gruiten

**Europa-Nr.: 68576**

*Autorinnen:*
Dr. Patricia Aden
Franziska Stöckmann

*Verlagslektorat:*
*Tanja Löhr-Michels*

*Kritische Hinweise und Vorschläge zur Weiterentwicklung des vorliegenden Bildwörterbuchs gern per E-Mail an lektorat@europa-lehrmittel.de*

1. Auflage 2018, korrigierter Nachdruck 2022
Druck 5 4 3 (keine Änderung seit der 2. Druckquote)

Alle Drucke derselben Auflage sind parallel einsetzbar, da sie bis auf die Korrektur von Druckfehlern identisch sind.

ISBN 978-3-8085-6857-6


Umschlag: tiff.any GmbH, 10888 Berlin
Umschlagfoto: © Africa Studio – stock.adobe.com

Satz: zweiband.media, Berlin
Druck: UAB BALTO print, 08217 Vilnius (LT)

## Grußwort von Frau Elke Büdenbender

Ein Bild sagt mehr als tausend Worte, so lautet ein gut bekanntes Sprichwort.

Besondere Momente oder komplizierte Sachverhalte lassen sich in Bildern oder grafischen Darstellungen einfacher ausdrücken und wiedergeben als in langen Sätzen. Der Betrachter erkennt auf einen Blick, um was es geht.

Manchmal ist es auch einfach schwer in Worte zu fassen, was wir unserem Gegenüber vermitteln möchten. Es fehlen uns die passenden Worte, um einen magischen Augenblick zu beschreiben. Eine Anleitung lässt sich nicht in wenigen Sätzen zusammenfassen. Oder man spricht einfach keine gemeinsame Sprache.

Eine fremde Sprache zu erlernen braucht Zeit. In dieser fremden Sprache zudem eine Ausbildung zu absolvieren, braucht darüber hinaus auch Mut. Denn die Anstrengung, die man in seine Ausbildung investiert, ist dann eine doppelte. Neben theoretischen und praktischen Inhalten muss man sich darüber hinaus zugleich sprachliche Kenntnisse aneignen.

Das Bildwörterbuch „Gesundheit und Pflege" ist dabei eine großartige Hilfestellung. Mit viel Sorgfalt zum Detail gestaltet, ist es eine überzeugende Ergänzung zum Mut und zur Anstrengungsbereitschaft vieler Auszubildender, die sich neben den Ausbildungsinhalten auch mit Vokabular und Grammatik einer noch fremden Sprache befassen müssen.

Ich wünsche diesen Auszubildenden alles Gute für ihren Weg und vor allem viel Erfolg!

Ihre

Berlin, im Juni 2018

## Vorwort

Das vorliegende Bildwörterbuch PLUS ist die ideale Unterstützung für Menschen mit geringen Deutsch-Kenntnissen oder erhöhtem Förderbedarf, die sich in einer Berufsvorbereitungsmaßnahme mit dem Schwerpunkt Gesundheit/Pflege befinden. Zudem ist es für alle Schüler/-innen, die eine medizinische Grundausbildung begonnen haben, grundsätzlich ein anschauliches Nachschlagewerk.

Im Bildwörterbuch werden ganz bewusst nur solche Begriffe vorgestellt, die zum „Handwerkszeug" medizinischen Fachpersonals gehören und auch abbildbar sind. Auf die Darstellung komplexer medizinischer Fachbegriffe oder Sachverhalte wurde daher verzichtet.

Einem einheitlichen Konzept folgend (siehe dazu auch S. 5), werden in insgesamt sieben Kapiteln die wichtigsten Gegenstände und Fachbegriffe aus dem Berufsalltag in Arztpraxis, Krankenhaus und Pflegeheim anhand von Fotos vorgestellt. Kapitel 8 ergänzt das Werk um Abkürzungen.

DIGITAL+ Zusatzmaterial: Audio-Aufnahmen zum Anhören der vorgestellten Begriffe stehen online bereit (Infos hierzu siehe Umschlaginnenseite).

Ausdrückliches Ziel ist es, neben der simplen Vorstellung der Begriffe in Bild und Wort auch deren Verwendung in einfachen Sätzen beispielhaft zu demonstrieren. Auch wenn der Fokus auf der Vermittlung von grundlegendem Fachwissen liegt, möchten wir so unseren Beitrag leisten, Schülerinnen und Schülern beim Erlernen und Festigen der deutschen Sprache eine Hilfestellung zu geben.

Wir wünschen viel Freude und Erfolg bei der Arbeit mit dem Bildwörterbuch und hoffen, dass es ein wertvoller Begleiter für Lehrende und Lernende wird.

Herbst 2018 Autorinnen und Verlag

## Erklärung zum Aufbau

Jeder Begriff wird in einer solchen „Box“ vorgestellt. Der Aufbau ist in allen Boxen gleich und soll hier kurz anhand eines Beispiels demonstriert werden.

erstmalige Nennung des Begriffs im Singular und Plural inklusive Artikel

gelbe Markierung bei jeder Nennung des Begriffs

Foto des vorgestellten Gegenstands, bewusst isoliert

Foto des Gegenstands in Verwendung, mit passender Bildunterschrift

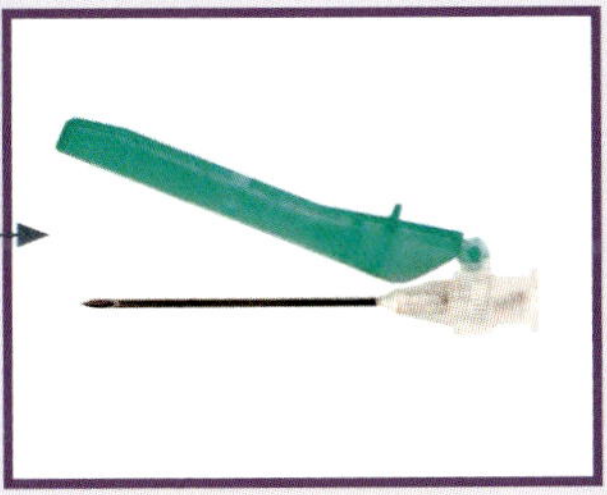

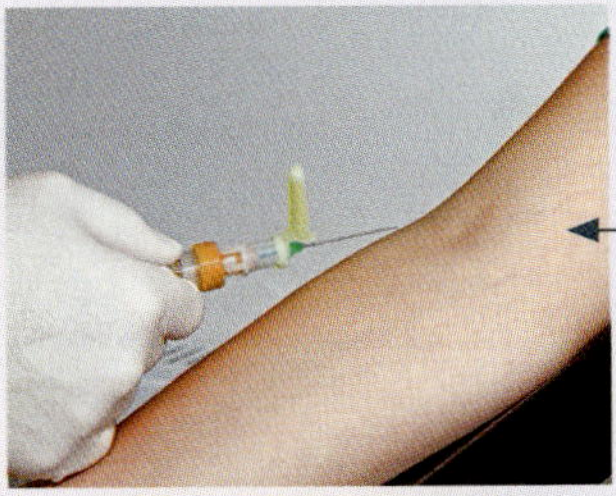

die **Sicherheits-Kanüle**
die Sicherheits-Kanülen

die Sicherheits-Kanüle
einstechen

*safety needle*

Übersetzung des Begriffs ins Englische

Die Sicherheits-Kanüle ist eine Kanüle, die ausschließlich für Blutentnahmen benutzt wird.

„Bitte wirf die Sicherheits-Kanüle in den Abwurf-Behälter.“

Beispiel-Aussage, wie man sie in der Praxis hören oder sagen kann

Begriffe, die ebenfalls im Buch vorgestellt werden, in blauer Farbe

Info-Satz, möglichst kurz, relevanter Fachinhalt

Verben und Verb-Teile in roter Farbe zur besseren Orientierung im Satz

Viele der vorgestellten Begriffe sind zusammengesetzte Substantive. Diese wurden immer dann mit einem Bindestrich versehen, wenn sie entweder lang und kompliziert sind, oder wenn es bzgl. eines besseren Wiedererkennungswertes beim Deutsch-Lernen hilfreich ist – so z. B. bei „Sicherheits-Kanüle“ wegen des Oberbegriffs „Kanüle“.

## Inhaltsverzeichnis

# 1

# Ankommen, Anmelden und Warten

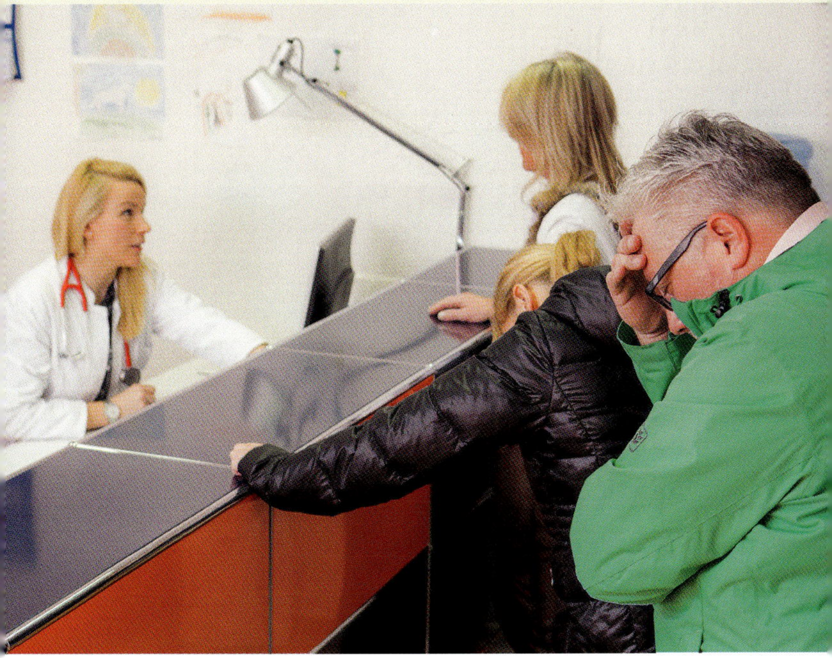

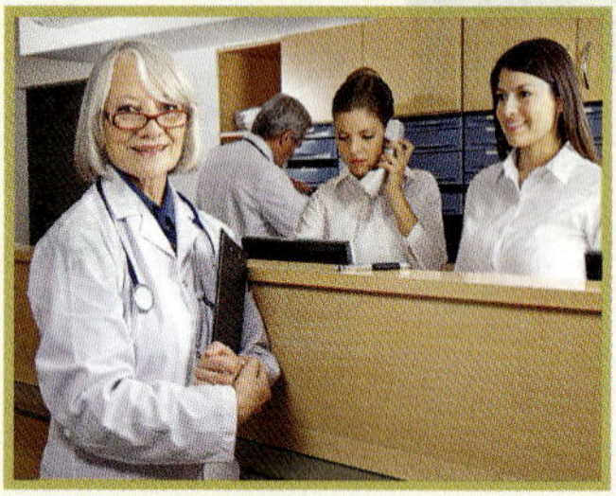

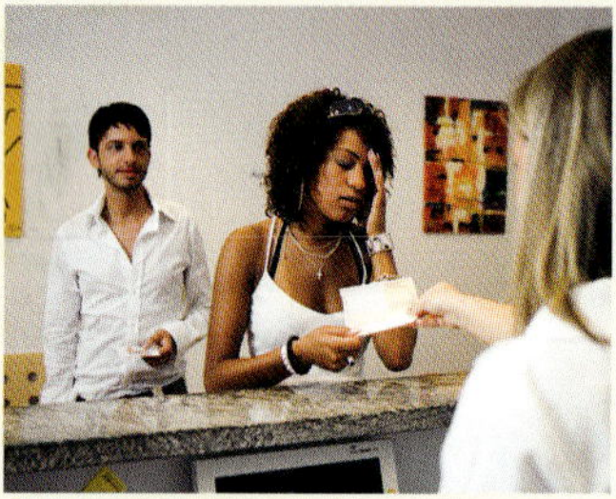

die **Arztpraxis**
die Arztpraxen

*medical practice, doctor's office*

die Arztpraxis besuchen

Eine Arztpraxis hat regelmäßige Öffnungszeiten.

„Bitte kommen Sie am Nachmittag in unsere Arztpraxis."

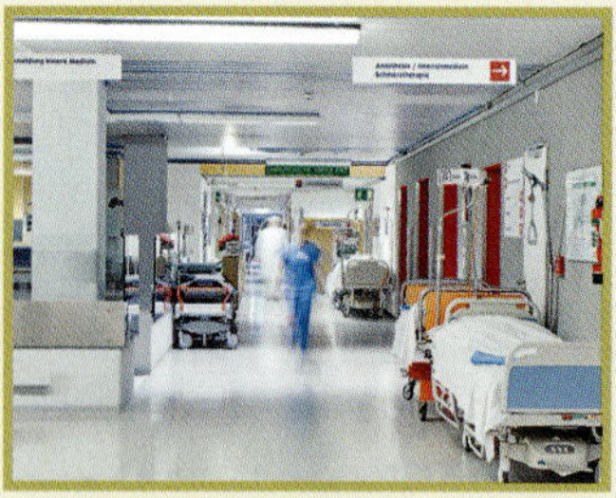

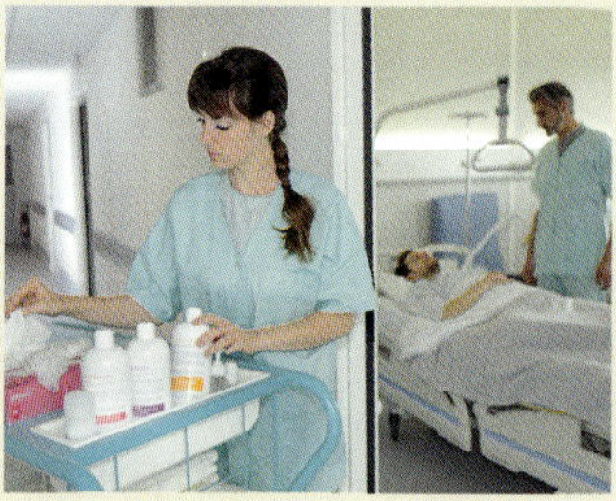

das **Krankenhaus**
die Krankenhäuser

*hospital*

im Krankenhaus arbeiten

Im Krankenhaus gibt es unterschiedliche Abteilungen.

„Sie brauchen eine Einweisung für die stationäre Behandlung im Krankenhaus."

1 2 3 4 5 6 7 8

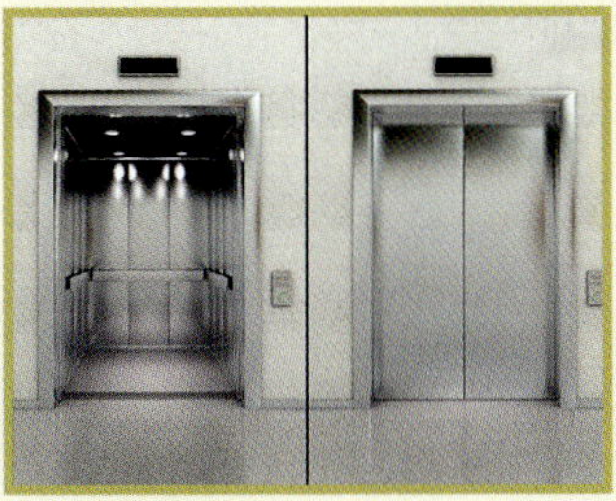

der **Aufzug**
die Aufzüge

*lift, elevator*

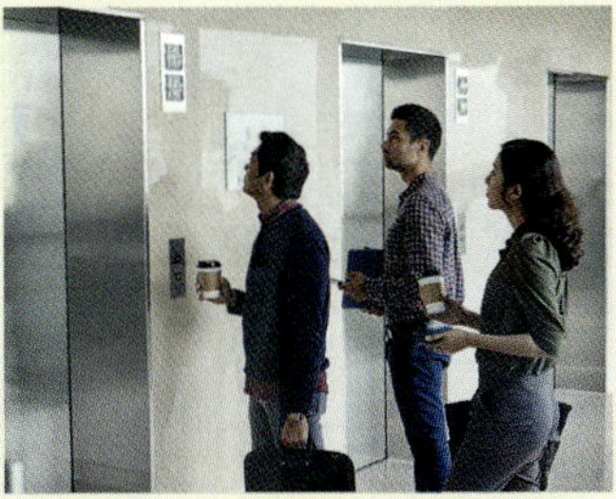

auf den Aufzug warten

Der Aufzug transportiert Personen. Man sagt dazu auch Fahrstuhl.

„Der Aufzug hält im 2. Stock."

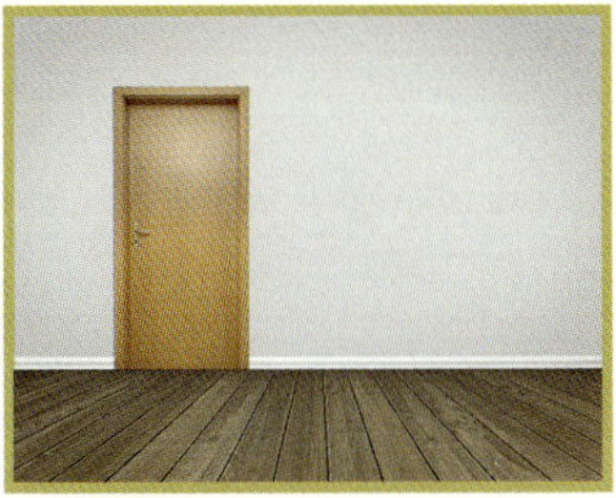

die **Tür**
die Türen

*door*

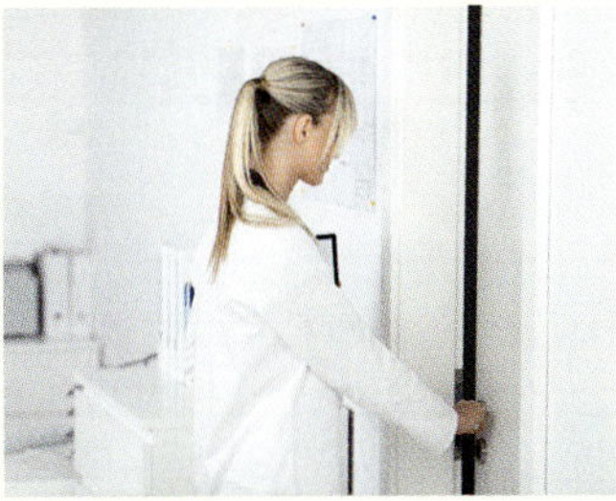

die Tür öffnen

In großen Krankenhäusern öffnen sich einige Türen automatisch.

„Ich begleite Sie noch zur Tür."
„Ich halte dir die Tür auf."

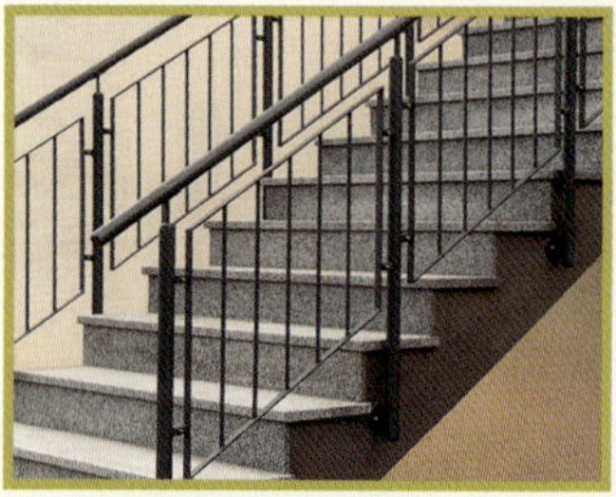

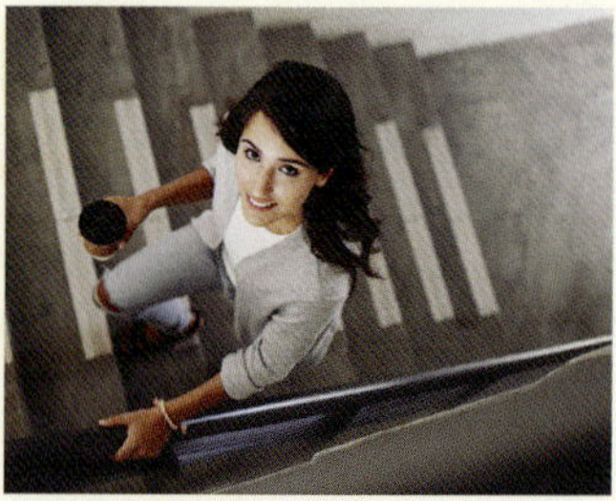

die **Treppe**
die Treppen

*stairs*

die Treppe hinaufgehen

Einige ältere Menschen haben Probleme beim Treppensteigen.

„Können Sie die Treppe alleine hinuntergehen?"

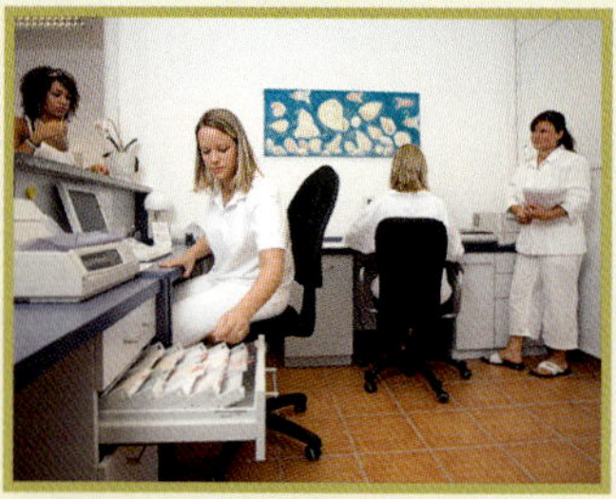

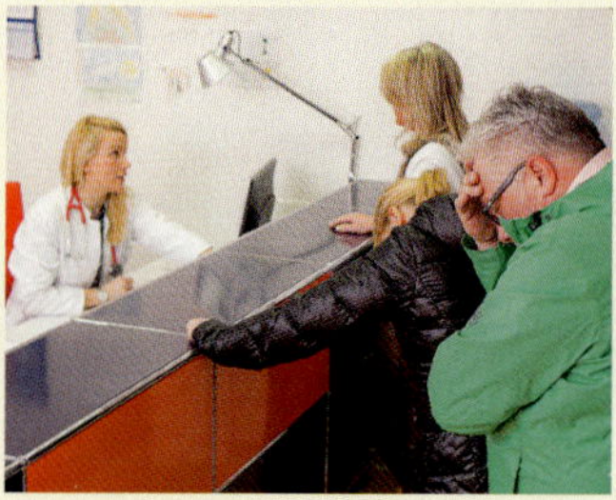

die **Anmeldung**
die Anmeldungen

*registration*

an der Anmeldung warten

An der Anmeldung werden Patienten in der Arztpraxis empfangen.

„Ihr Rezept erhalten Sie an der Anmeldung."

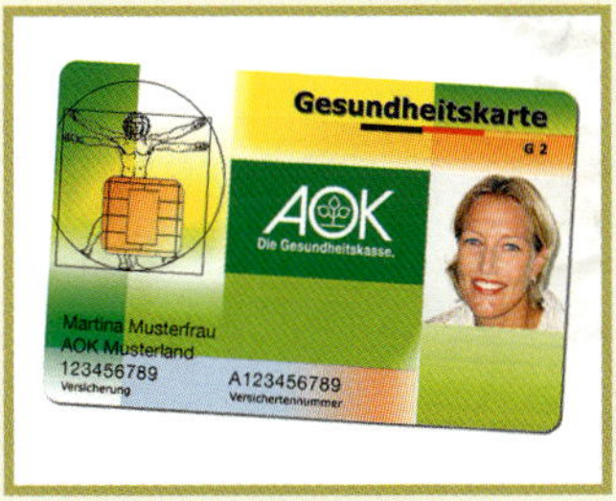


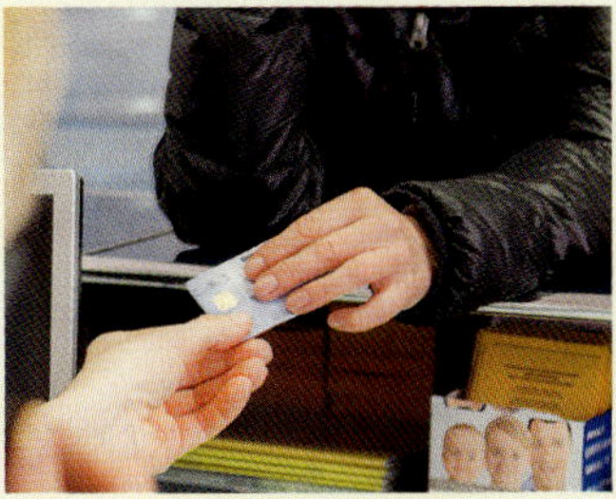

die **Gesundheitskarte**
die Gesundheitskarten

*(health) insurance card*

die Gesundheitskarte übergeben

Jeder Krankenversicherte hat eine Gesundheitskarte.

„Geben Sie mir Ihre Gesundheitskarte zum Einlesen?"

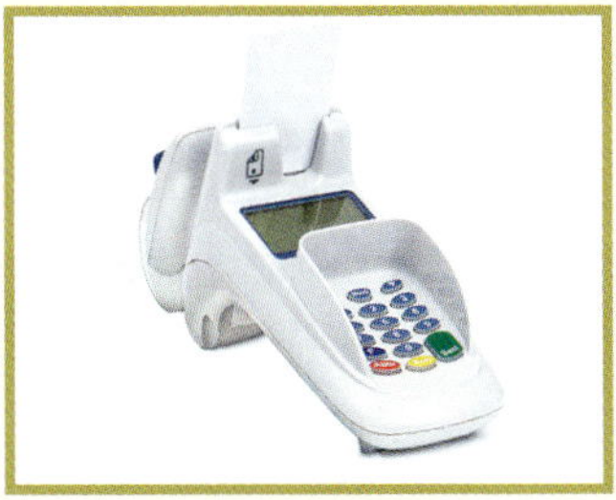

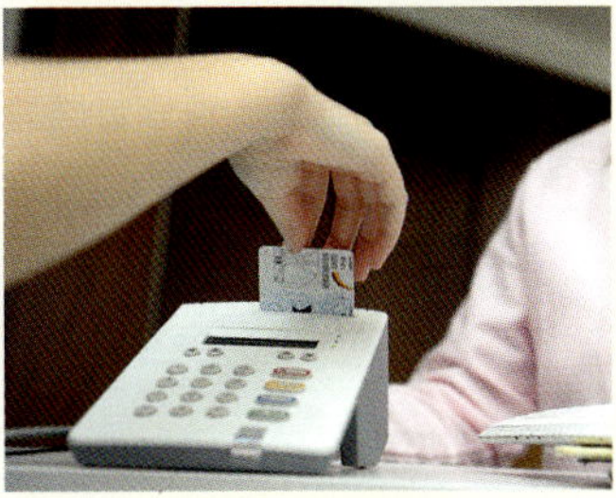

das **Kartenlesegerät**
die Kartenlesegeräte

*card reader*

das Kartenlesegerät bedienen

Das Kartenlesegerät braucht der Arzt im Notdienst.

„Die Gesundheitskarte steckt noch im Kartenlesegerät."

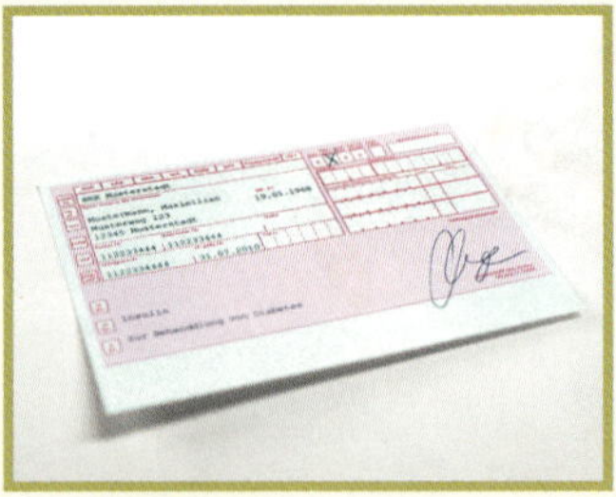

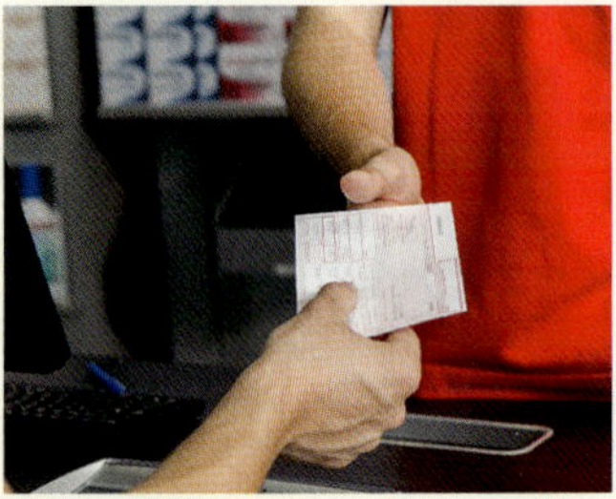

das **Rezept**
die Rezepte

*prescription*

das Rezept einlösen

Ein Rezept muss man in der Apotheke einlösen.

„Bitte lass das Rezept vom Arzt unterschreiben."

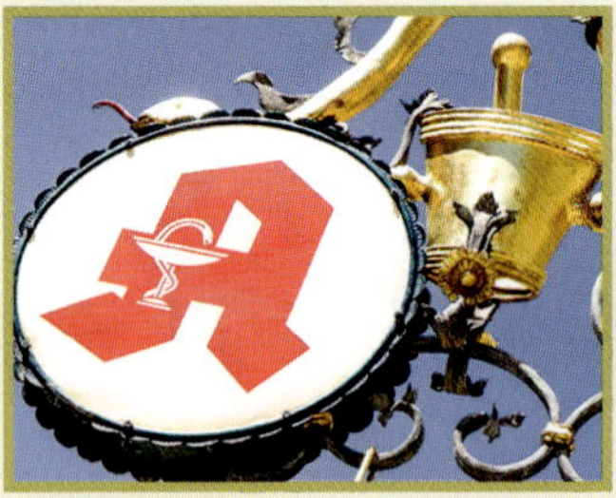

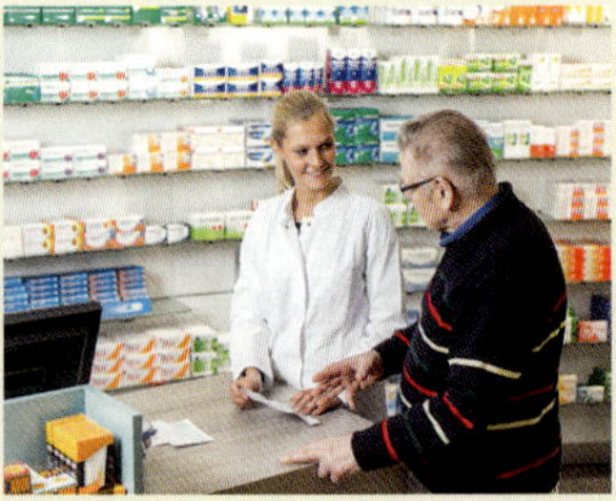

die **Apotheke**
die Apotheken

*pharmacy*

die Apotheke besuchen

In der Apotheke erhält man Medikamente.

„Bitte bring das Rezept in die Apotheke."

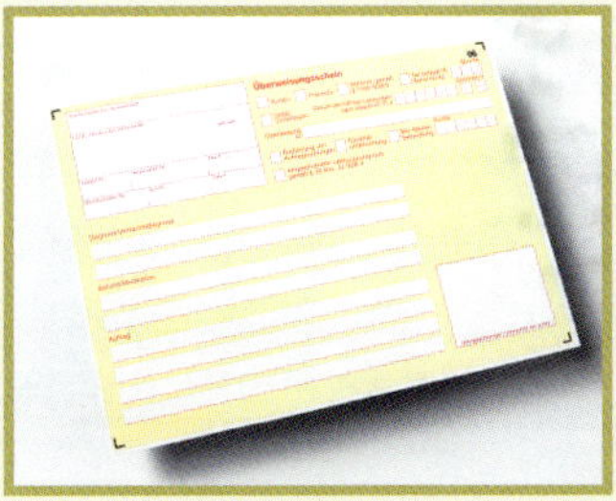

die **Überweisung**
die Überweisungen

*referral*

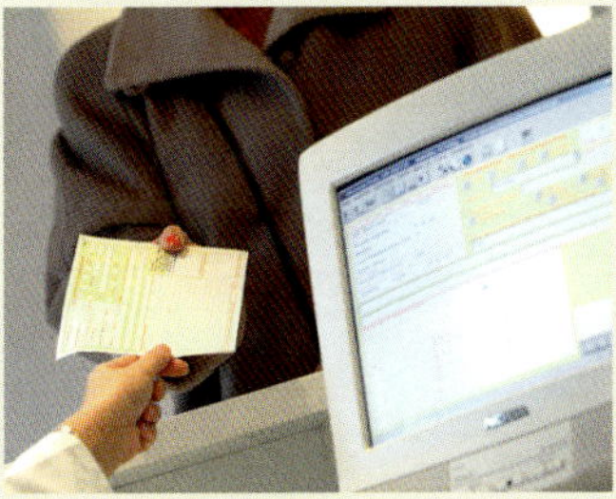

die Überweisung abgeben

Mit einer Überweisung geht man zu einem Facharzt.

„Bitte denken Sie daran, die Überweisung mitzubringen."

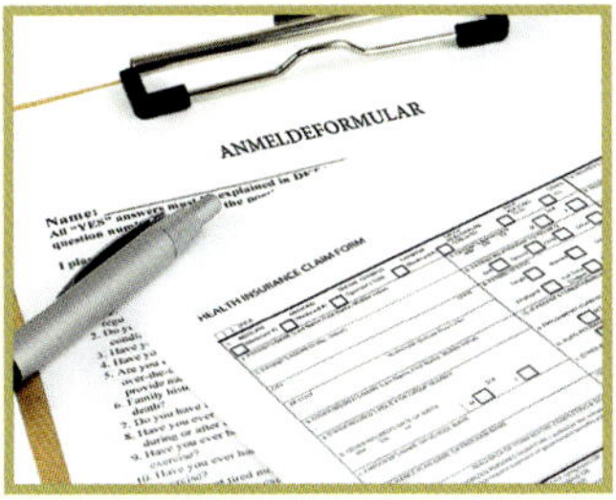


das **Formular**
die Formulare

*form*

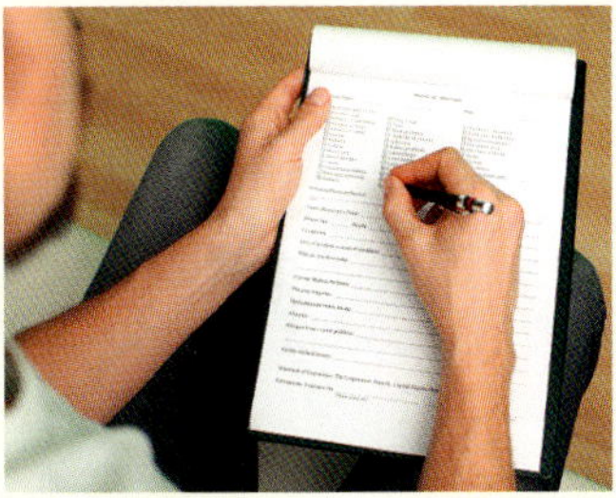

das Formular ausfüllen

Neue Patienten müssen in der Arztpraxis oft ein Formular ausfüllen.

„Geben Sie das Formular an der Anmeldung ab."

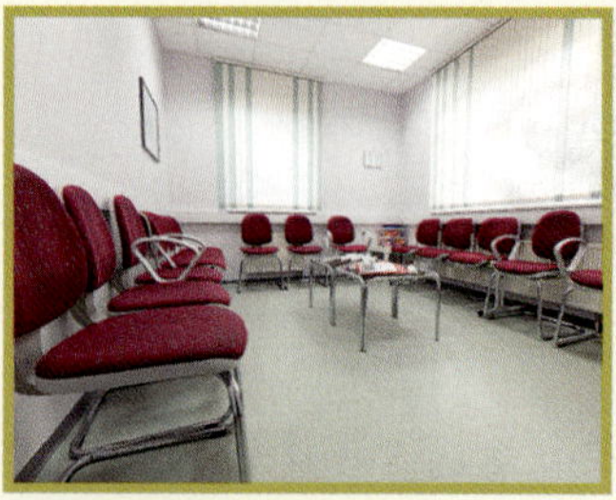

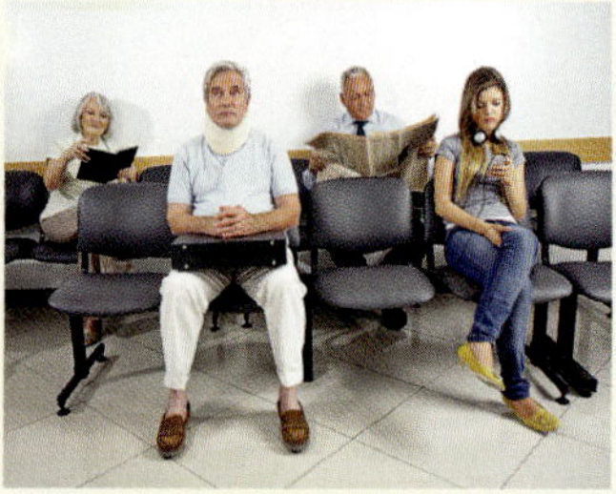

das **Wartezimmer**
die Wartezimmer

*waiting room*

im Wartezimmer warten

Im Wartezimmer verbringt man die Wartezeit bis zum Termin.

„Das Wartezimmer ist hinter der Tür."

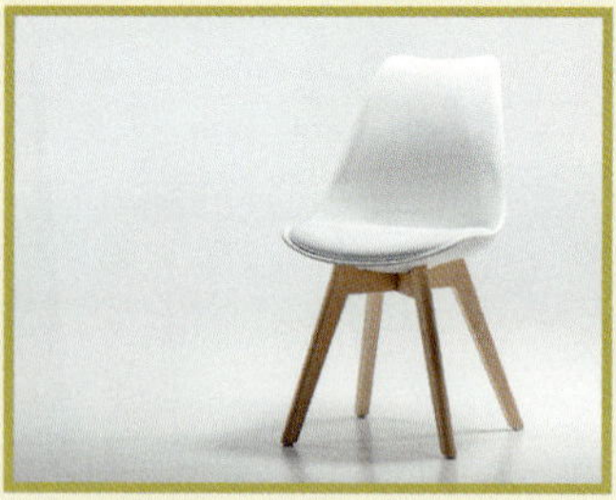

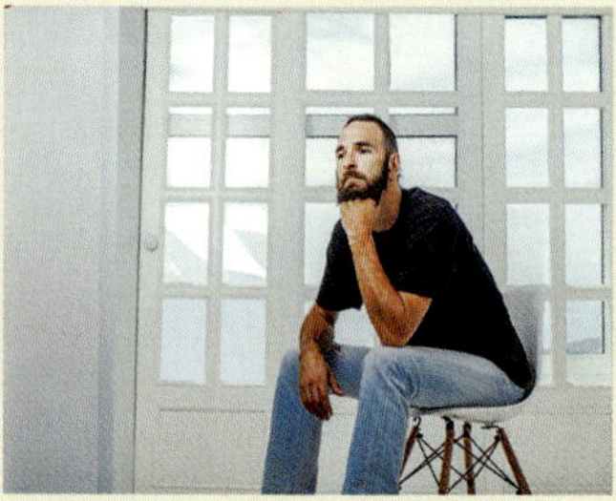

der **Stuhl**
die Stühle

*chair*

auf dem Stuhl sitzen

Auf einem Stuhl kann man bequem warten.

„Ist im Wartezimmer noch ein Stuhl frei?"

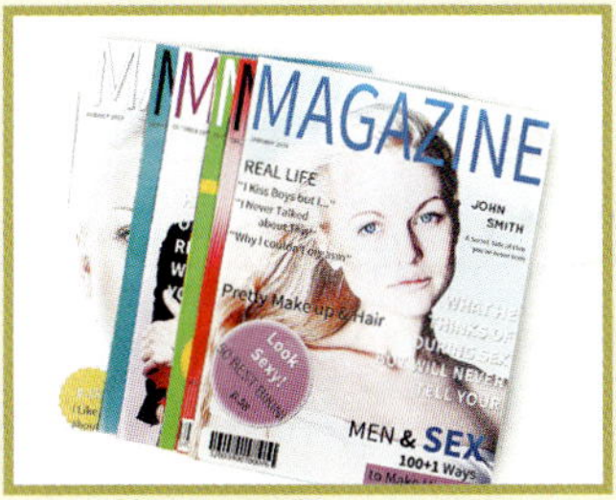


die **Zeitschrift**
die Zeitschriften

*magazine*

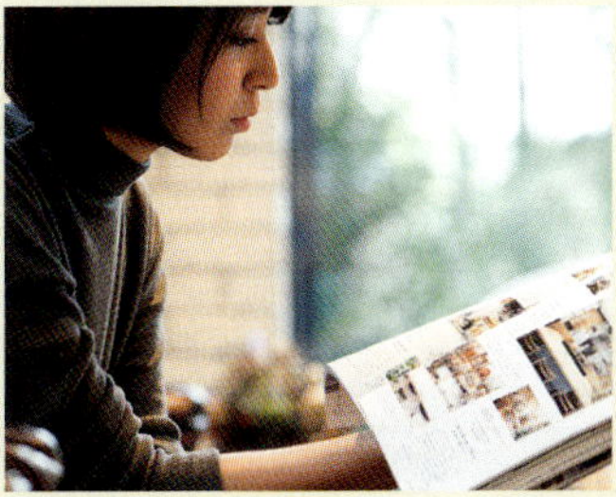

die Zeitschrift lesen

Im Wartezimmer liegen Zeitschriften.

„Auf dem Tisch finden Sie noch mehr Zeitschriften."

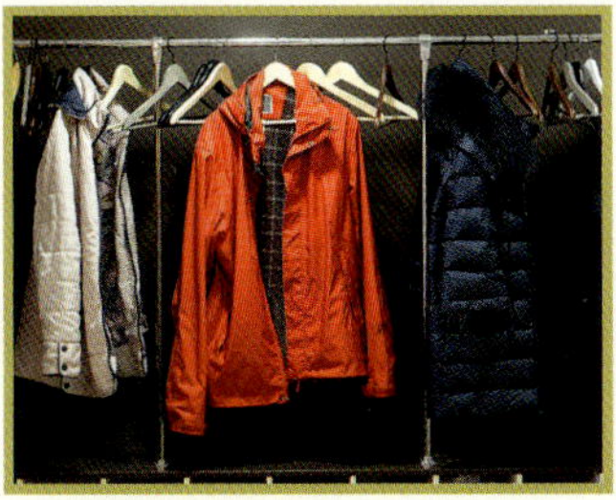

die **Garderobe**
die Garderoben

*wardrobe*

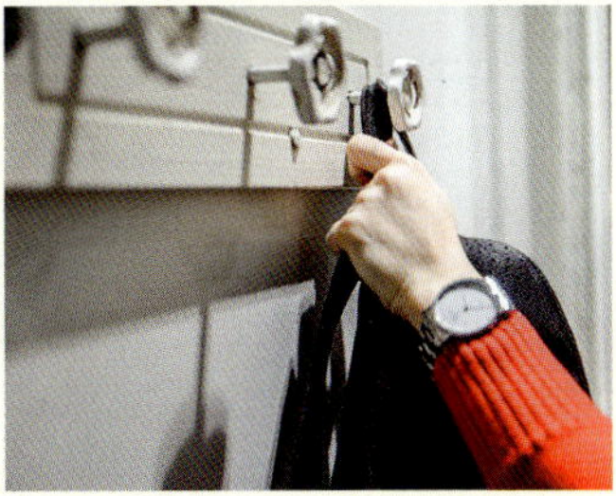

etwas an die Garderobe hängen

Die Garderobe befindet sich meistens im Flur.

„Sie können die Gehhilfe an der Garderobe abstellen."

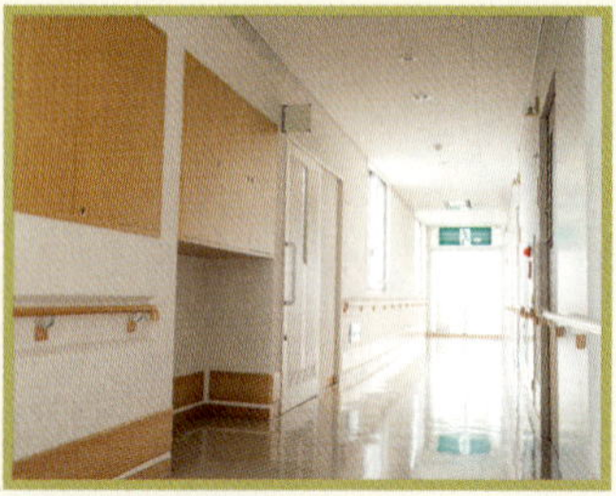

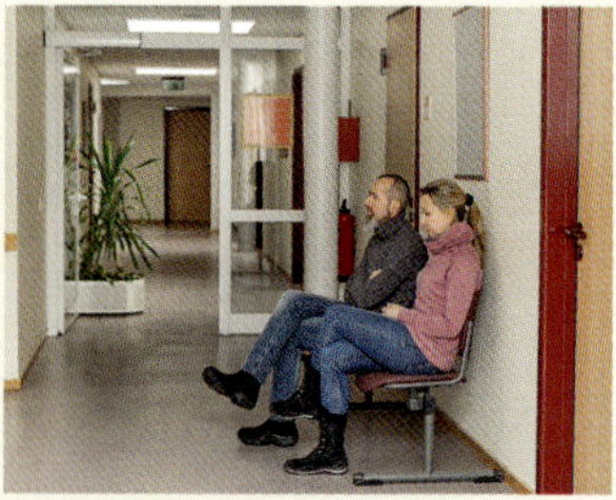

der **Flur**
die Flure

*corridor*

im Flur warten

Der Flur wird auch Korridor genannt.

„Gehen Sie bis zum Endes des Flures."

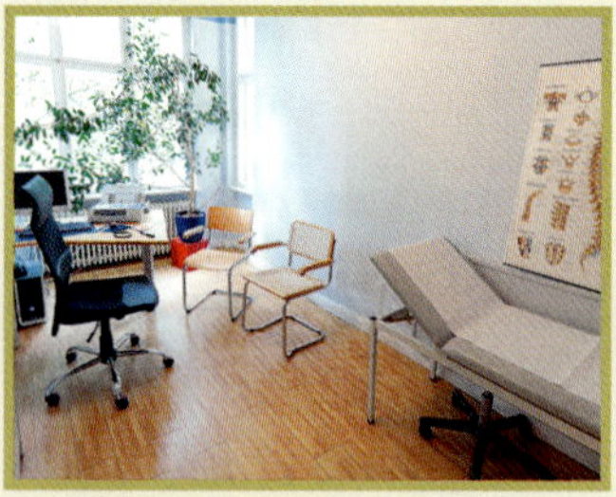

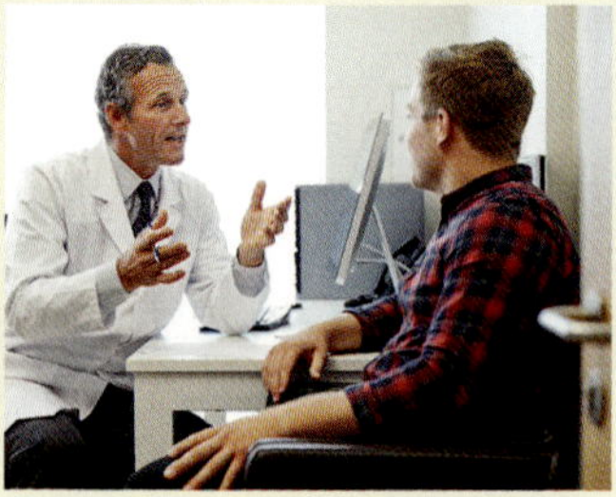

das **Sprechzimmer**
die Sprechzimmer

*consulting room*

im Sprechzimmer reden

Im Sprechzimmer empfängt der Arzt den Patienten.

„Bringen Sie bitte den nächsten Patienten ins Sprechzimmer."

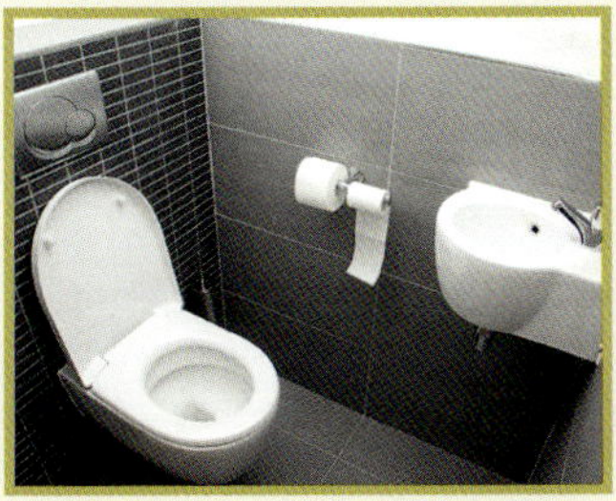

die **Toilette**
die Toiletten

*toilet, restroom*

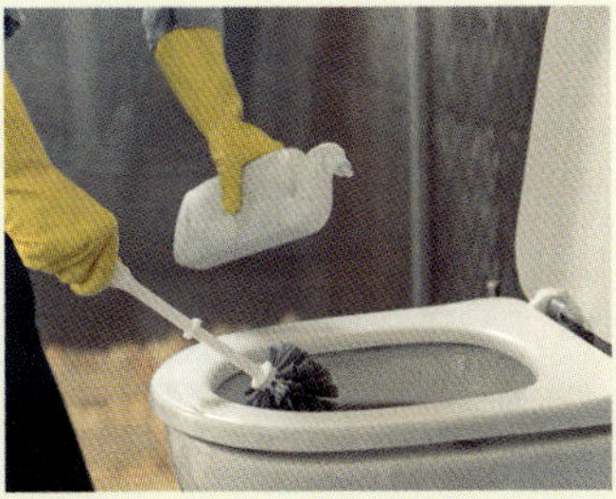

die Toilette putzen

Die Toilette wird auch WC genannt.

„Diese Toilette ist gerade besetzt."

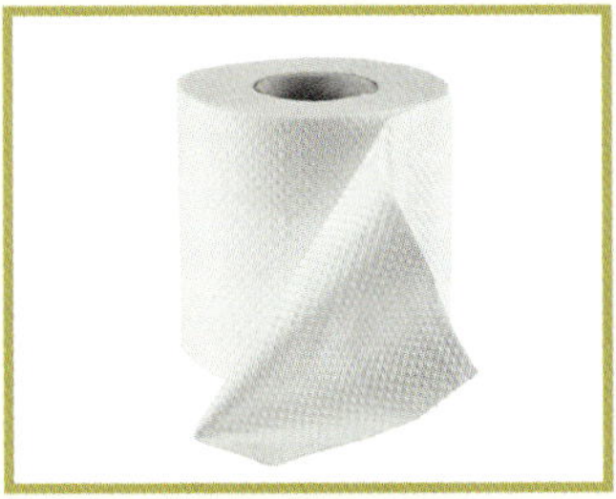

das **Toilettenpapier**
–

*toilet paper*

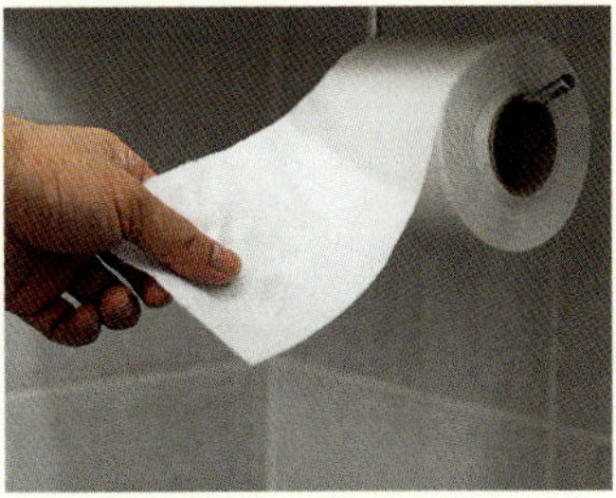

das Toilettenpapier abrollen

Das Toilettenpapier ist meistens weiß.

„Schau nach, ob noch ausreichend Toilettenpapier in den Toiletten ist."

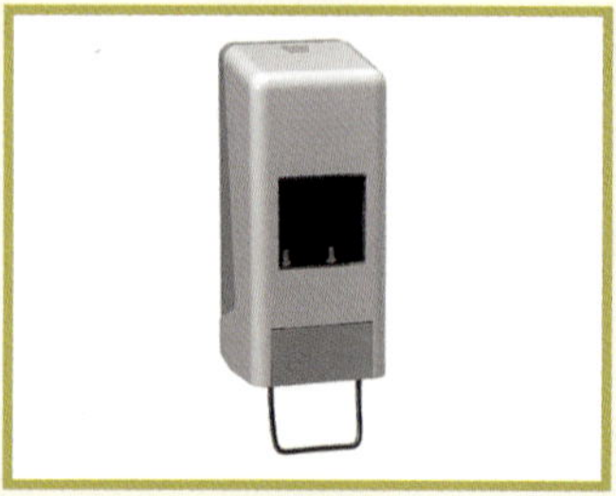

der **Seifenspender**
die Seifenspender

*soap dispenser*

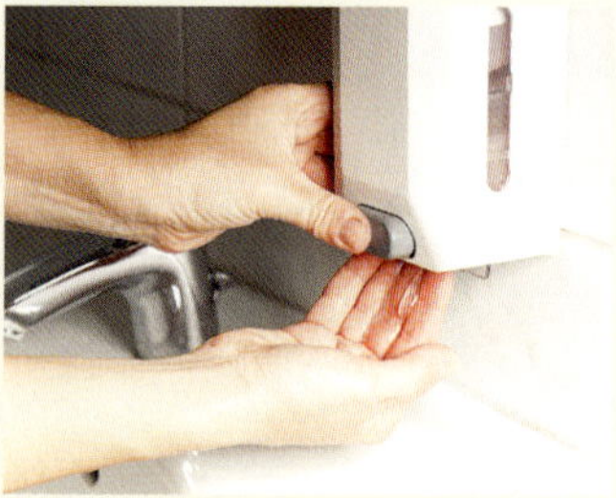

den Seifenspender bedienen

Seifenspender enthalten flüssige Handseife.

„Der Seifenspender in der Toilette ist fast leer."

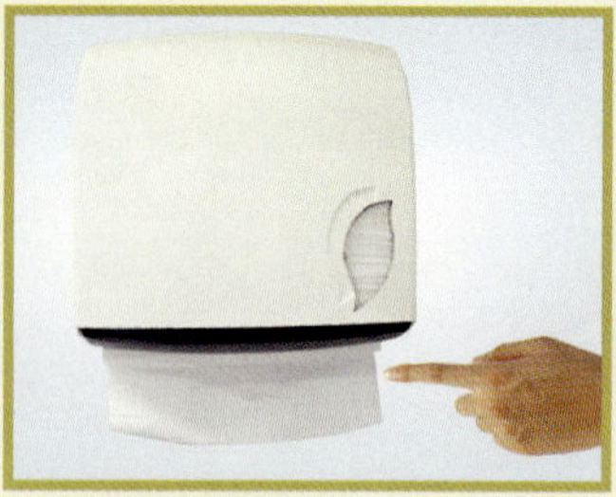

das **Papiertuch**
die Papiertücher

*paper towel*

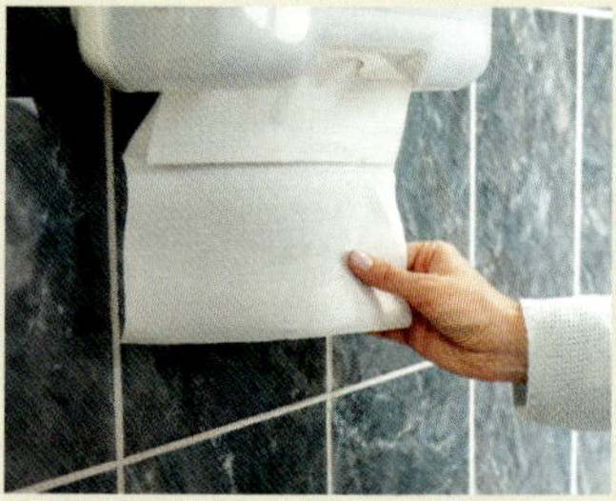

ein Papiertuch nehmen

Papiertücher kann man in den Papierkorb werfen.

„Die Flüssigkeit kannst du mit einem Papiertuch wegwischen."

1 2 3 4 5 6 7 8

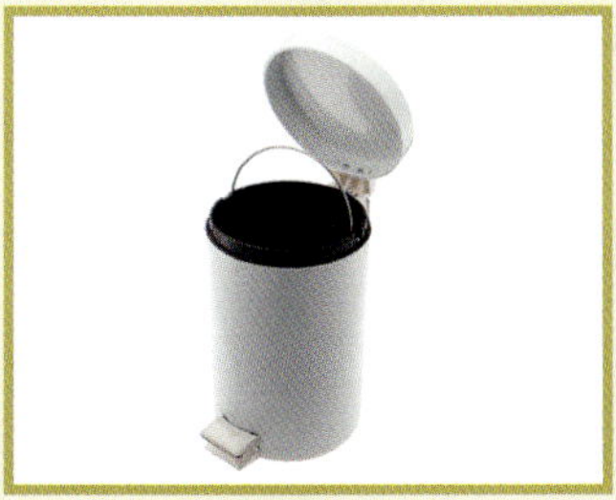

der **Mülleimer**
die Mülleimer

*waste bin*

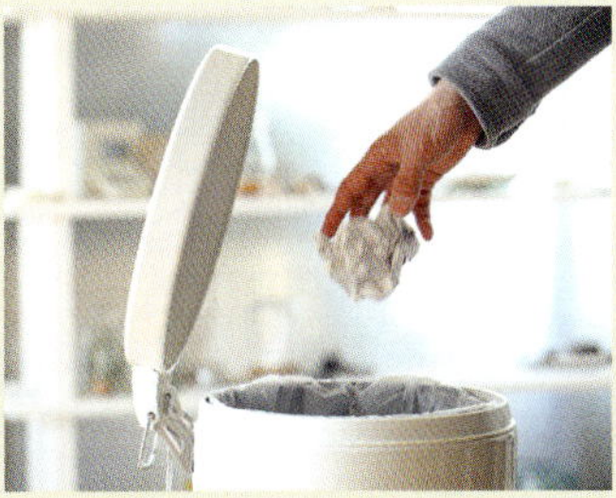

etwas in den Mülleimer werfen

Viele Mülleimer kann man mit dem Fuß öffnen.

„Kannst du den Müllbeutel im Mülleimer wechseln?"

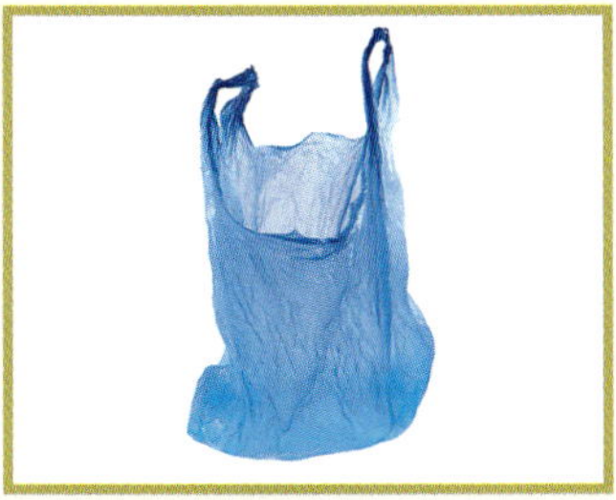

der **Müllbeutel**
die Müllbeutel

*garbage bag*

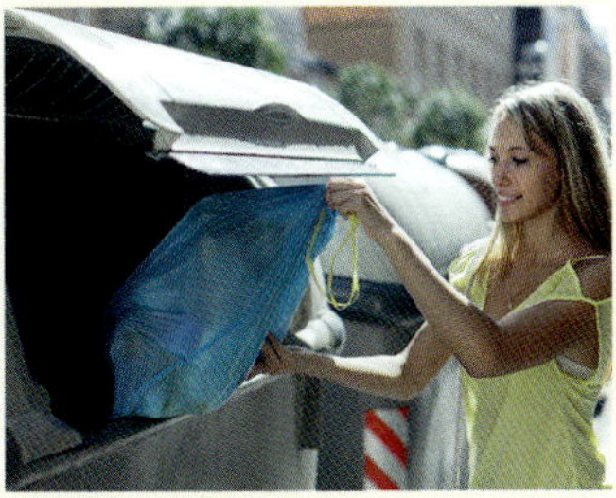

den Müllbeutel wegwerfen

Für Plastikmüll gibt es einen speziellen Müllbeutel.

„Für den Mülleimer im Badezimmer braucht man einen kleinen Müllbeutel."

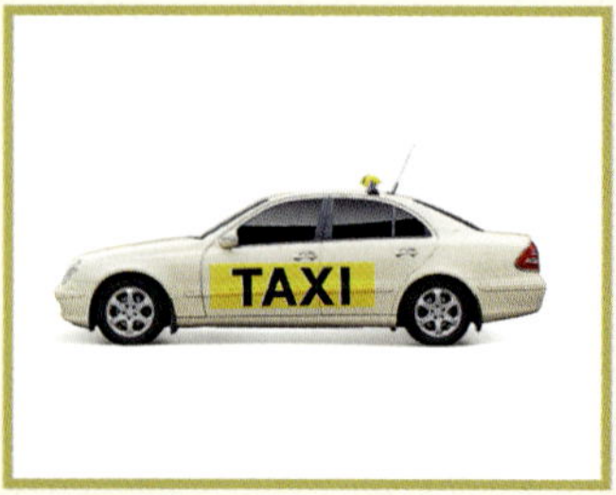


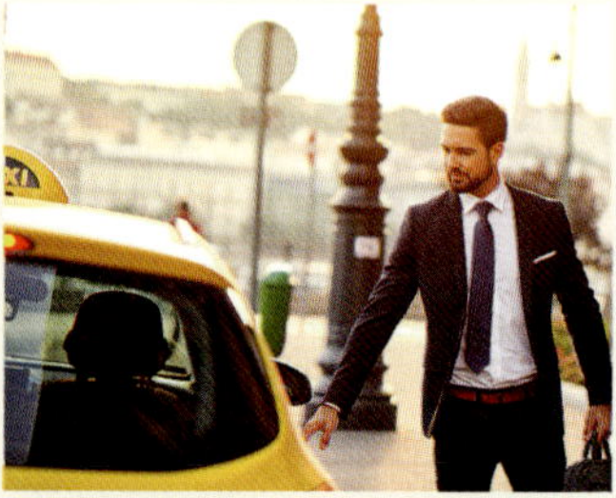

das **Taxi**
die Taxis

*taxi*

in ein Taxi einsteigen

Mit einem Taxi kann man sich gegen Bezahlung an einen gewünschten Ort fahren lassen.

„Ich habe ein Taxi für Sie bestellt."

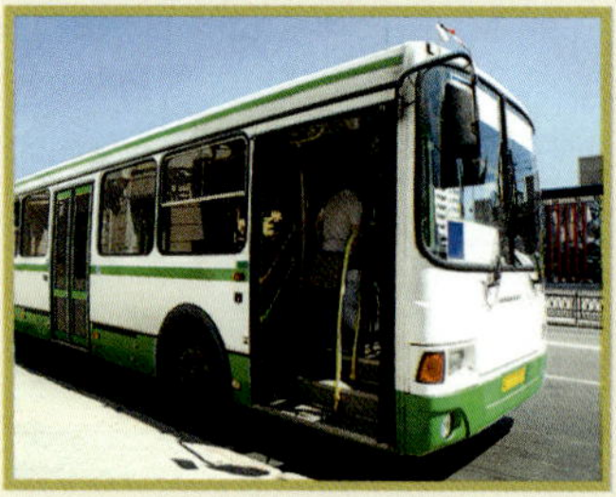

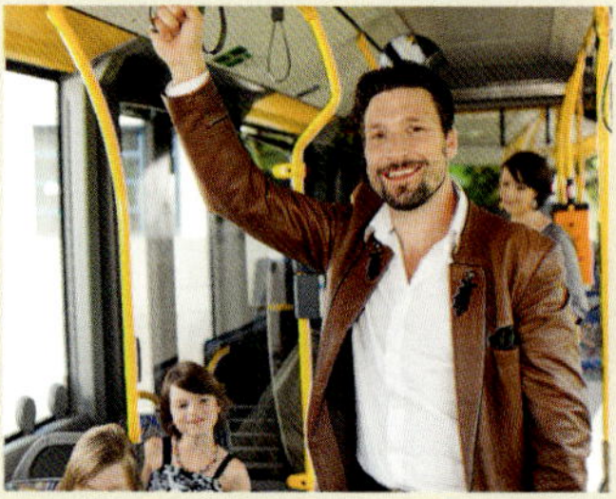

der **Bus**
die Busse

*bus, service bus*

im Bus fahren

Der Bus fährt nach einem festgelegten Fahrplan.

„Welcher Bus hält in der Nähe der Arztpraxis?"

# 2

# Organisieren und Verwalten

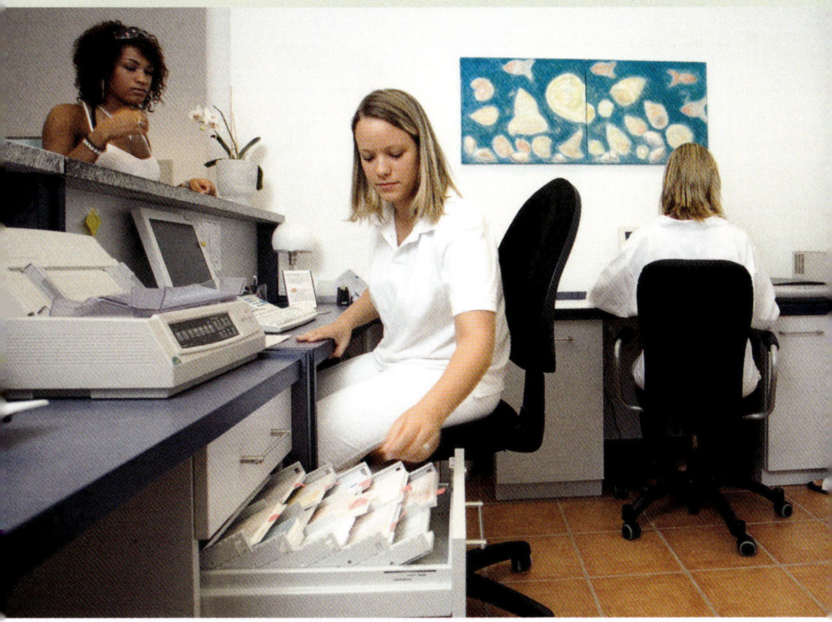

1

2

3

4

5

6

7

8

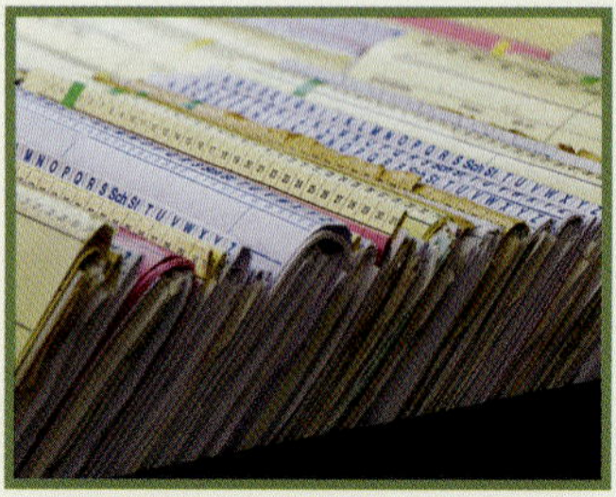

die **Patientenakte**
die Patientenakten

*patient file, patient record*

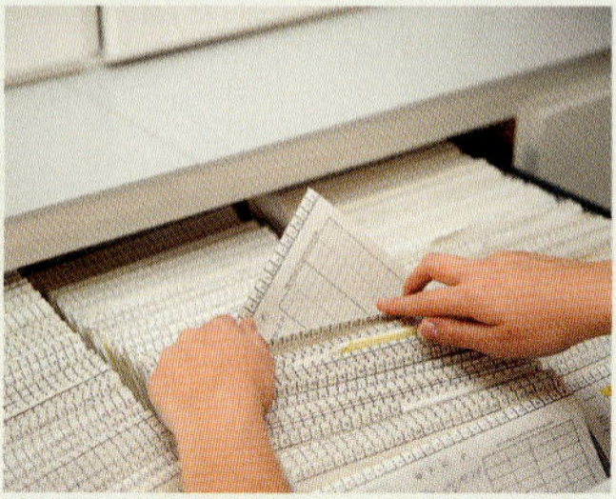

die Patientenakten sortieren

Auf der Patientenakte stehen wichtige Patientendaten.

„Können Sie bitte die Patientenakte heraussuchen?"

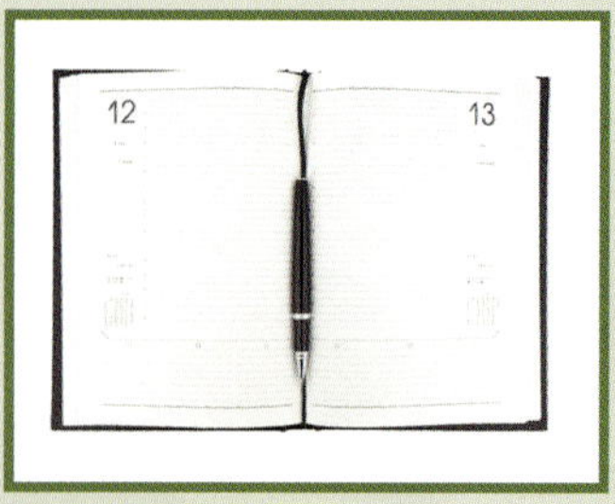

der **Terminplaner**
die Terminplaner

*scheduler*

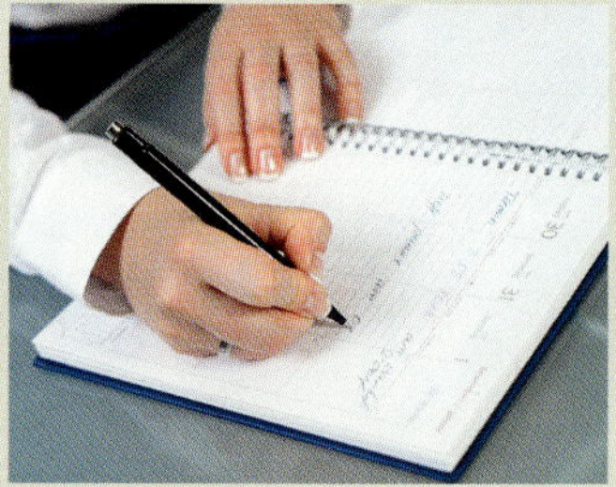

in den Terminplaner schreiben

Der Terminplaner liegt auf dem Schreibtisch.

„Der Untersuchungstermin ist im Terminplaner eingetragen."

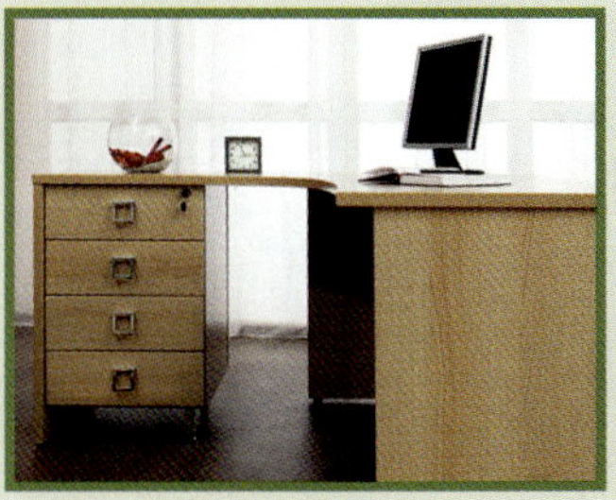

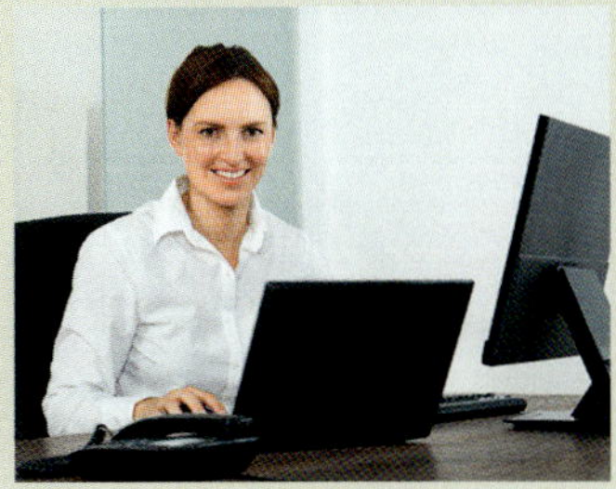

der **Schreibtisch**
die Schreibtische

*desk*

am Schreibtisch sitzen

Der Schreibtisch ist ein wichtiger Arbeitsplatz in einer Arztpraxis.

„Die Patientenakte liegt auf dem Schreibtisch."

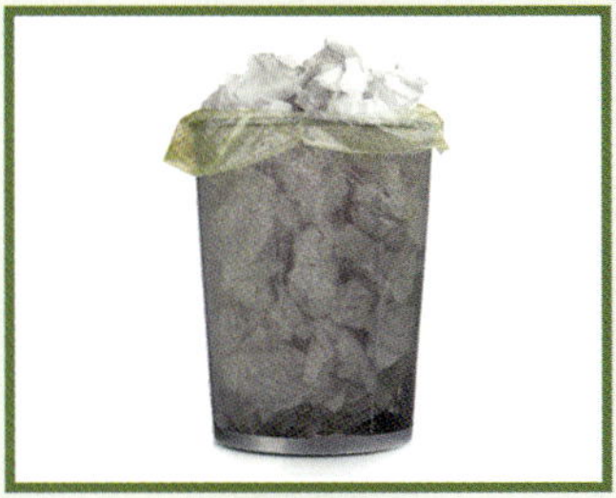

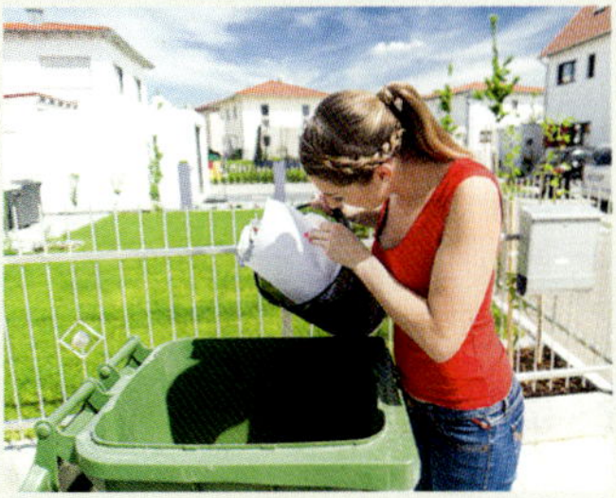

der **Papierkorb**
die Papierkörbe

*waste paper bin*

den Papierkorb leeren

Ein Papierkorb steht meistens unter dem Schreibtisch.

„Ich leere den Papierkorb nachher aus."

1
2
3
4

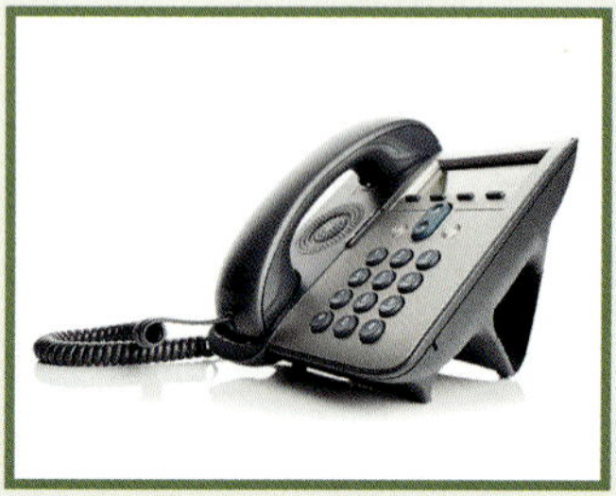

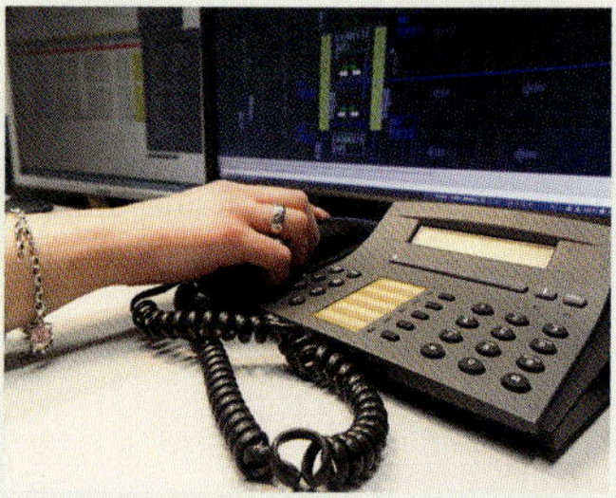

das **Telefon**
die Telefone

*telephone, phone*

zum Telefon greifen

In jedem Sprechzimmer der Arztpraxis befindet sich ein Telefon.

„Frau Meier ist noch einmal für Sie am Telefon."

5
6
7
8

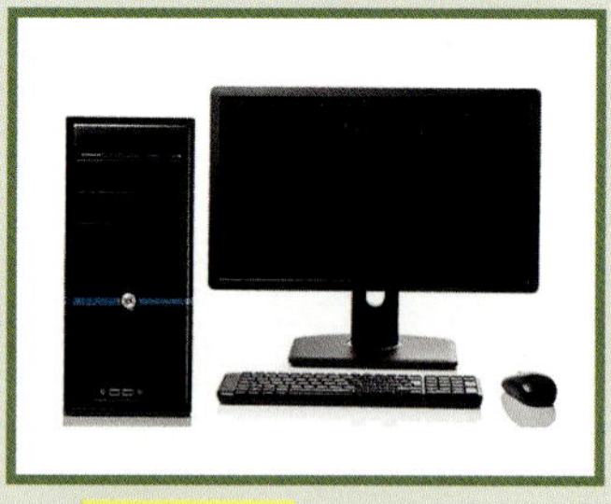

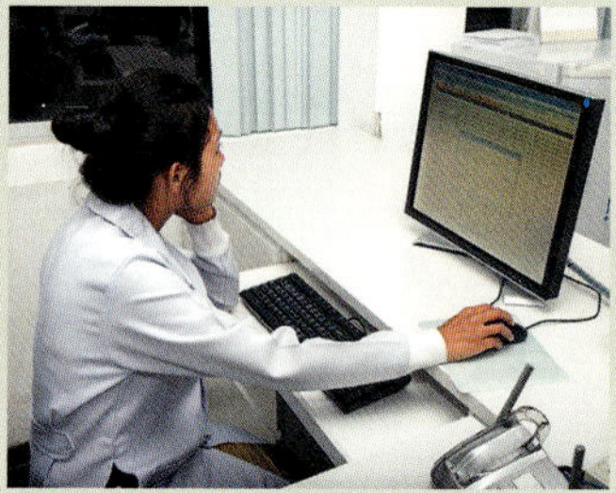

der **Computer**
die Computer

*personal computer*

am Computer arbeiten

Den Computer nennt man auch PC, das steht für Personal Computer.

„Die Laborwerte können Sie am Computer abrufen."

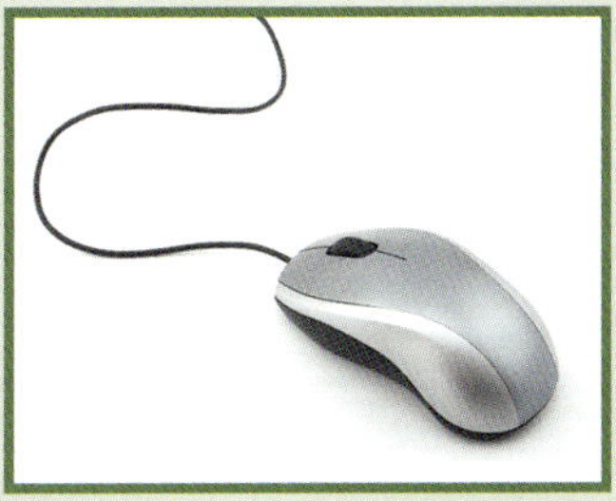

die **Maus**
die Mäuse

*mouse*

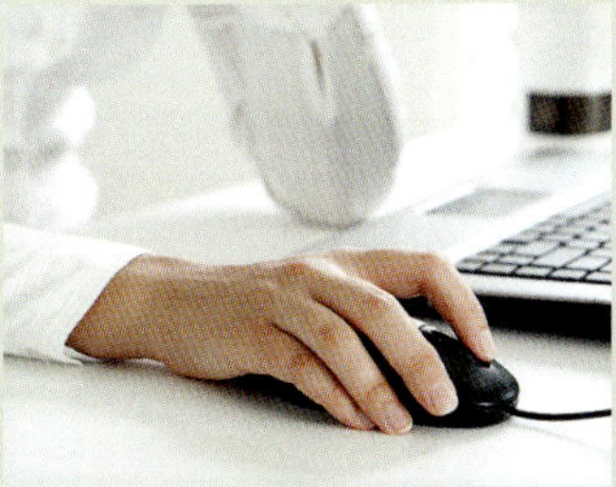

mit der Maus arbeiten

ⓘ Computer-Mäuse werden mit einem Kabel oder als Funk-Maus angeboten.

„Klicke mit der Maus auf den Patientennamen."

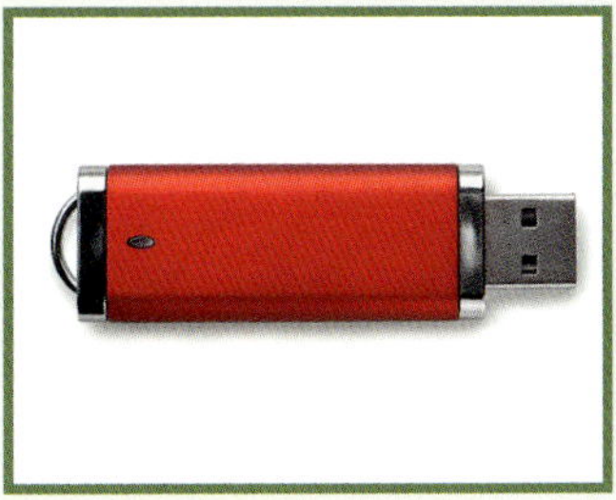

der **USB-Stick**
die USB-Sticks

*USB flash drive*

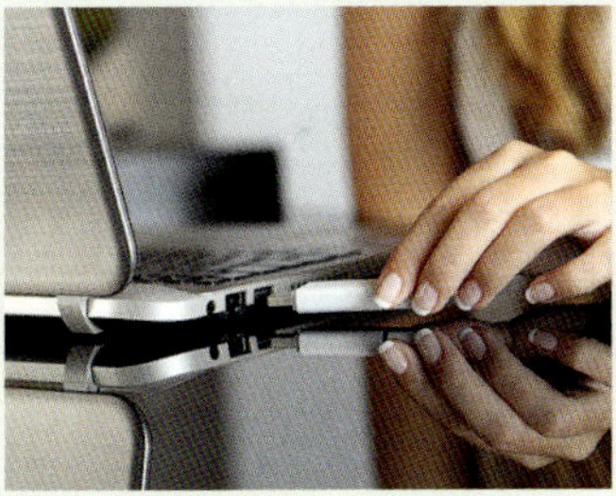

den USB-Stick einstecken

ⓘ Auf einem USB-Stick kann man große Datenmengen speichern.

„Vielleicht sind die Daten auf dem USB-Stick gespeichert."

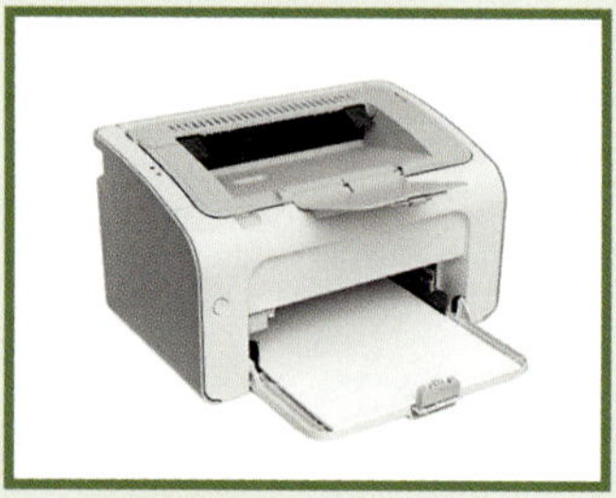

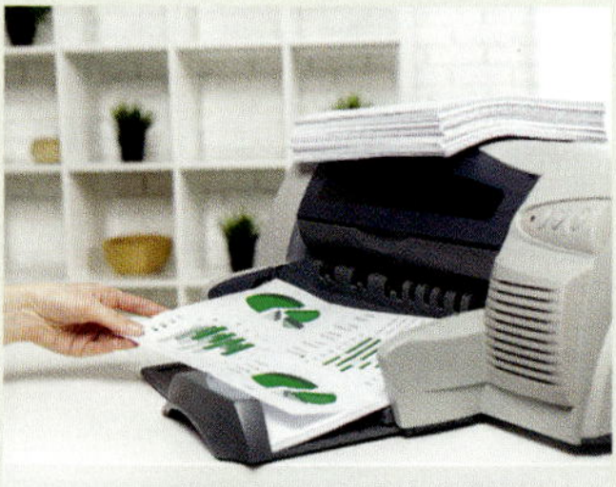

der **Drucker**
die Drucker

*printer*

am Drucker ausdrucken

Mit dem Drucker kann man Papier und Etiketten bedrucken.

„Schaltest du bitte den Drucker ein?"

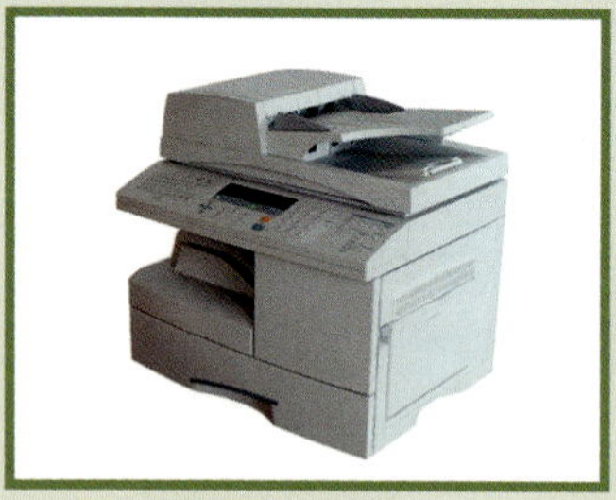

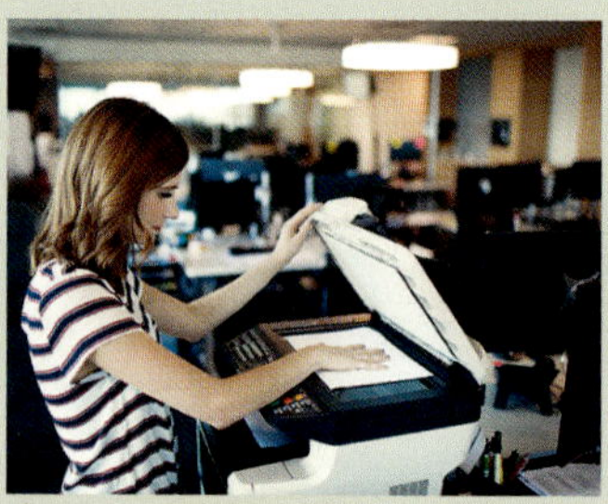

der **Kopierer**
die Kopierer

*copier, copying machine*

den Kopierer bedienen

Mit dem Kopierer können Arztbefunde und andere Dokumente kopiert werden.

„Wie funktioniert der Kopierer?"

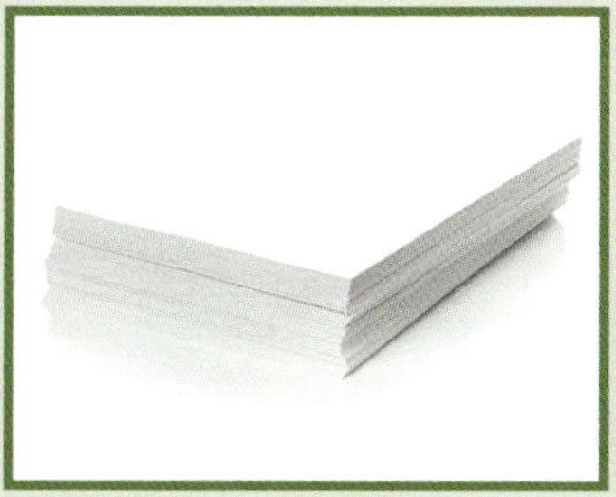

das **Druckerpapier**
–

*print-out paper*

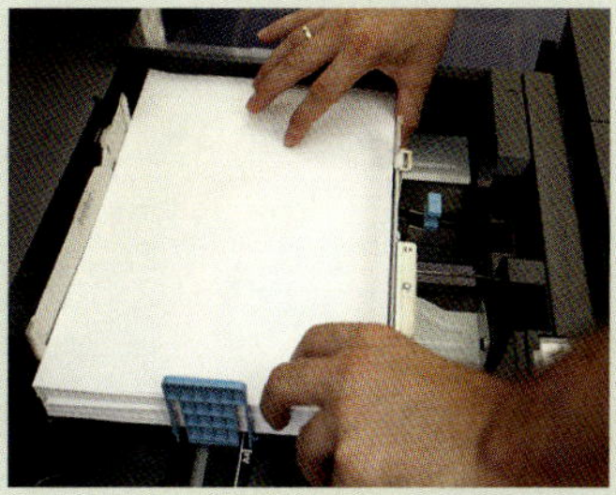

das Druckerpapier einlegen

Das Druckerpapier wird in den Drucker eingelegt.

„Es muss noch neues Druckerpapier bestellt werden."

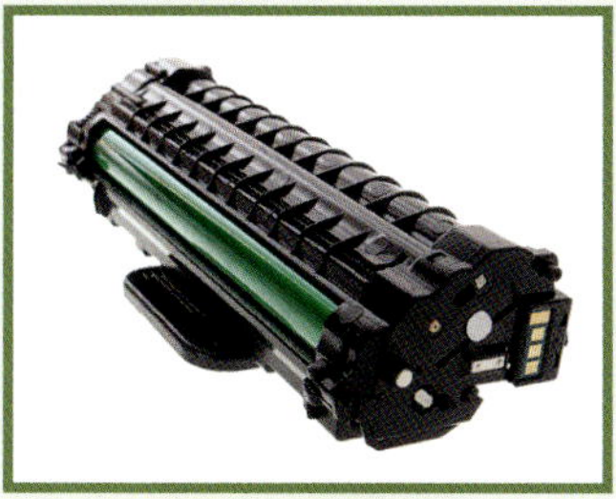

die **Druckerpatrone**
die Druckerpatronen

*printer cartridge*

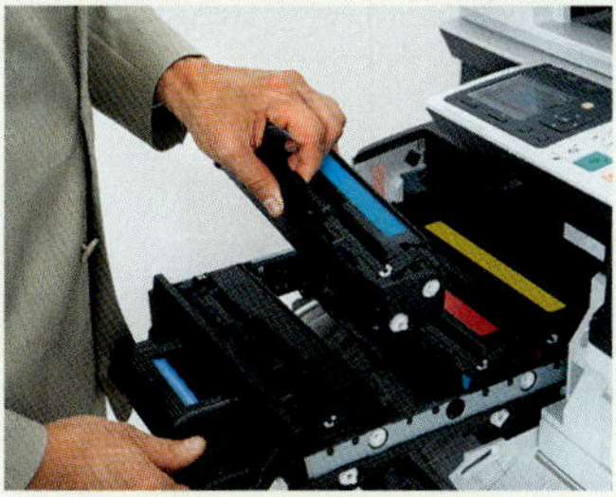

die Druckerpatrone austauschen

Die Druckerpatrone enthält alle Farben.

„Ich lege eine neue Druckerpatrone in den Drucker."

1

2

3

4

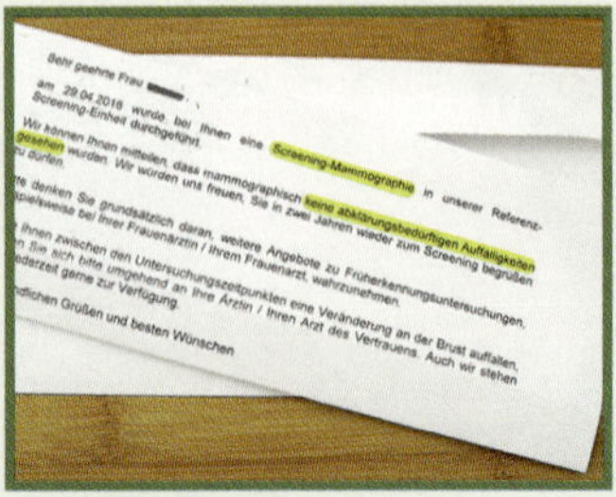


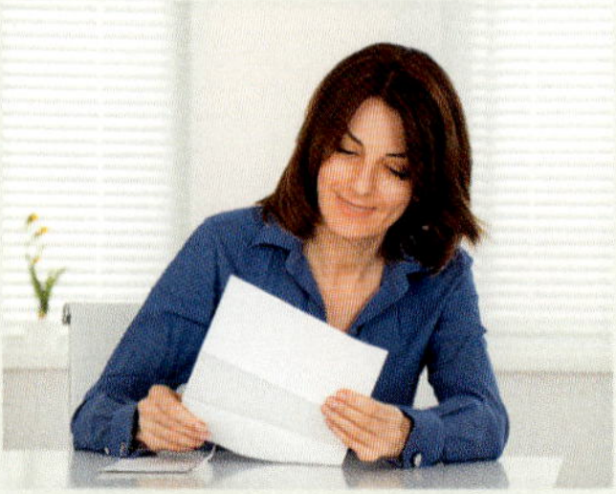

der **Brief**
die Briefe

*letter*

den Brief lesen

Befunde von Untersuchungen werden als Brief verschickt.

„Bringen Sie mir den Brief vom Krankenhaus mit."

5

6

7

8

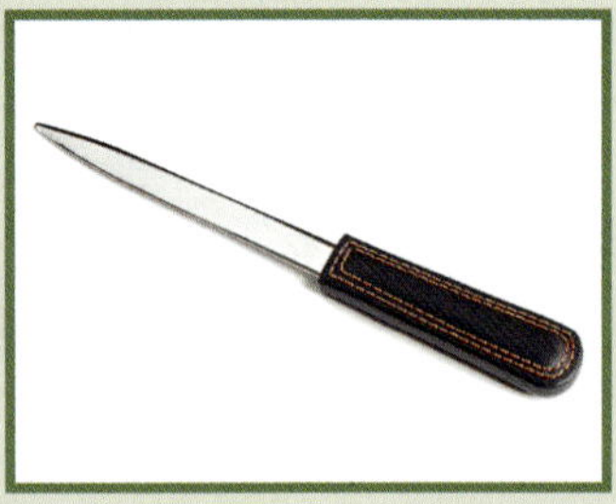

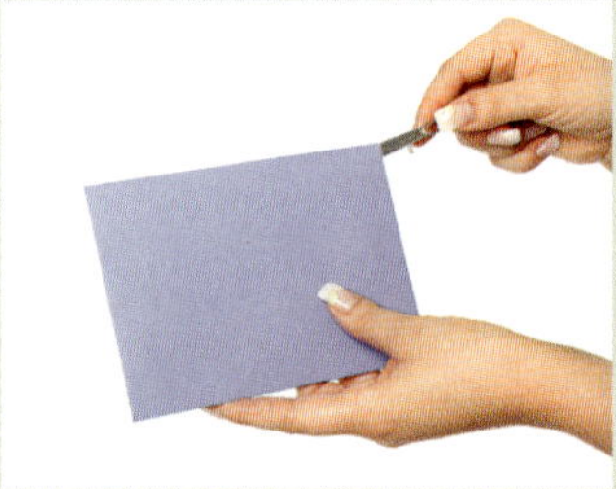

der **Brieföffner**
die Brieföffner

*paper knife*

den Brieföffner verwenden

Ein Brieföffner ist ein spitzer Gegenstand.

„Du kannst den Brieföffner zum Öffnen der Briefe nehmen."

der **Briefumschlag**
die Briefumschläge

*envelope*

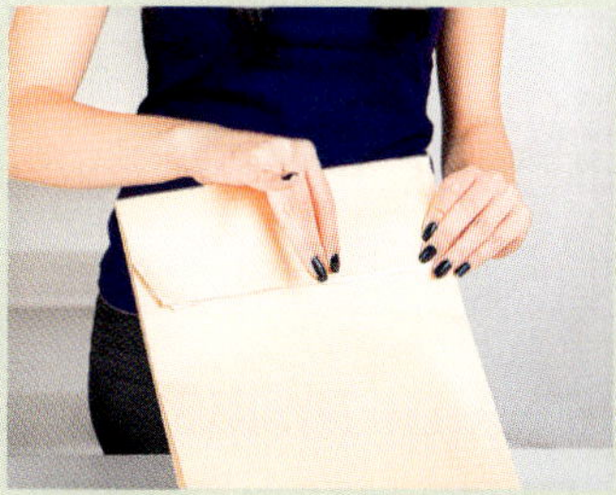

den Briefumschlag zukleben

Briefumschläge gibt es in verschiedenen Größen.

„Für diesen Briefumschlag brauchst du eine andere Briefmarke."

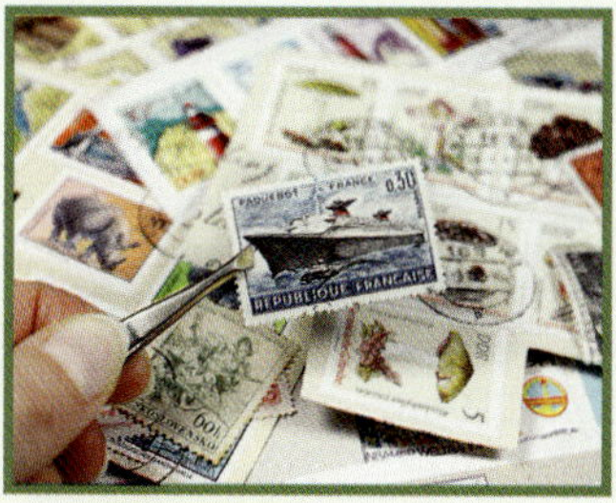

die **Briefmarke**
die Briefmarken

*stamp*

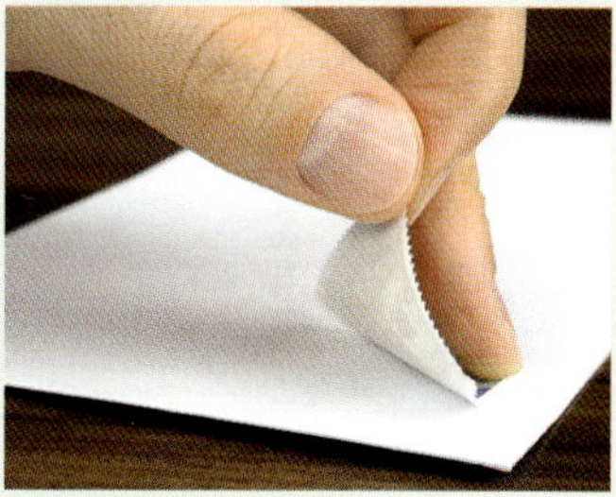

die Briefmarke aufkleben

Die Briefmarke wird auf den Briefumschlag geklebt.

„Kannst du bitte neue Briefmarken besorgen?"

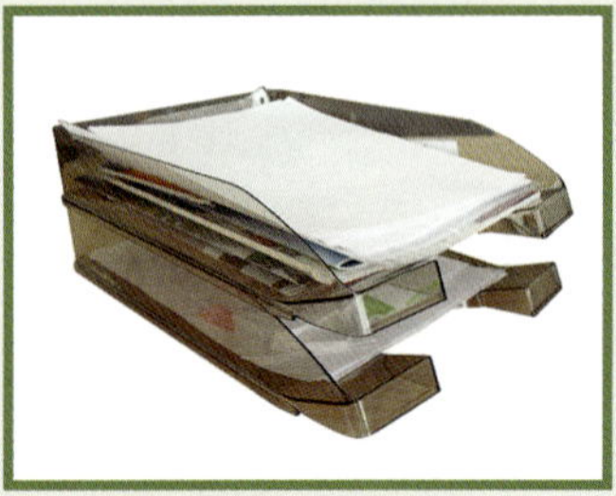

die **Ablage**
die Ablagen

*tray*

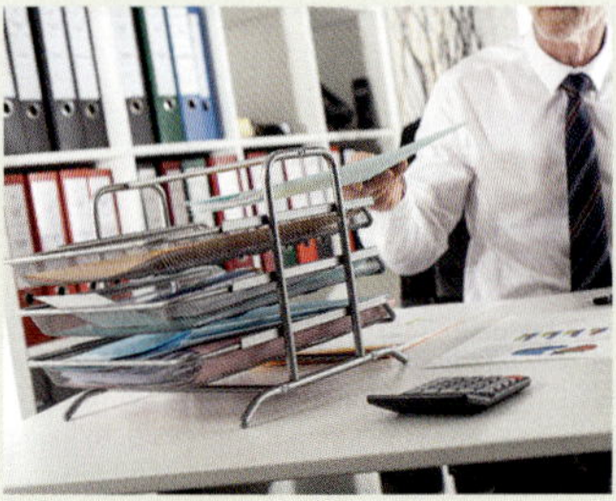

die Ablage bearbeiten

Die Ablage hat mehrere Fächer.

„Leg den Brief in die Ablage."

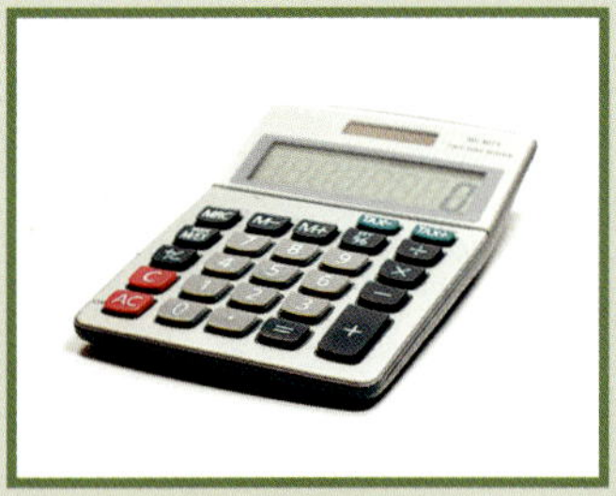

der **Taschenrechner**
die Taschenrechner

*calculator*

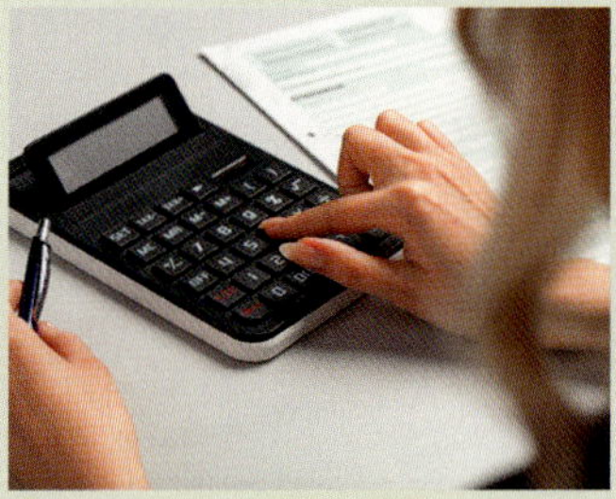

den Taschenrechner benutzen

Mit einem Taschenrechner kann man leicht rechnen.

„Gib mir mal den Taschenrechner."

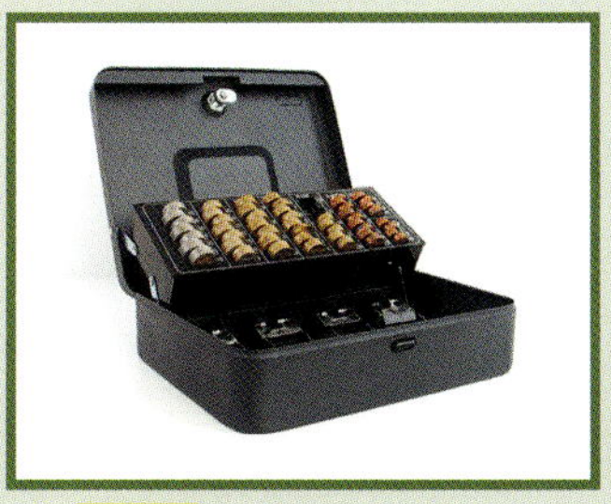

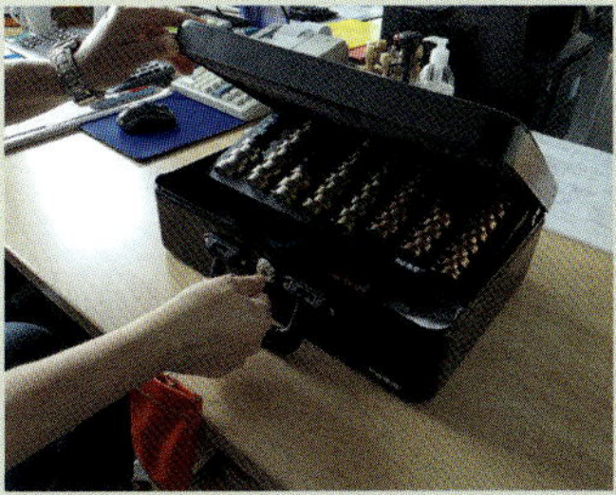

die **Kasse**
die Kassen

*cashbox*

die Kasse öffnen

In der Kasse wird Bargeld aufbewahrt.

„Nimm das Geld für die Briefmarken aus der Kasse."

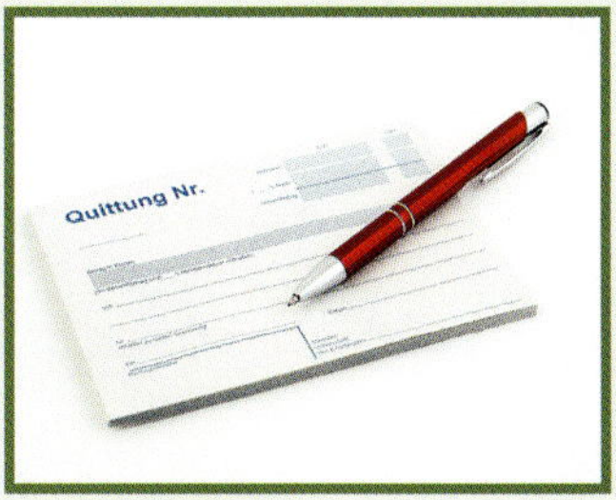


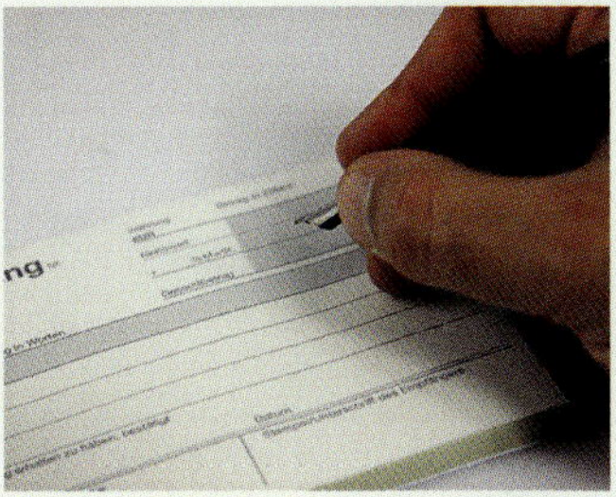

die **Quittung**
die Quittungen

*receipt*

eine Quittung ausstellen

Alle Quittungen werden aufbewahrt.

„Ich brauche eine Quittung für die Krankenkasse."

1
2
3
4

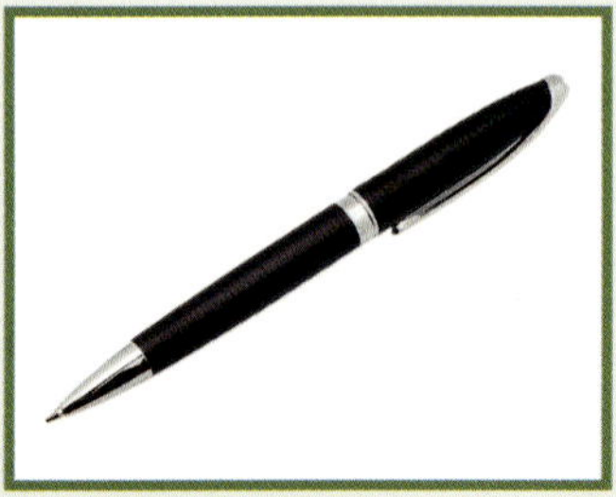

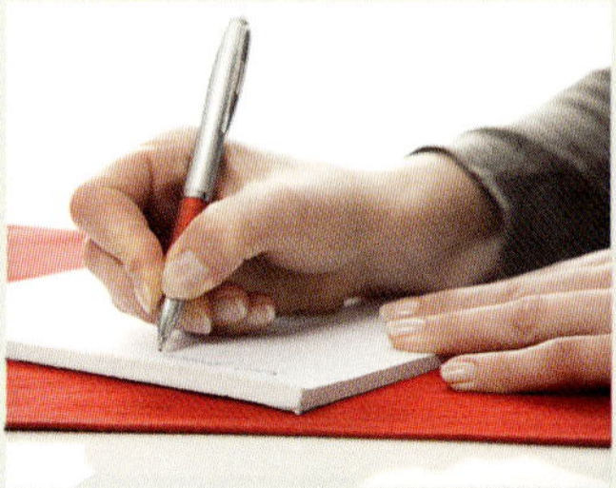

der **Kugelschreiber**
die Kugelschreiber

*(ballpoint) pen*

mit dem Kugelschreiber schreiben

Der Kugelschreiber enthält eine Mine zum Schreiben.

„Wer hat meinen Kugelschreiber gesehen?"

5
6
7
8

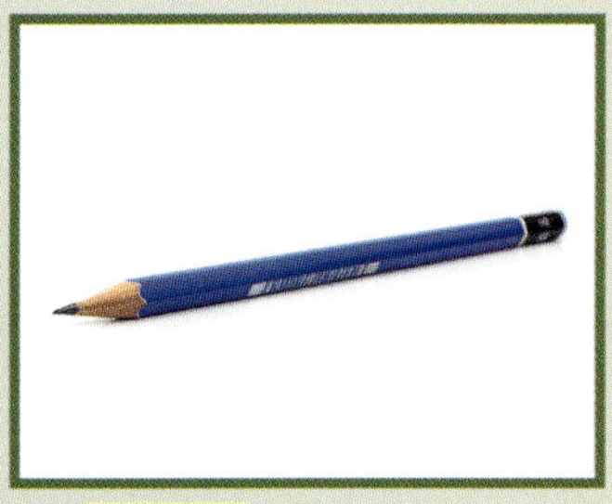

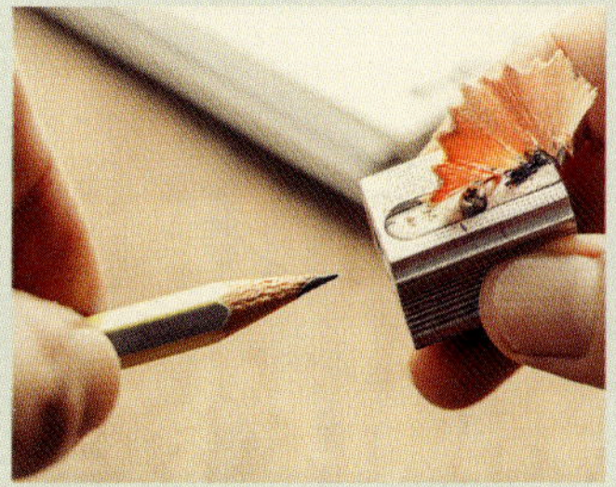

der **Bleistift**
die Bleistifte

*pencil*

den Bleistift anspitzen

Bleistifte sind meistens aus Holz gemacht.

„Trage den Termin mit dem Bleistift ein."

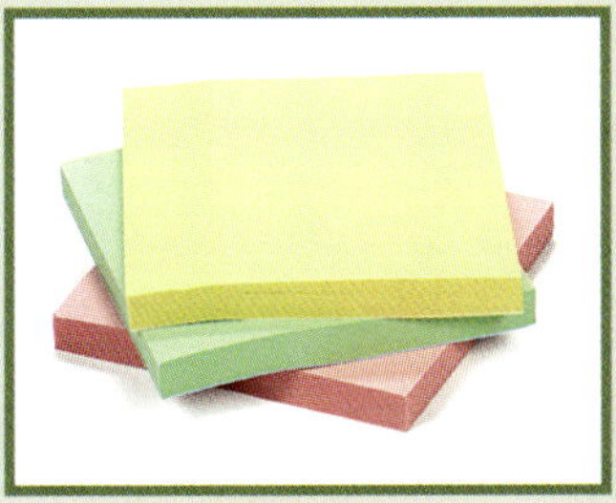

der **Notizzettel**
die Notizzettel

*post it*

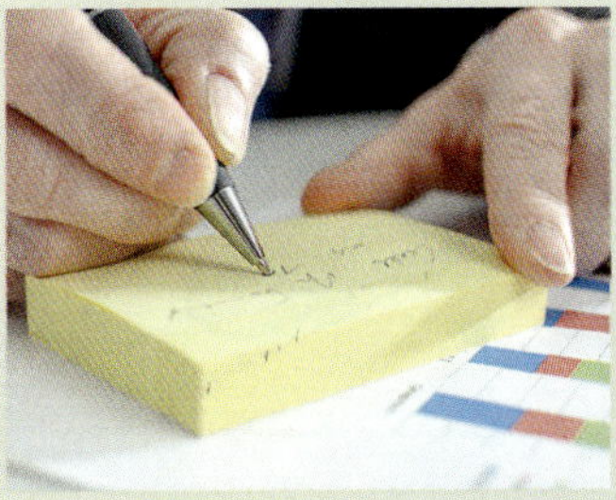

den Notizzettel beschriften

ⓘ Auf dem Notitzzettel werden wichtige Nachrichten notiert.

„Schreib die Telefonnummer auf einen Notizzettel."

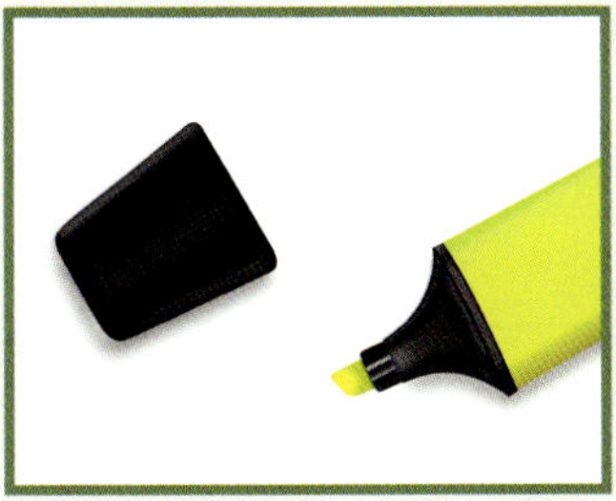

der **Textmarker**
die Textmarker

*highlighter*

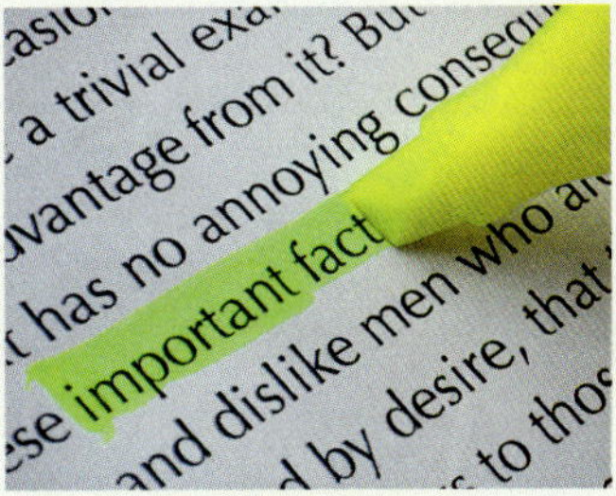


mit dem Textmarker markieren

ⓘ Der Textmarker hat eine auffällige Farbe.

„Benutze den Textmarker, um wichtige Termine zu markieren."

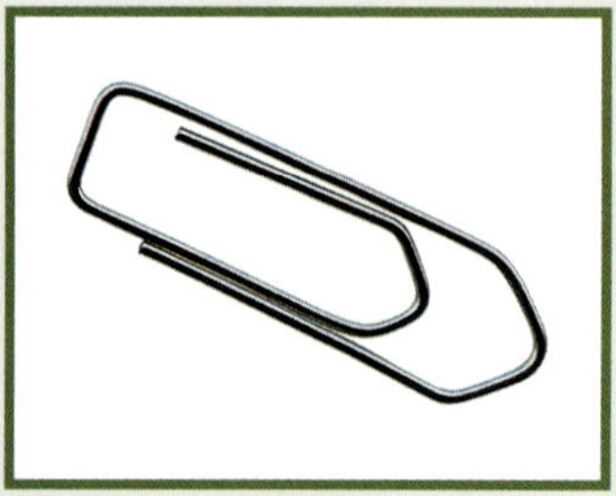

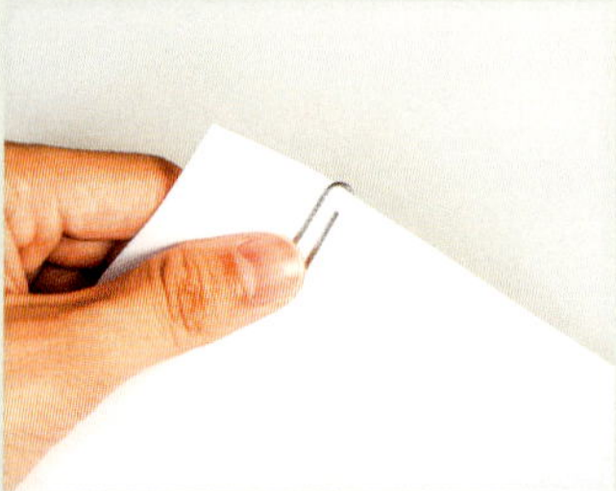

die **Büroklammer**
die Büroklammern

*paper clip*

die Büroklammer benutzen

Büroklammern halten mehrere Blätter Papier zusammen.

„Die Büroklammer ist auf den Boden gefallen."

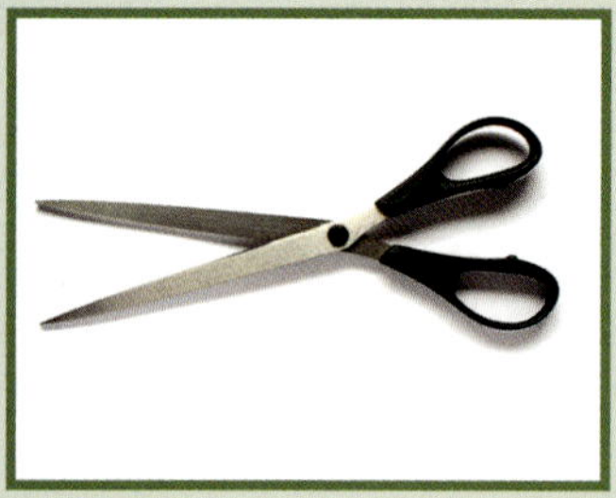

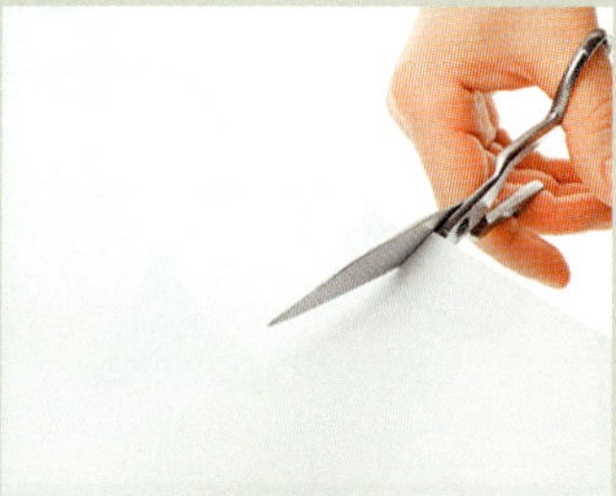

die **Schere**
die Scheren

*scissors*

mit der Schere schneiden

Es gibt verschiedene Arten von Scheren.

„Das ist eine Papier-Schere. Damit schneidet man Papier."

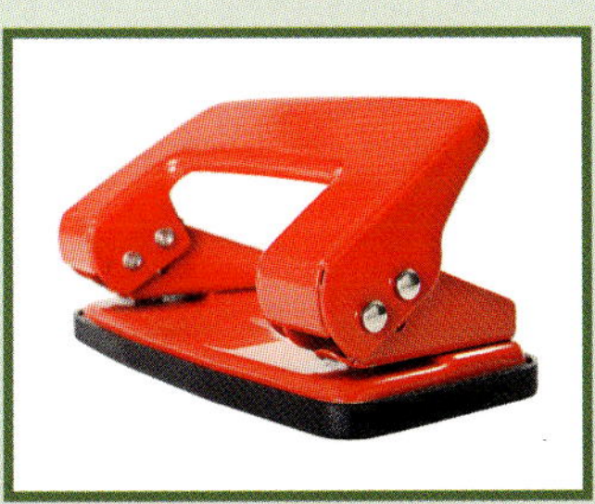

der **Locher**
die Locher

*(hole) punch*

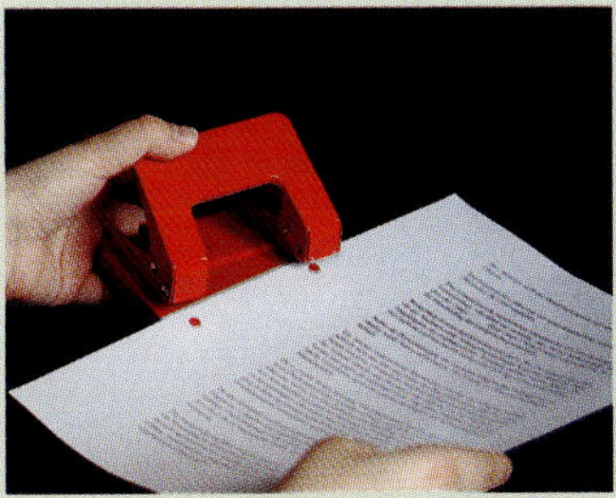

mit dem Locher lochen

Locher stanzen Löcher in Papier.

„Wo haben Sie den Locher hingelegt?"

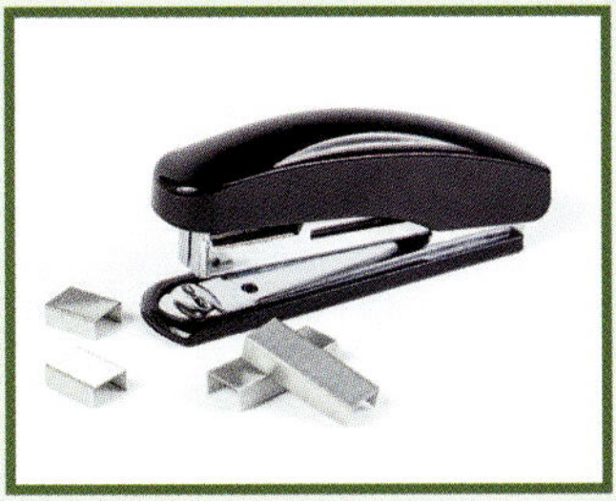

der **Tacker**
die Tacker

*stapler*

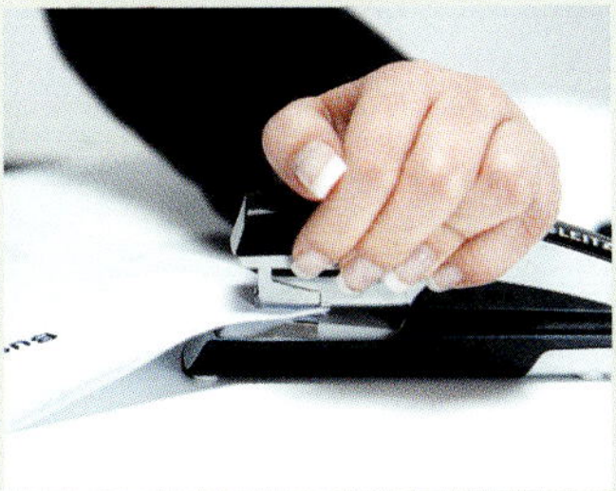

auf den Tacker drücken

Mit einem Tacker wird Papier geheftet.

„Im Tacker sind keine Klammern mehr. Füll ihn bitte auf."

1
2
3
4
5
6
7
8

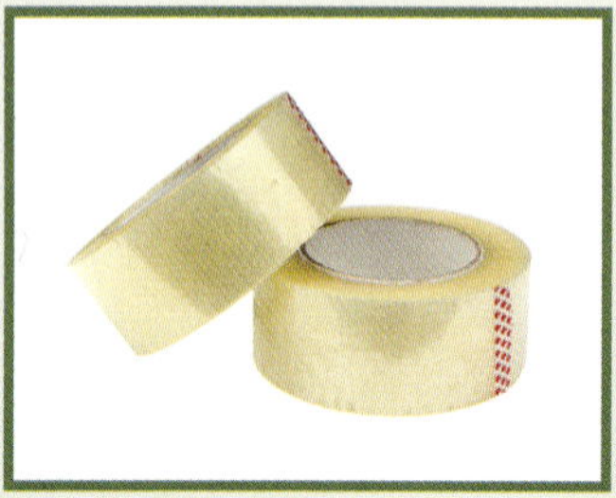

das **Klebeband**
–

*adhesive tape*

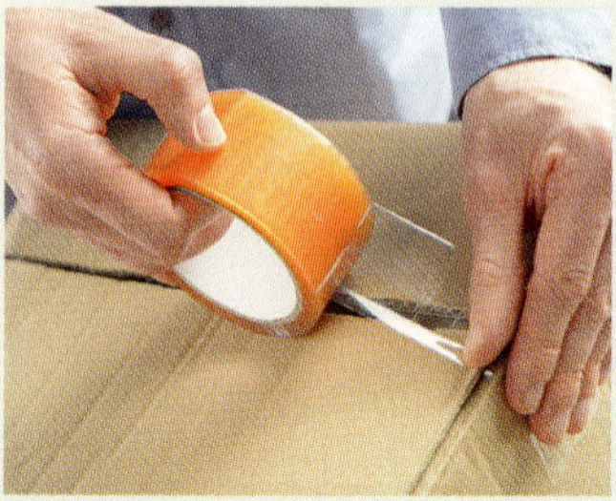

das Klebeband fixieren

Das Klebeband klebt nur auf einer Seite.

„Bitte verschließe den Karton mit Klebeband."

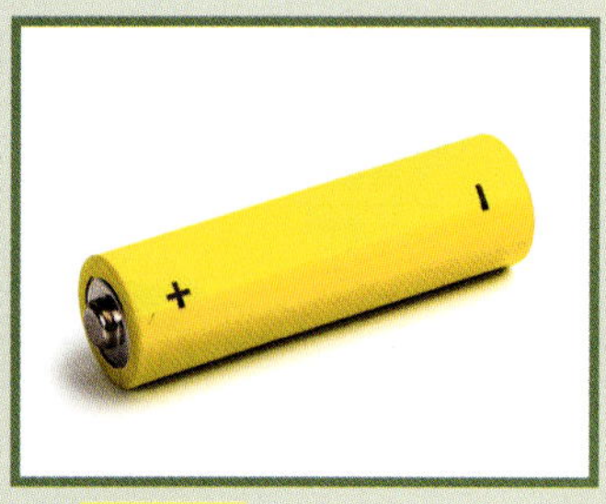


die **Batterie**
die Batterien

*battery*

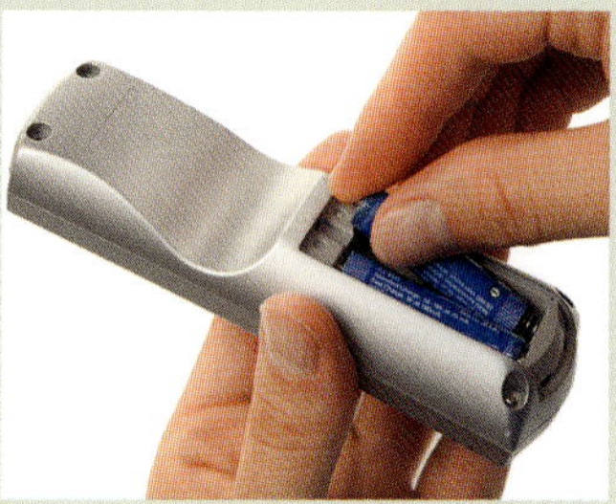

die Batterie einlegen

Batterien gibt es in unterschiedlichen Größen.

„Wo finde ich Batterien für die Taschenlampe?"

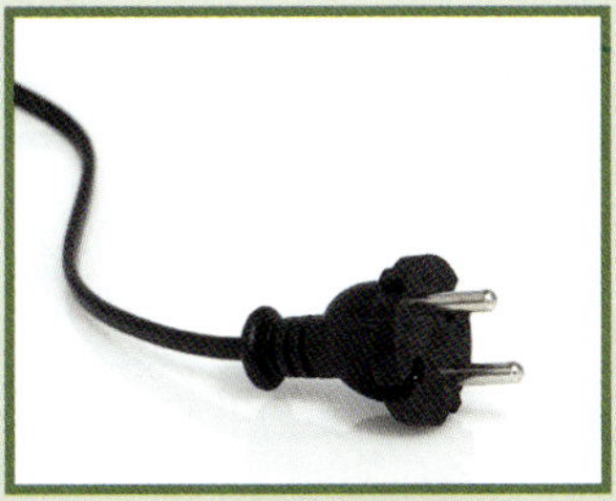

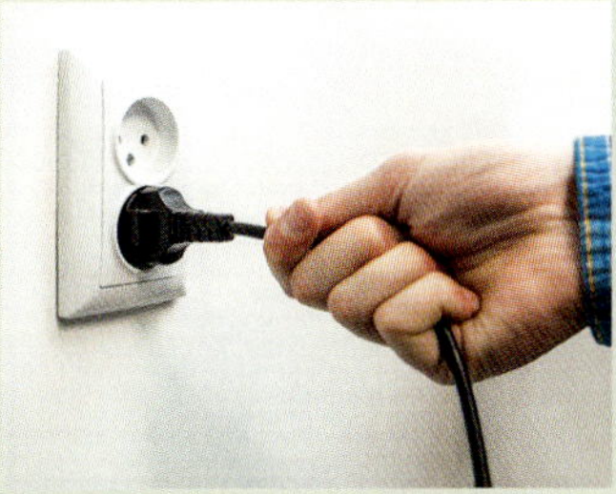

der **Stecker**
die Stecker

*power plug*

den Stecker ziehen

Die Form von Steckern ist nicht in jedem Land identisch.

„Bitte ziehen Sie den Stecker vom Wasserkocher ab."

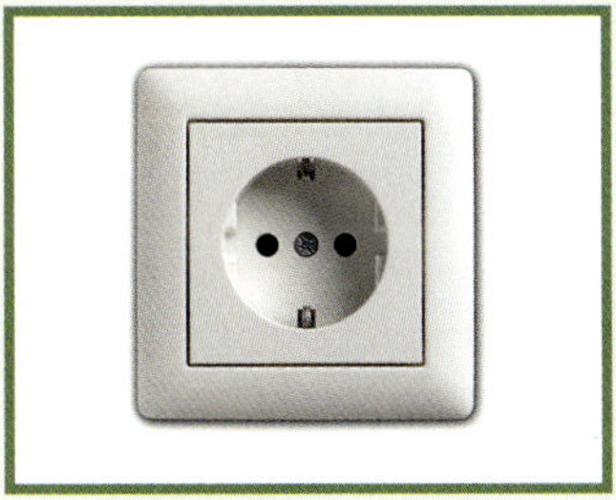

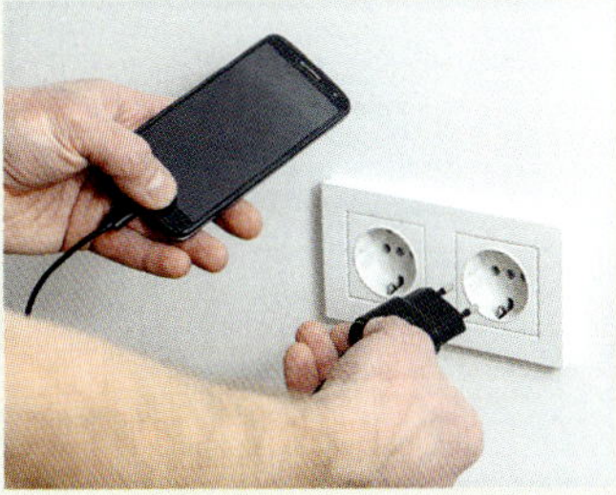

die **Steckdose**
die Steckdosen

*(wall) socket*

die Steckdose benutzen

In jedem Raum gibt es mehrere Steckdosen.

„Du kannst die Steckdose unter dem Schreibtisch benutzen."

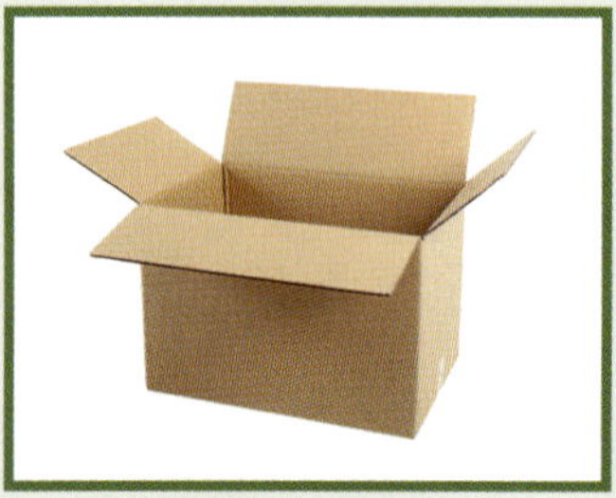

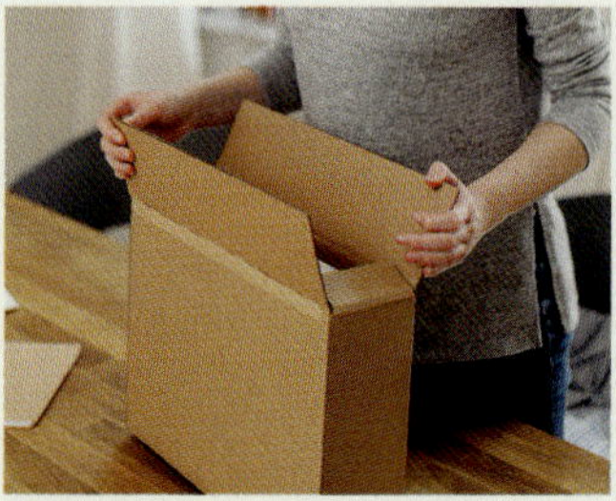

der **Karton**
die Kartons

*(cardboard) box*

den Karton öffnen

Waren werden in Kartons verpackt und geliefert.

„Bitte bring den Karton von der Anmeldung ins Labor."

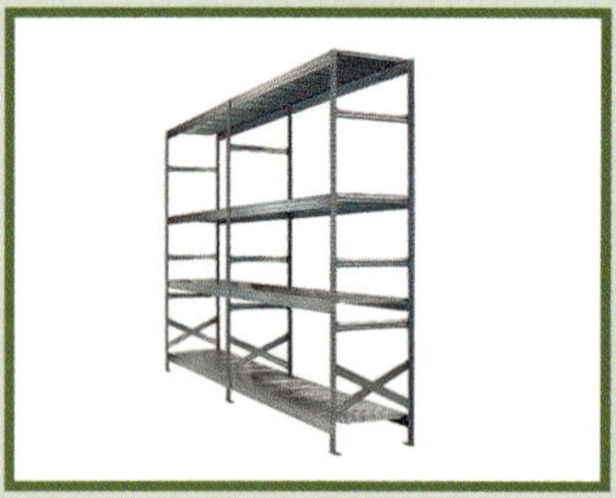

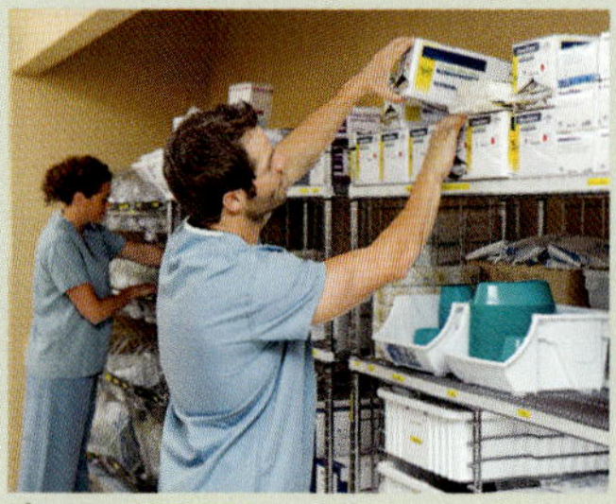

das **Regal**
die Regale

*shelf*

das Regal auffüllen

Ein Regal dient zur Aufbewahrung, ähnlich wie ein Schrank.

„Bitte räum das Regal im Labor auf."

# 3

# Schutzausrüstung tragen

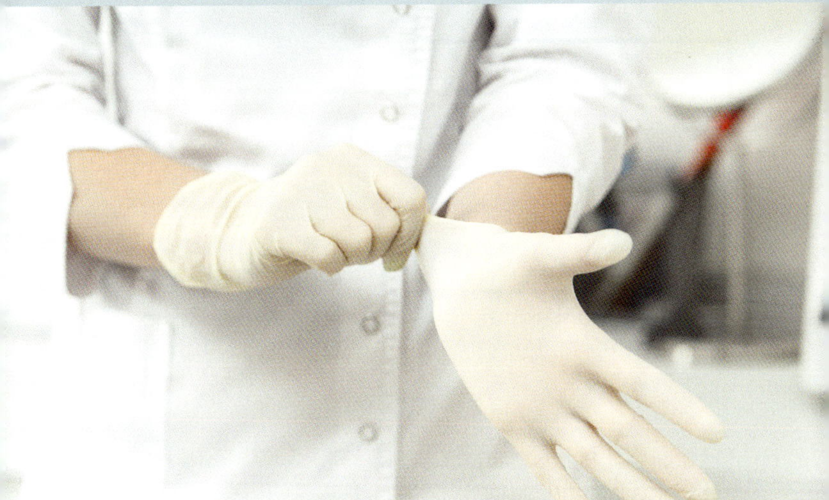

1 2 3 4 5 6 7 8

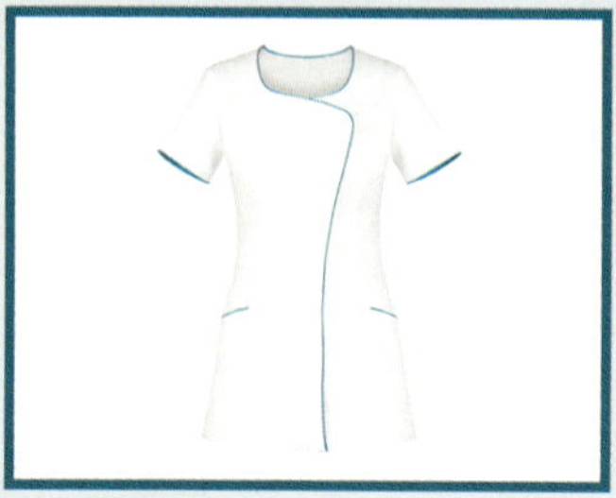

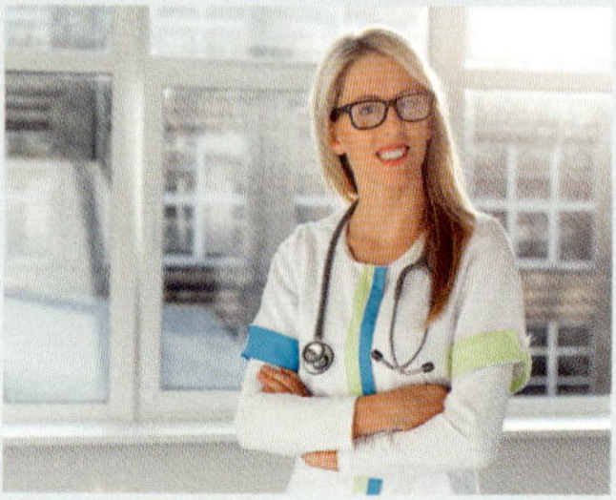

der **Kittel**
die Kittel

einen Kittel tragen

*white coat, medical uniform*

In vielen Arztpraxen wird ein weißer Kittel getragen.

„Nach der Arbeit kannst du den Kittel ausziehen."

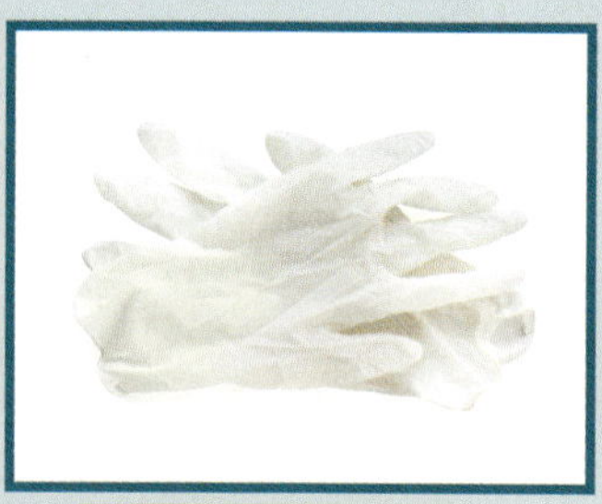

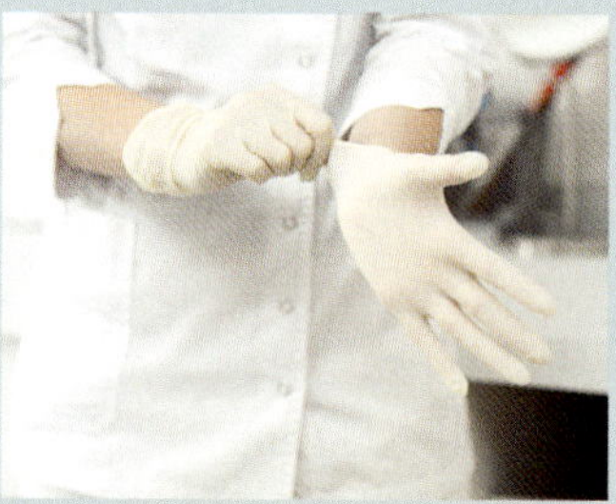

der **Einmal-Handschuh**
die Einmal-Handschuhe

die Einmal-Handschuhe anziehen

*medical glove*

Bei einer Blutentnahme muss man Einmal-Handschuhe tragen.

„Hast du Einmal-Handschuhe angezogen?"

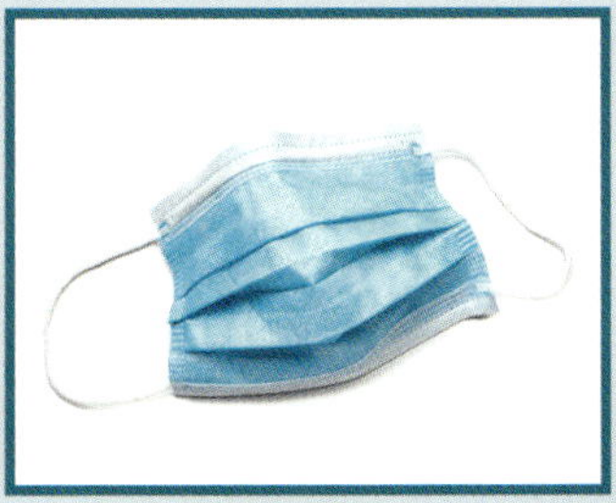

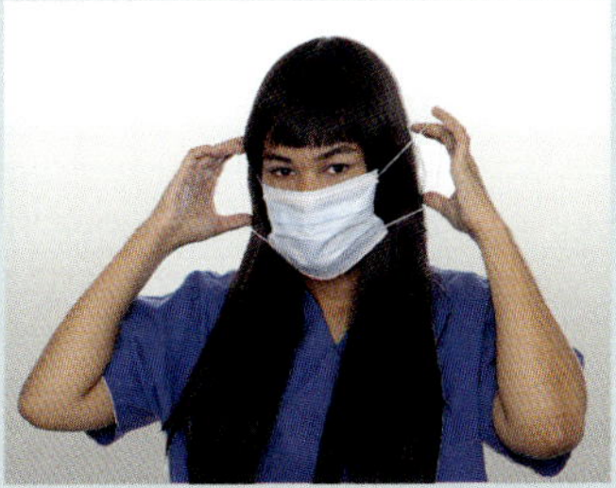

der **Mundschutz**
–

einen Mundschutz aufsetzen

*earloop mask*

Der Mundschutz verhindert die Übertragung von Krankheits-Erregern durch die Atemluft.

„Im OP-Saal musst du immer einen Mundschutz tragen."

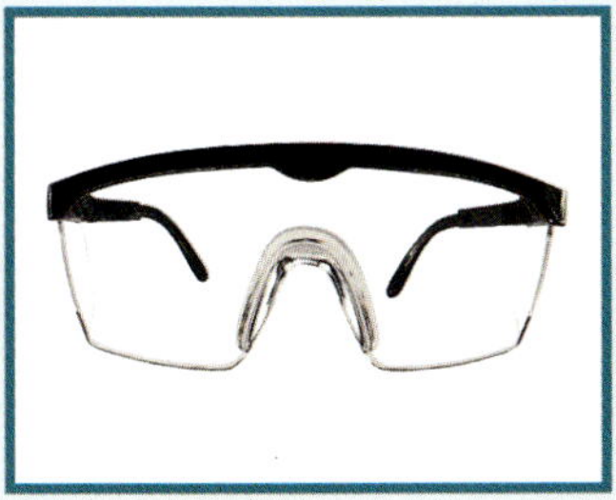

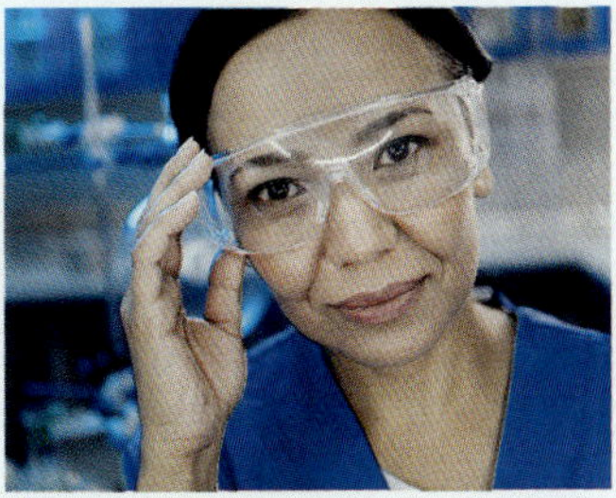

die **Schutzbrille**
die Schutzbrillen

eine Schutzbrille aufsetzen

*safety glasses*

Die Schutzbrille wird beim Umgang mit gefährlichen Chemikalien getragen.

„Bitte setzen Sie die Schutzbrille auf."

1 2 3 4 5 6 7 8

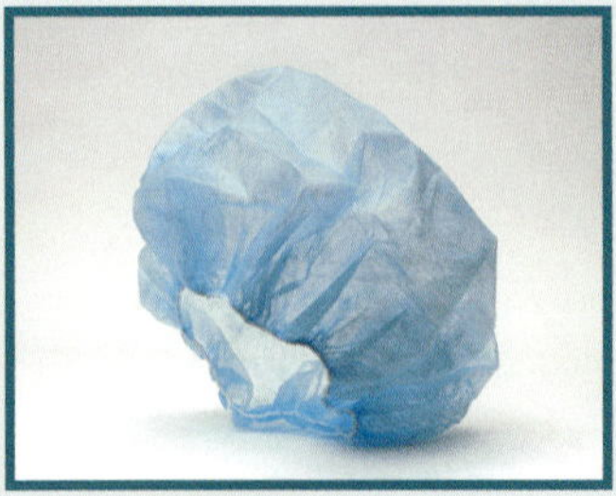

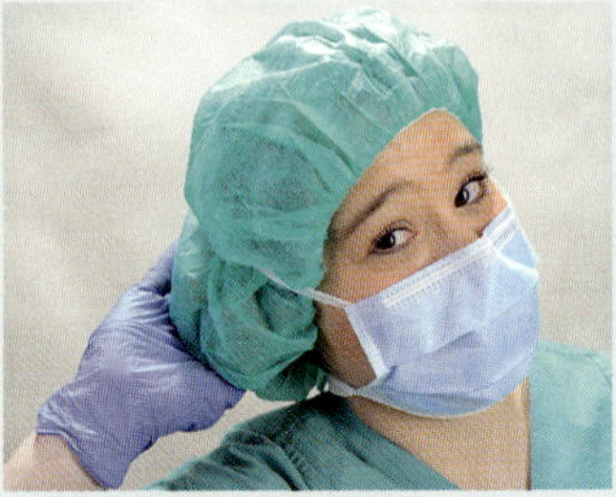

die **OP-Haube**
die OP-Hauben

*surgical cap*

eine OP-Haube tragen

ⓘ Bei chirurgischen Eingriffen werden meistens Wegwerf-OP-Hauben mit Gummizug getragen.

„Verdecke deine Haare bitte mit einer OP-Haube."

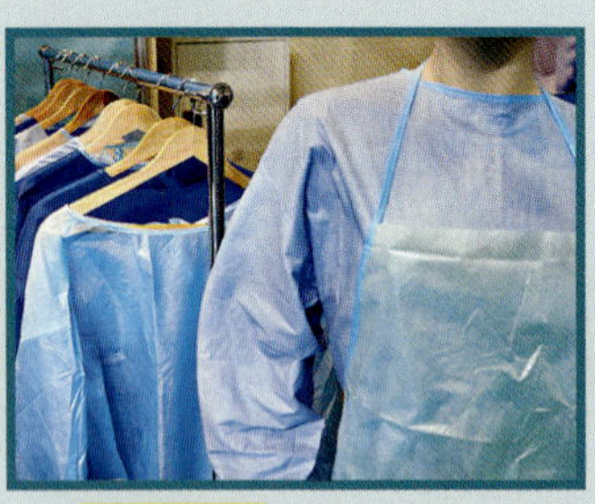

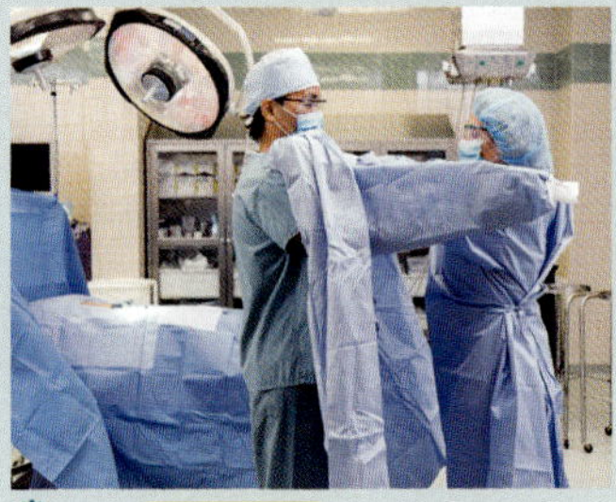

der **OP-Kittel**
die OP-Kittel

*surgical gown*

den OP-Kittel anziehen

ⓘ Im OP-Saal trägt das medizinische Personal oft einen Einmal-OP-Kittel.

„Hilfst du mir bitte den OP-Kittel anzuziehen."

# 4

# Untersuchen

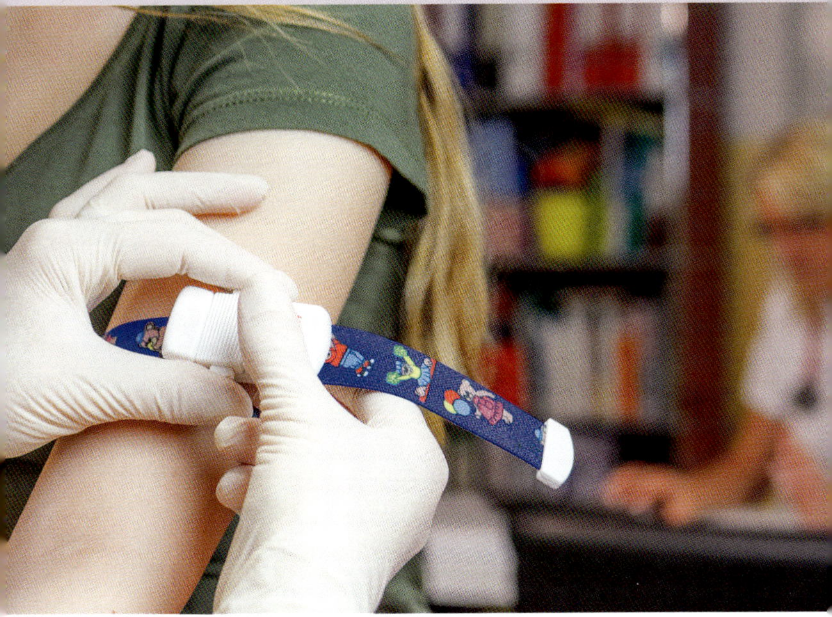

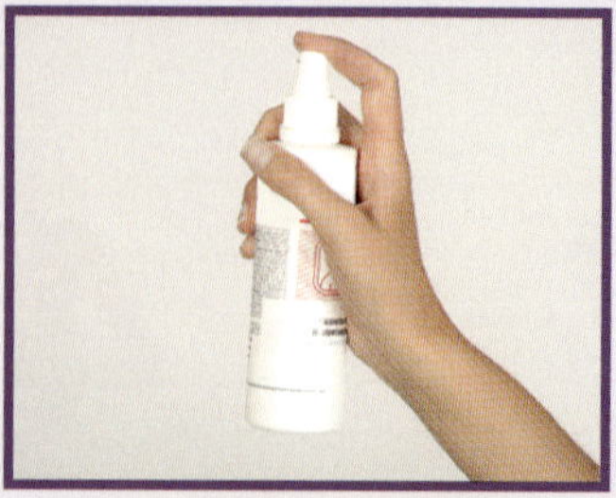

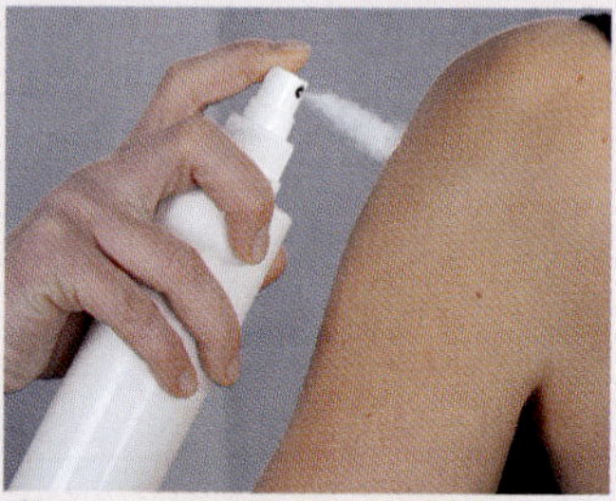

das **Desinfektions-Spray**
die Desinfektions-Sprays

*disinfection spray*

das Desinfektions-Spray aufsprühen

Das Desinfektions-Spray schützt vor Infektionen.

„Es wird gleich kalt, wenn ich das Desinfektions-Spray auf die Haut sprühe."

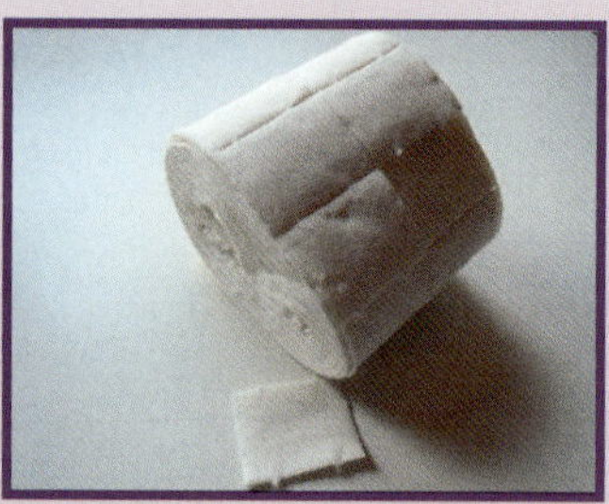

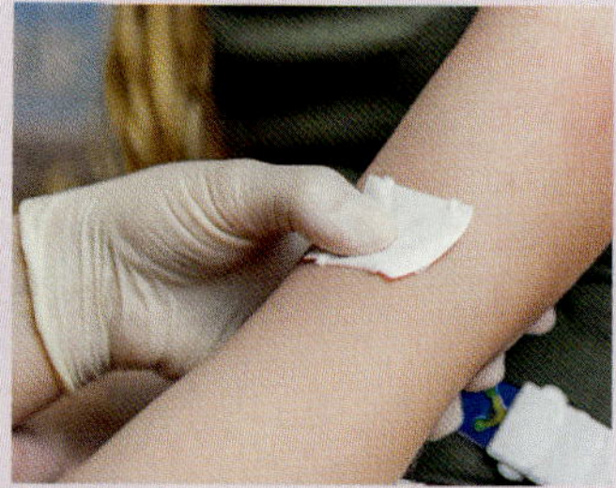

der **Tupfer**
die Tupfer

*pad*

den Tupfer auflegen

Tupfer benutzt man zum Beispiel für die Hautdesinfektion.

„Bitte drücken Sie mit dem Tupfer fest auf den Arm."

1 2 3 4 5 6 7 8

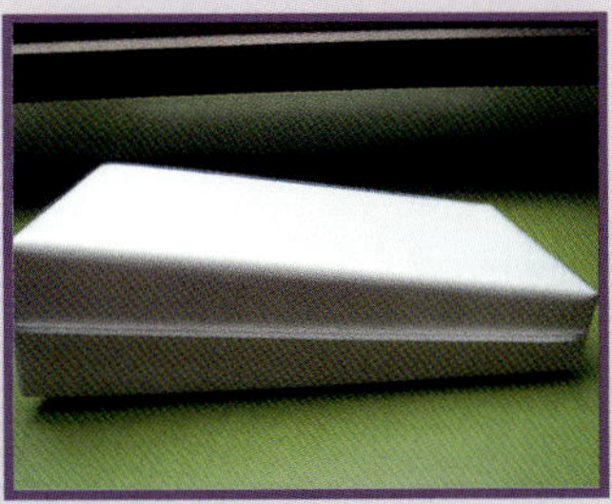

das **Armkissen**
die Armkissen

*arm cushion*

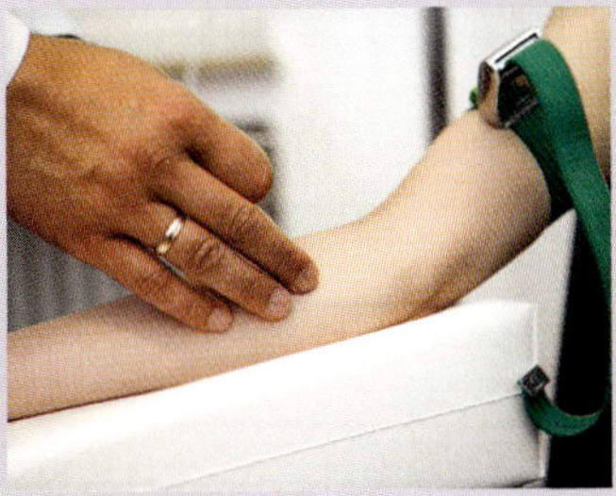

den Unterarm auf das Armkissen legen

Das Armkissen erleichtert die venöse Blutentnahme.

„Bitte legen Sie Ihren Unterarm auf das Armkissen."

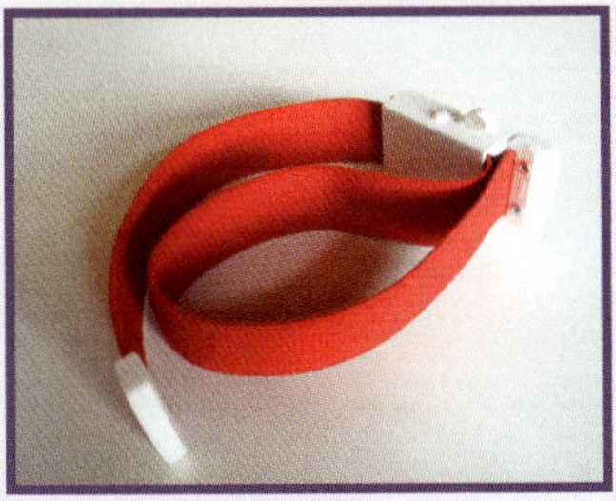

der **Stauschlauch**
die Stauschläuche

*tourniquet*

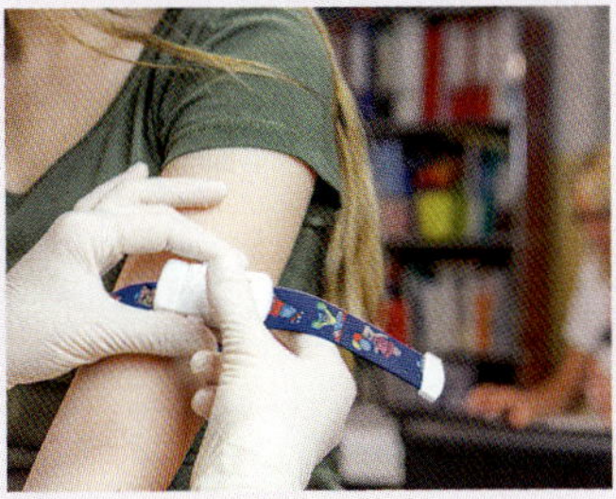

den Stauschlauch anlegen

Der Stauschlauch wird am Oberarm angelegt.

„Ich werde jetzt den Stauschlauch fest anziehen."

1 2 3 4 5 6 7 8

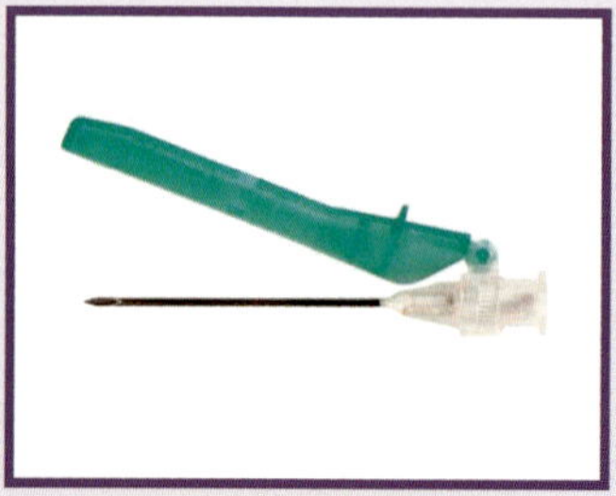

die **Sicherheits-Kanüle**
die Sicherheits-Kanülen

*safety needle*

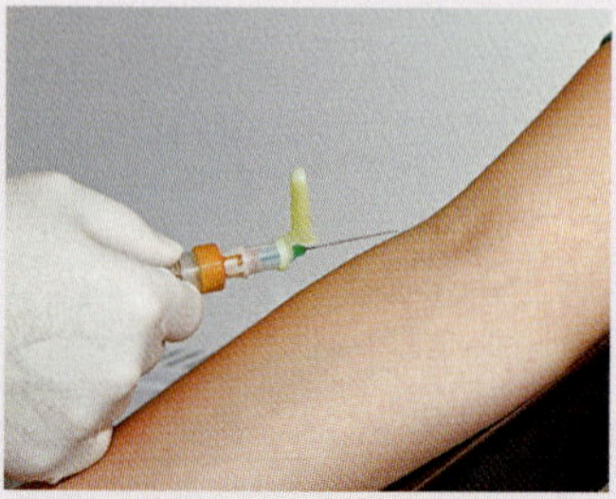

die Sicherheits-Kanüle einstechen

Die Sicherheits-Kanüle ist eine Kanüle, die ausschließlich für Blutentnahmen benutzt wird.

„Bitte wirf die Sicherheits-Kanüle in den Abwurf-Behälter."

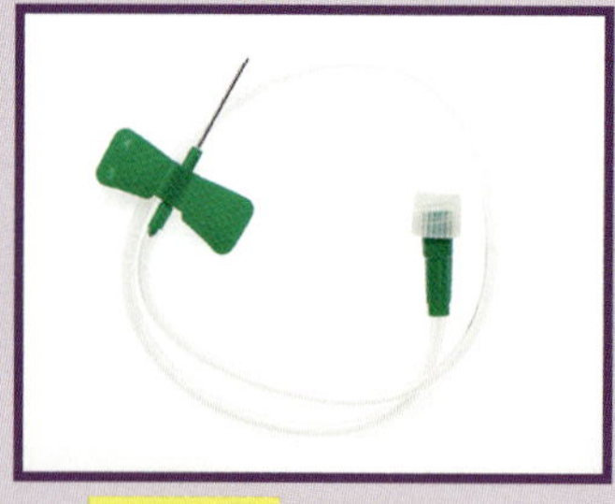

der **Butterfly**
die Butterflys

*butterfly catheter*

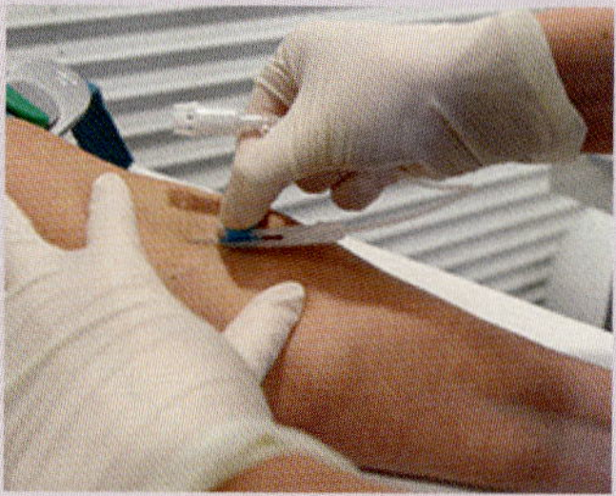

den Butterfly einstechen

Bei einem Butterfly befindet sich zwischen der Kanüle und dem Röhrchen ein langer Schlauch.

„Bitte entsorgen Sie auch den Butterfly im Abwurf-Behälter."

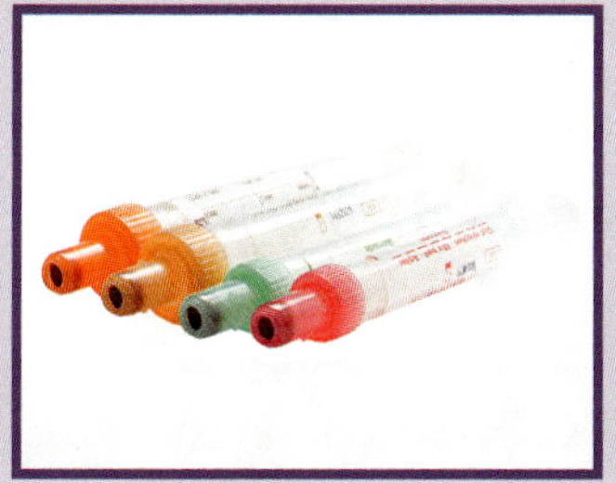

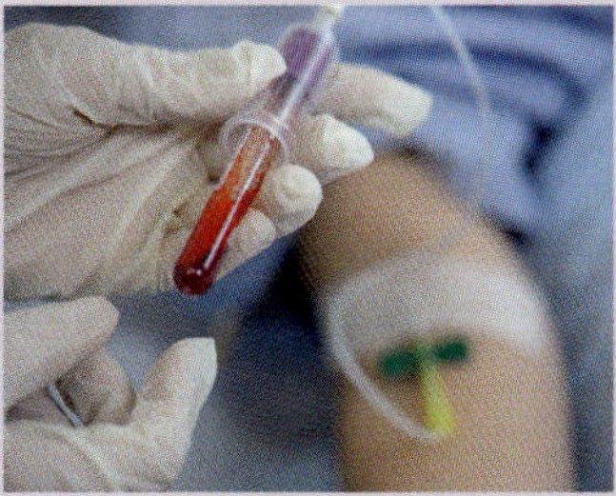

das **Röhrchen**
die Röhrchen

*tube*

das Röhrchen füllen

ⓘ Es gibt verschiedene Röhrchen zur Blutentnahme, zum Beispiel Monovetten oder Vacutainer.

„Nach der Blutentnahme musst du das Röhrchen mehrfach schwenken."

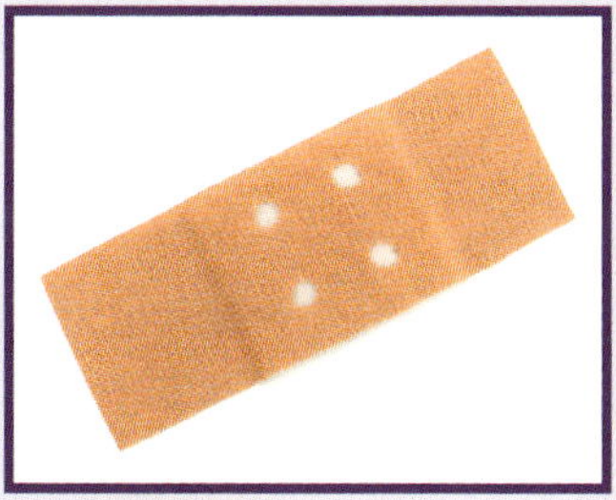

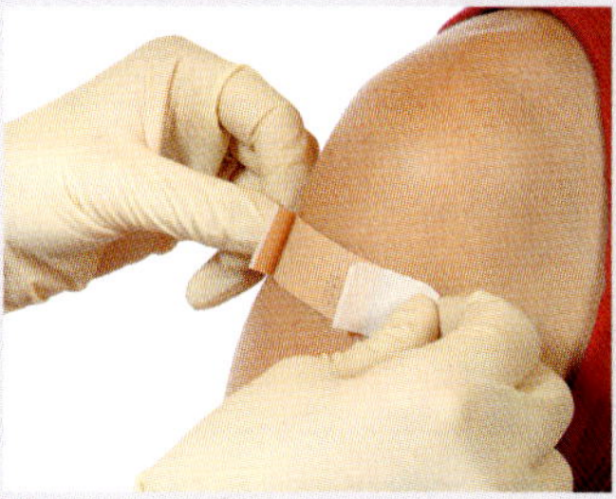

das **Pflaster**
die Pflaster

*plaster*

das Pflaster aufkleben

ⓘ Nach der Blutentnahme wird ein Pflaster auf die Einstichstelle geklebt.

„Ich gebe Ihnen noch ein Pflaster."

1 2 3 4 5 6 7 8

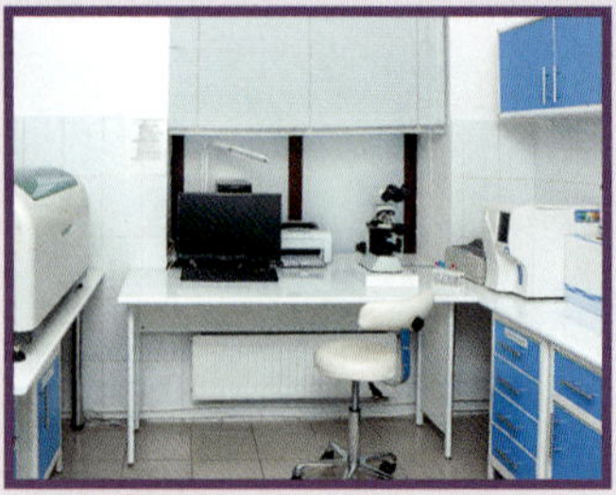

das **Labor**
die Labore

*laboratory*

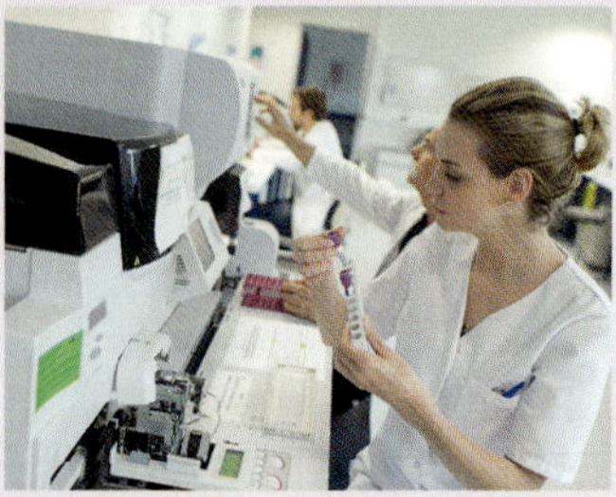

im Labor arbeiten

Im Labor werden chemische und mikrobiologische Untersuchungen durchgeführt.

„Bitte bring die die Blutproben schnell ins Labor."

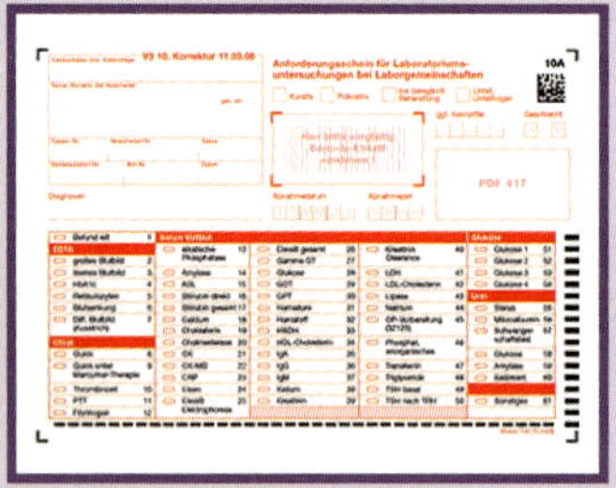

der **Laborschein**
die Laborscheine

*laboratory form*

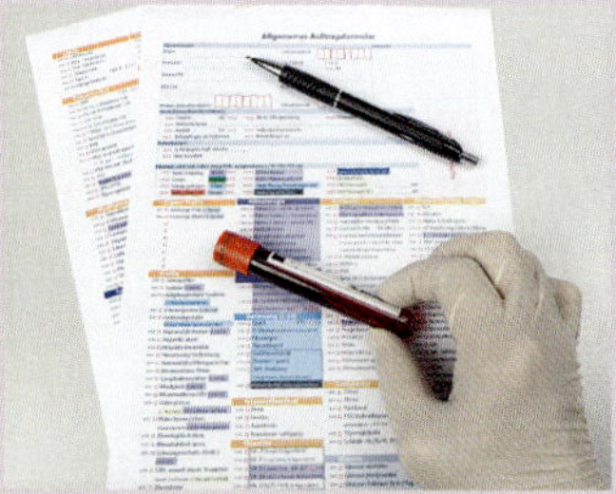

den Laborschein ausfüllen

Auf dem Laborschein werden die nötigen Untersuchungen angekreuzt.

„Hast du schon den Laborschein ausgefüllt?"

der **Barcode**
die Barcodes

*barcode*

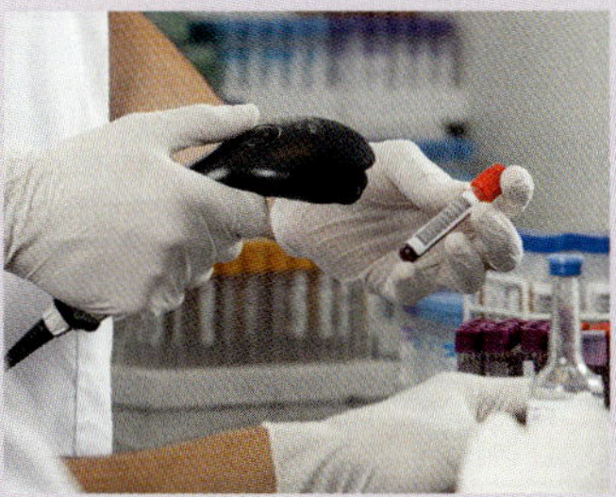

den Barcode scannen

Der Barcode enthält die Patientendaten.

Bitte klebe einen Barcode auf jedes Röhrchen."

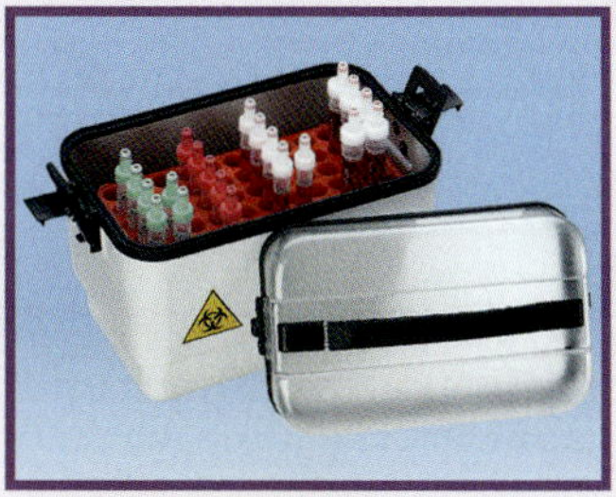

die **Transportbox**
die Transportboxen

*transport box*

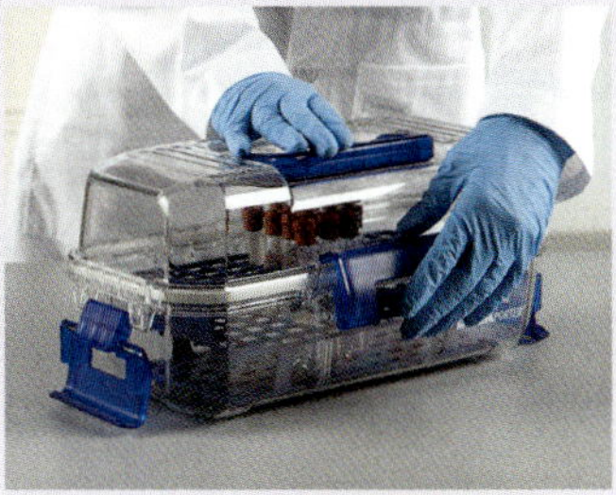

etwas in die Transportbox stellen

In der Transportbox werden die Röhrchen zum Labor gebracht.

„Bitte sieh nach, ob alle Röhrchen in der Transportbox sind."

1 2 3 4 5 6 7 8

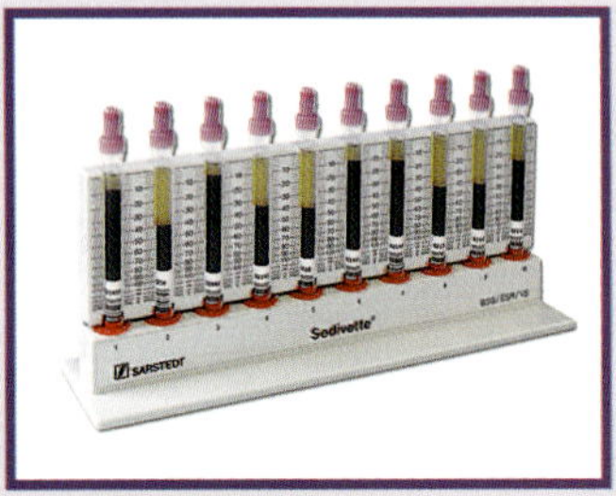


der **BSG-Ständer**
die BSG-Ständer

*blood sedimentation apparatus*

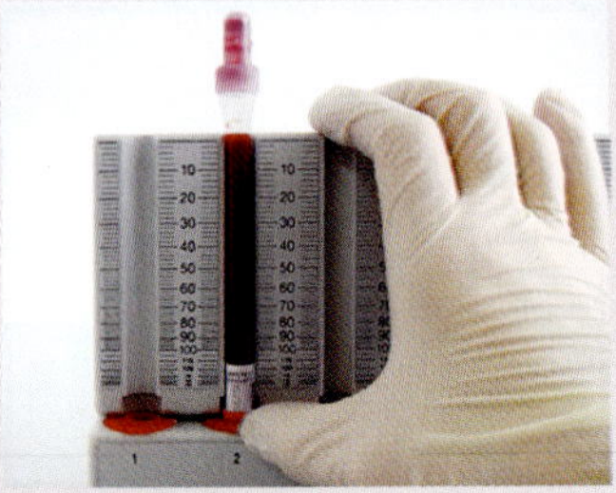

etwas in den BSG-Ständer stellen

ⓘ Auf der Skala des BSG-Ständers wird die Blutsenkungsgeschwindigkeit abgelesen.

„Bitte lies den Wert der BSG-Röhrchen im BSG-Ständer nach einer Stunde ab."

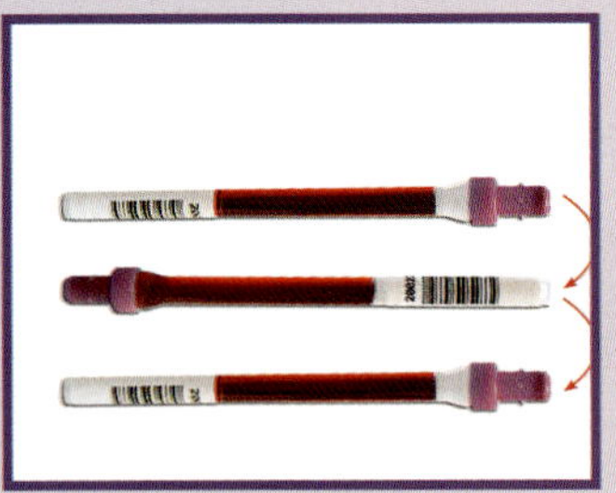

das **BSG-Röhrchen**
die BSG-Röhrchen

*blood sedimentation pipette*

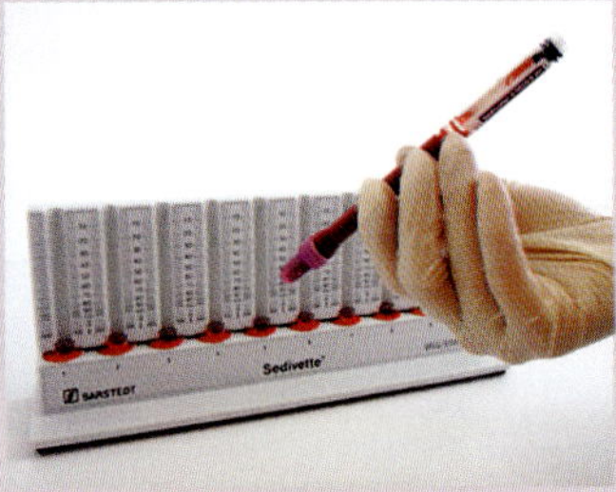


das BSG-Röhrchen schwenken

ⓘ Das BSG-Röhrchen enthält Natriumcitrat.

„Bitte legen Sie die BSG-Röhrchen für die nächste Blutabnahme bereit."

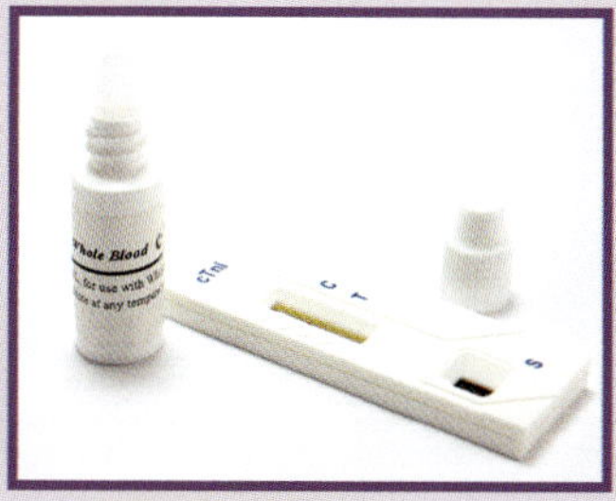


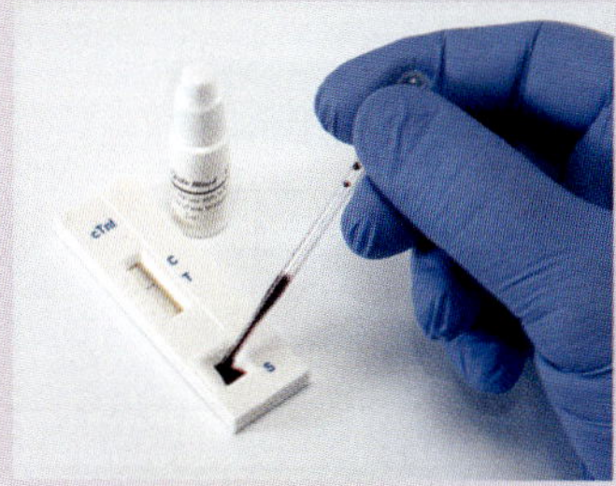


der **Troponin-Test**
die Troponin-Tests

*troponin test*

den Troponin-Test durchführen

ⓘ Bei Verdacht auf Herzinfarkt wird ein Troponin-Test durchgeführt.

„Bitte bestellen Sie neue Troponin-Tests."

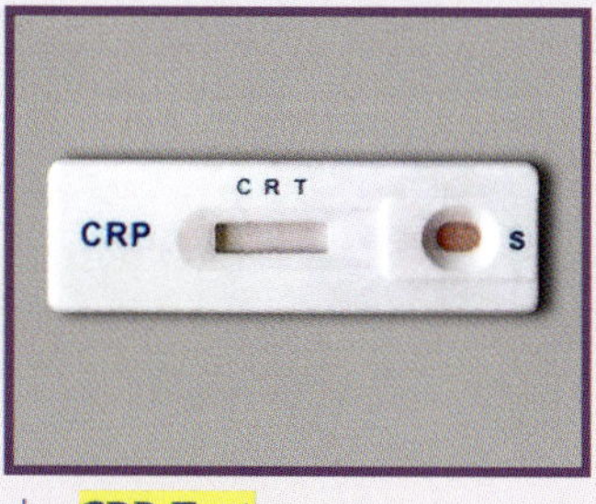


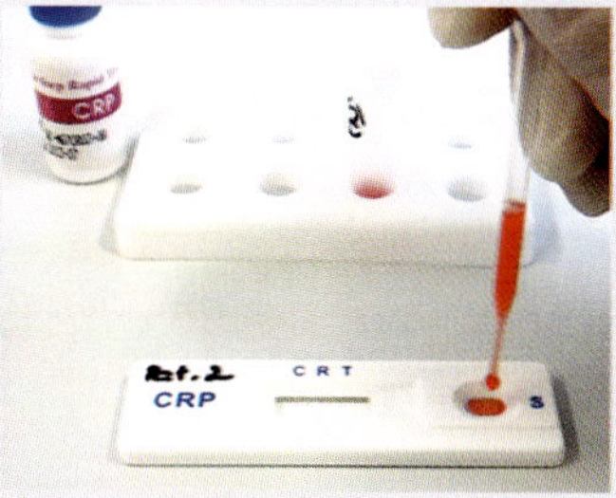


der **CRP-Test**
die CRP-Tests

*CRP test*

den CRP-Test durchführen

ⓘ Bei Verdacht auf eine akute Entzündung wird ein CRP-Test durchgeführt.

„Bitte beschriften Sie den CRP-Test."

1 2 3 4 5 6 7 8

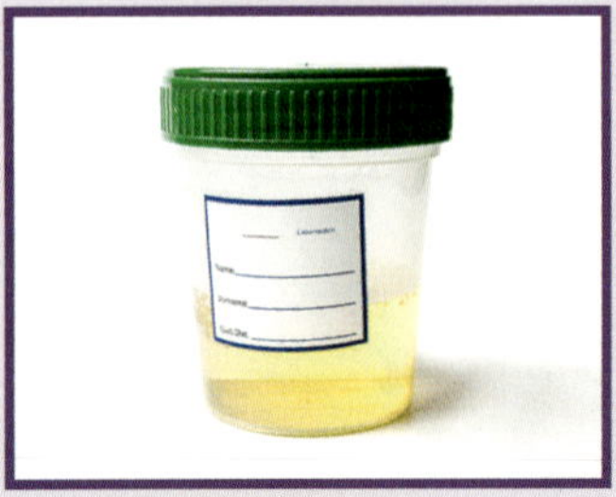

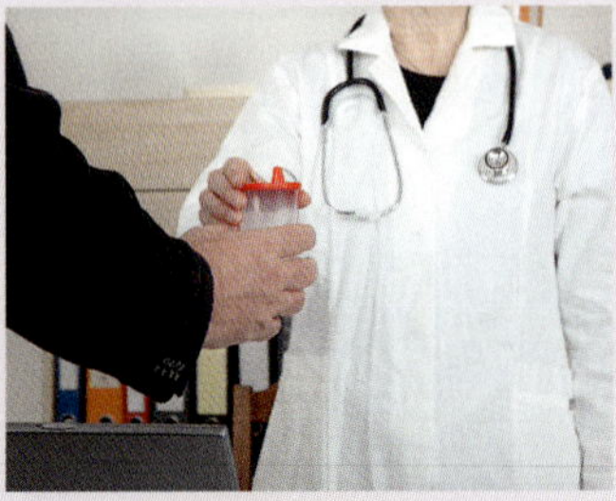

der **Urin-Becher**
die Urin-Becher

*urine cup*

den Urin-Becher übergeben

Im Urin-Becher wird der Urin aufgefangen und transportiert.

„Stellen Sie den Urin-Becher ins Labor."

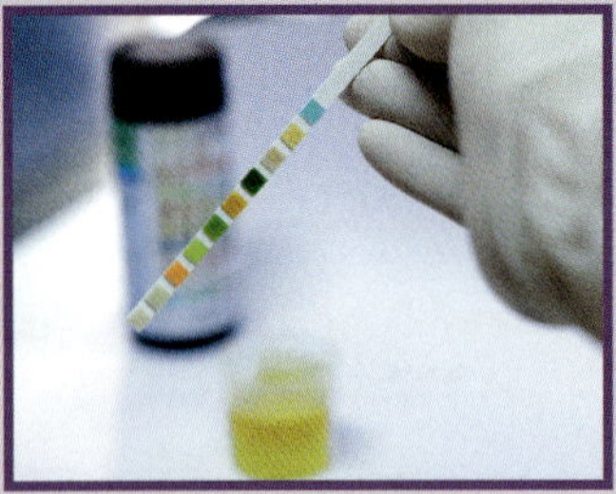

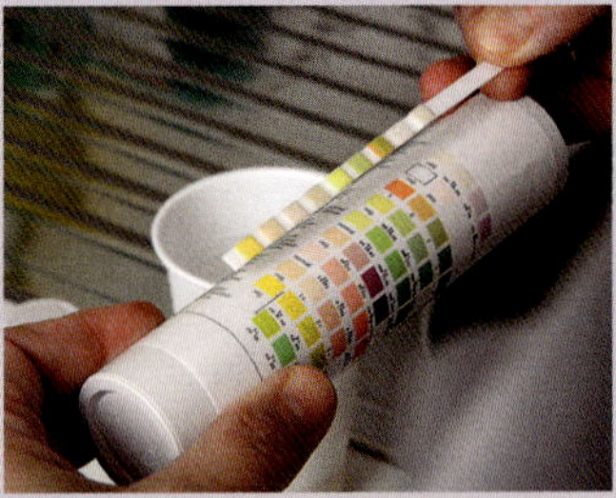

der **Urin-Teststreifen**
die Urin-Teststreifen

*urine test strip*

den Urin-Teststreifen ablesen

Auf dem Urin-Teststreifen sind verschiedene Testfelder.

„Bitte streif den Urin-Teststreifen am Rand des Urin-Bechers ab."

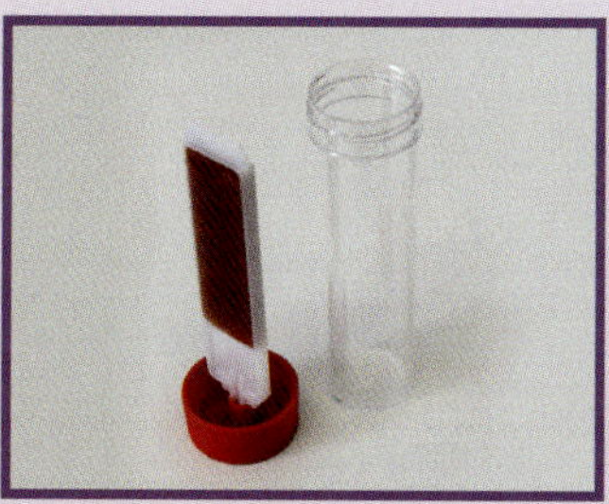

die **Urin-Kultur**
die Urin-Kulturen

*urine culture*

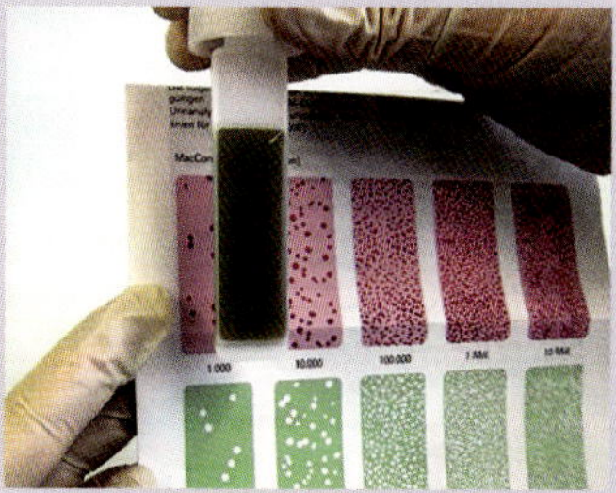

eine Urin-Kultur anlegen

ⓘ Bei Verdacht auf einen Harnwegsinfekt wird eine Urin-Kultur angelegt.

„Stell die Urin-Kulturen bitte in den Inkubator."

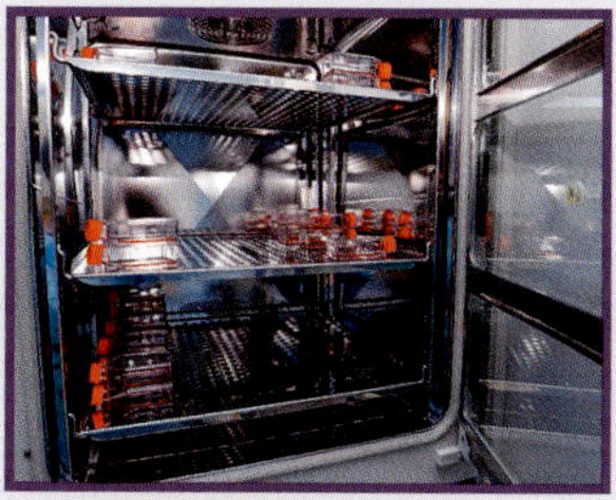

der **Inkubator**
die Inkubatoren

*incubator*

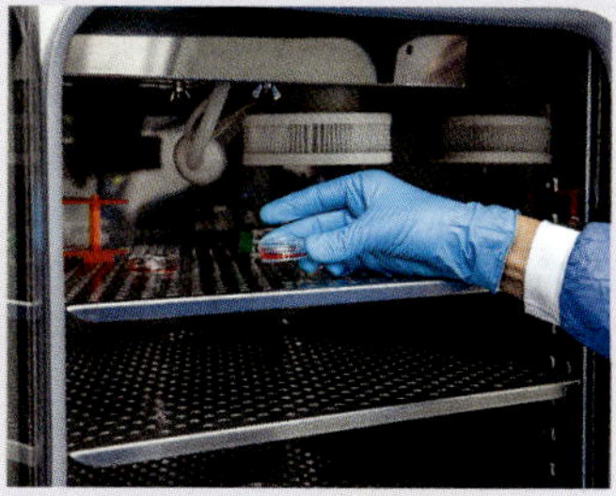

etwas in den Inkubator stellen

ⓘ Im Inkubator herrscht eine Temperatur von 37 Grad Celsius.

„Bitte nimm die Urin-Kulturen aus dem Inkubator und werte sie aus."

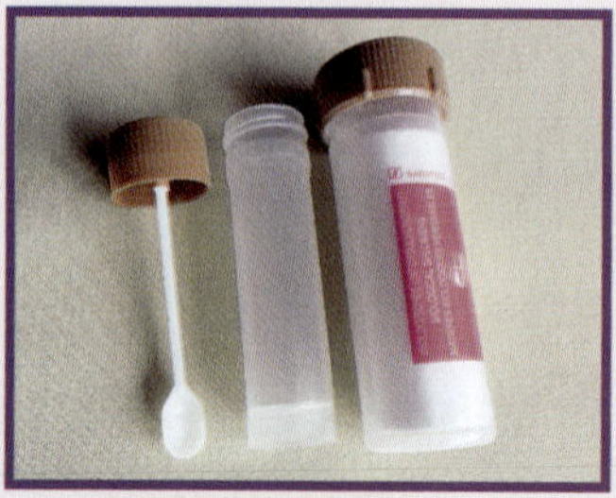

das **Stuhl-Röhrchen**
die Stuhl-Röhrchen

*stool tube, stool vial*

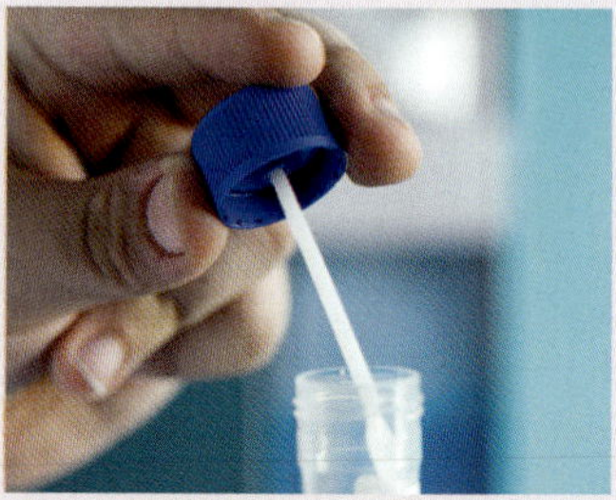

das Stuhl-Röhrchen befüllen

Das Stuhl-Röhrchen enthält eine Stuhlprobe des Patienten.

„Bitte schicken Sie das Stuhl-Röhrchen ins Labor."

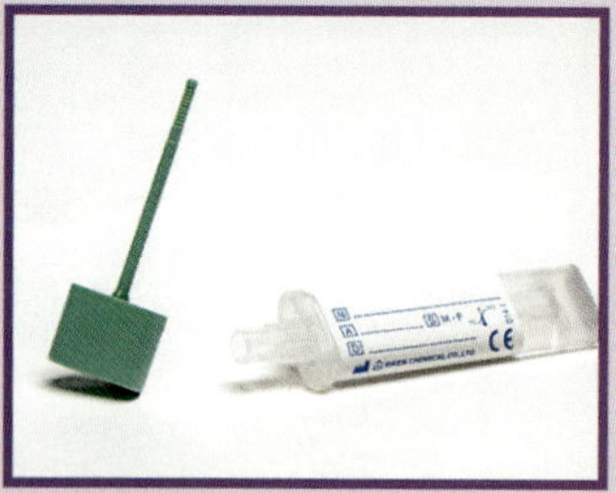

der **Stuhl-Test**
die Stuhl-Tests

*stool test*

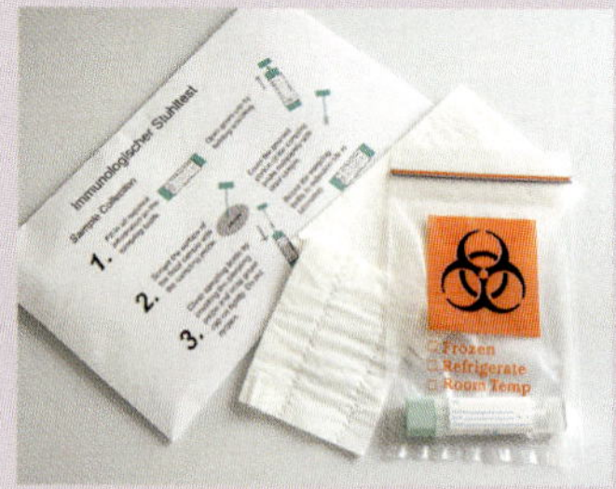


den Stuhl-Test durchführen

Der Stuhl-Test gehört zur Krebsvorsorge-Untersuchung.

„Bitte bringen Sie den Stuhl-Test morgen zurück."

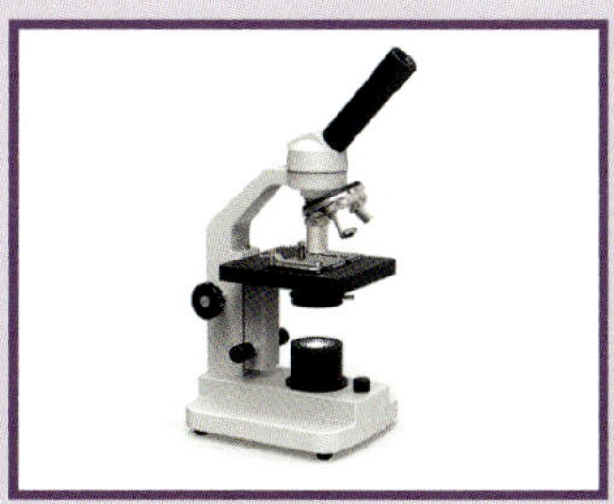

das **Mikroskop**
die Mikroskope

*microscope*

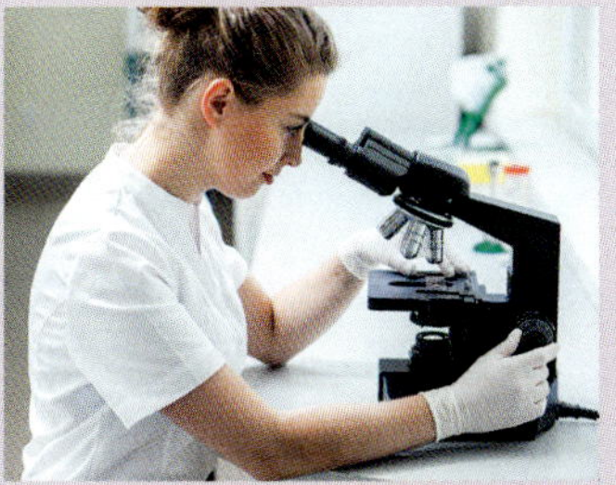

durch das Mikroskop schauen

Mit dem Mikroskop kann man Krankheitserreger erkennen.

„Haben Sie unter dem Mikroskop die Bakterien gesehen?"

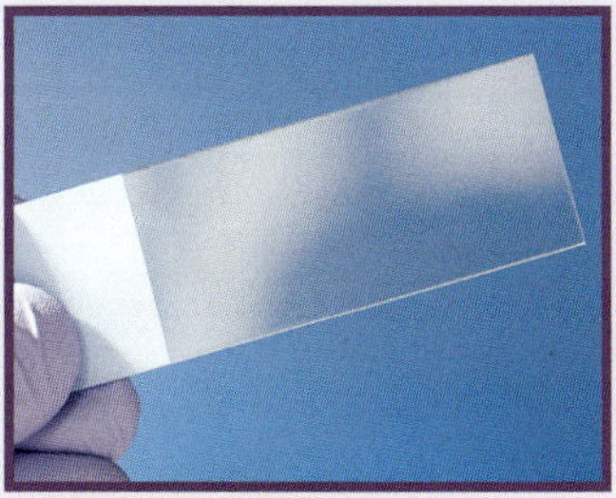

der **Objektträger**
die Objektträger

*(microscope) slide*

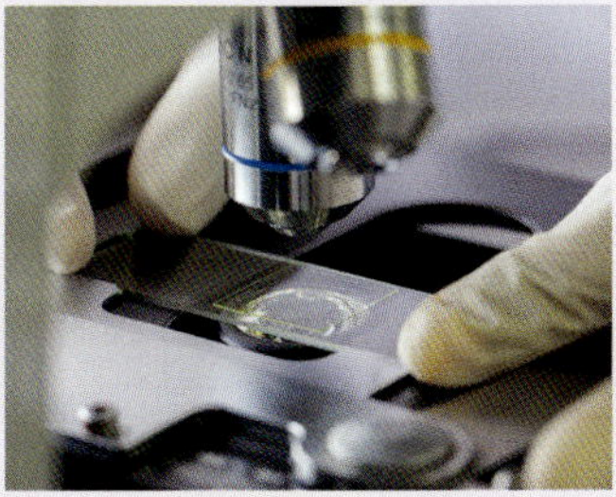

den Objektträger einlegen

Der Objektträger wird mit Deckgläschen unter das Objektiv gelegt.

„Die Objektträger müssen staubfrei aufbewahrt werden."

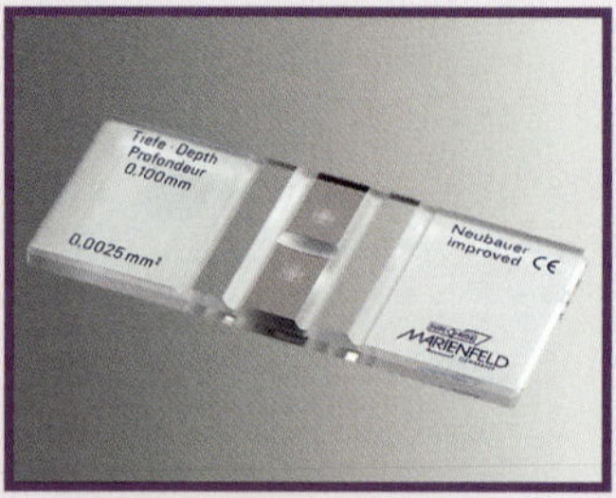


die **Zählkammer**
die Zählkammer<u>n</u>

*counting chamber*

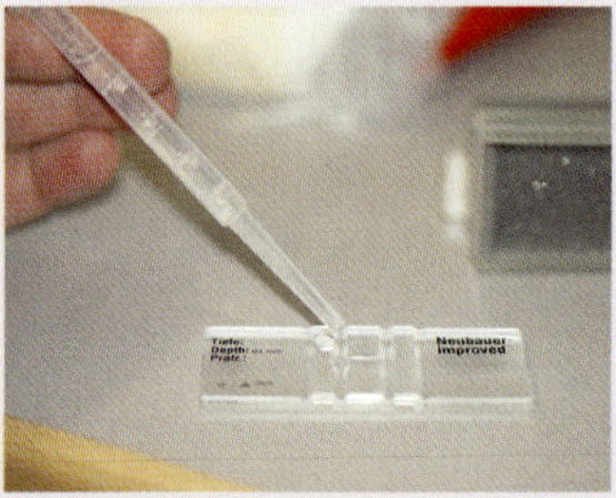


die Zählkammer füllen

ⓘ Eine Zählkammer ermöglicht das Auszählen von Zellen.

„Bitte reinige die Zählkammer nach dem Gebrauch."

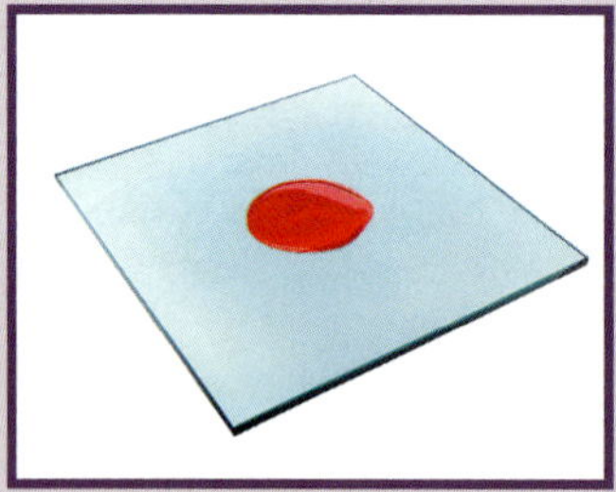

das **Deckgläschen**
die Deckgläschen

*coverslip*

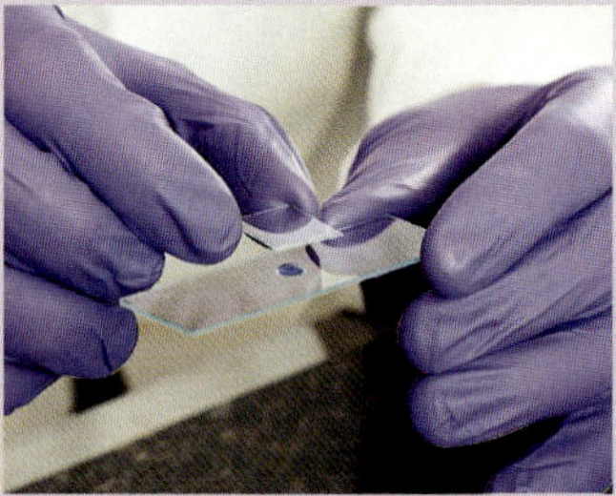

das Deckgläschen auflegen

ⓘ Die Zählkammer wird mit einem Deckgläschen verschlossen.

„Die Deckgläschen kannst du im Praxismüll entsorgen."

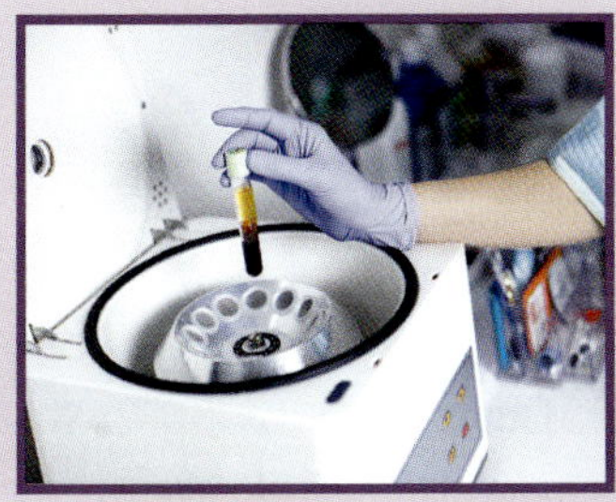

die **Zentrifuge**
die Zentrifugen

*centrifuge*

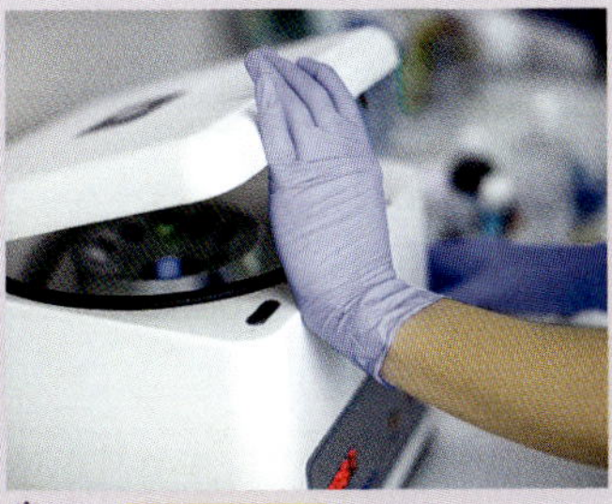

die Zentrifuge schließen

ⓘ In der Zentrifuge muss eine gerade Anzahl von Röhrchen stehen.

„Bitte überprüfen Sie die Drehzahl der Zentrifuge."

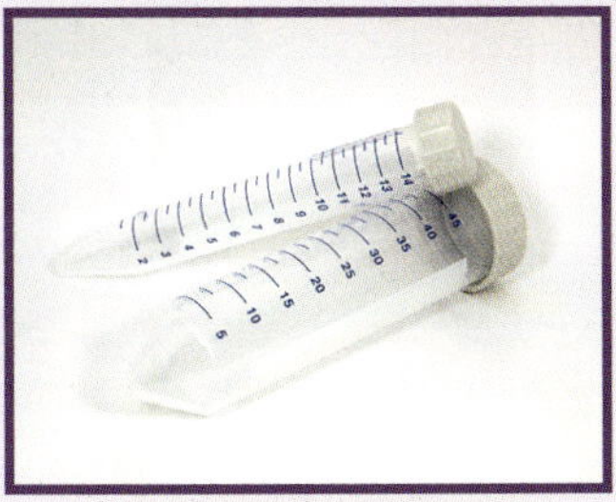

das **Zentrifugen-Röhrchen**
die Zentrifugen-Röhrchen

*centrifugation tube*

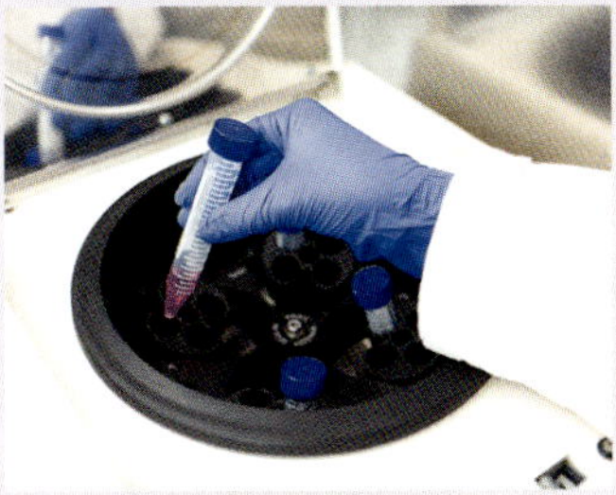

das Zentrifugen-Röhrchen einstellen

ⓘ Die Zentrifugen-Röhrchen müssen gleich hoch gefüllt sein.

„Bitte stell die Zentrifugen-Röhrchen mit dem Urin in die Zentrifuge."

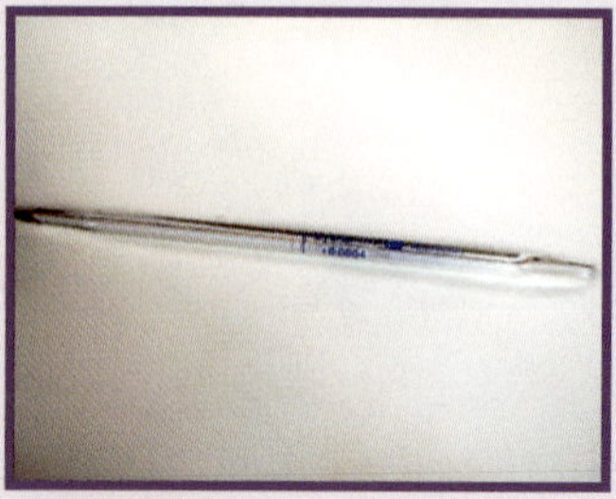

die **Pipette**
die Pipetten

*pipette*

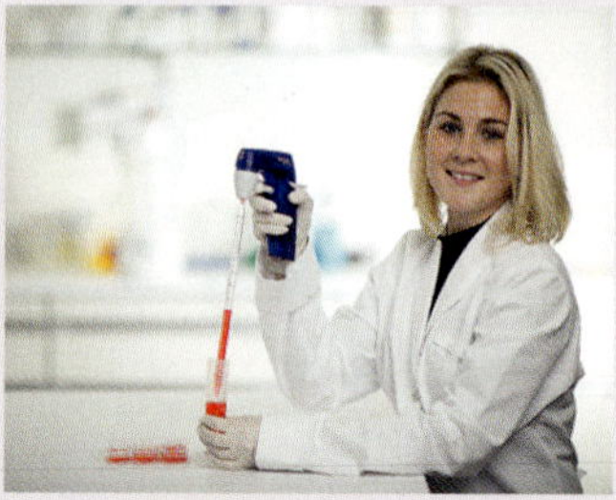

die Pipette füllen

Mit einer Pipette kann man Blut oder Flüssigkeiten aufsaugen.

„Es ist verboten, die Pipette mit dem Mund zu benutzen."

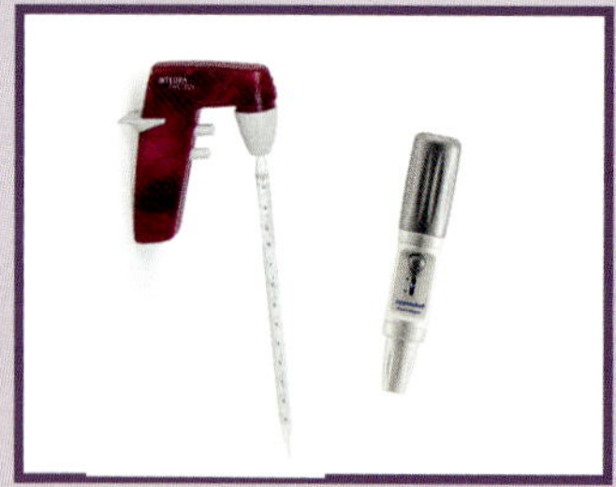

die **Pipettierhilfe**
die Pipettierhilfen

*pipette controller*

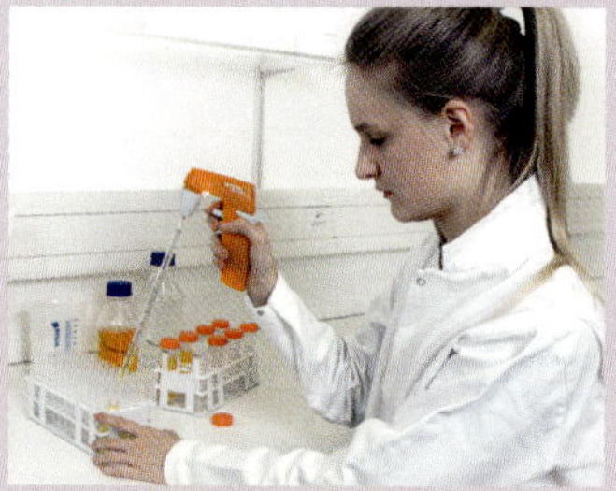

die Pipettierhilfe benutzen

Die Pipettierhilfe schützt den Nutzer vor Infektionen.

„Bitte benutzen Sie immer die Pipettierhilfe."

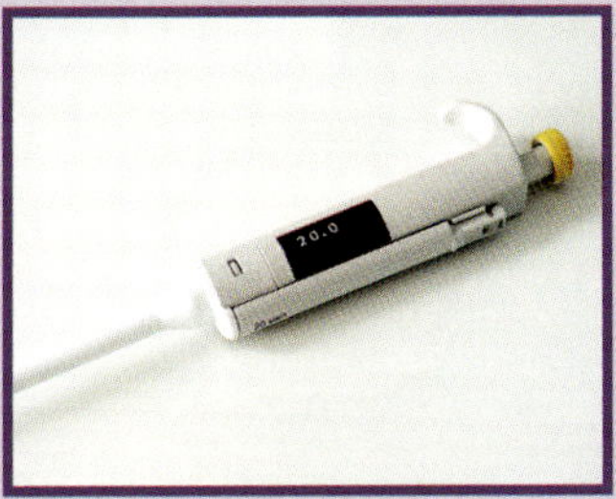

die **Kolbenhub-Pipette**
die Kolbenhub-Pipetten

*automatic pipette*

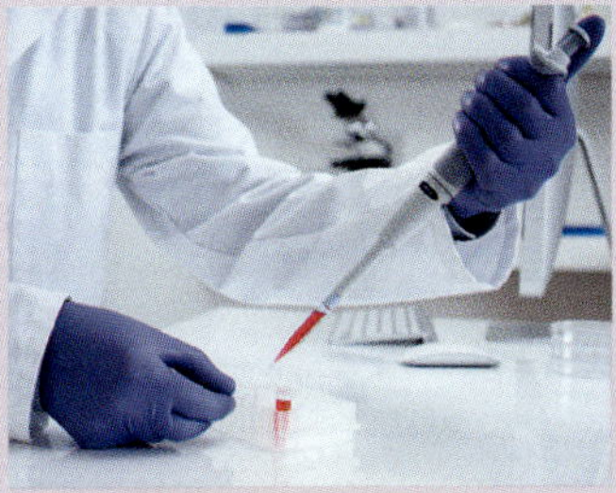

die Kolbenhub-Pipette benutzen

Mit der Kolbenhub-Pipette werden sehr kleine Flüssigkeitsmengen pipettiert.

„Halten Sie die Kolbenhub-Pipette immer senkrecht."

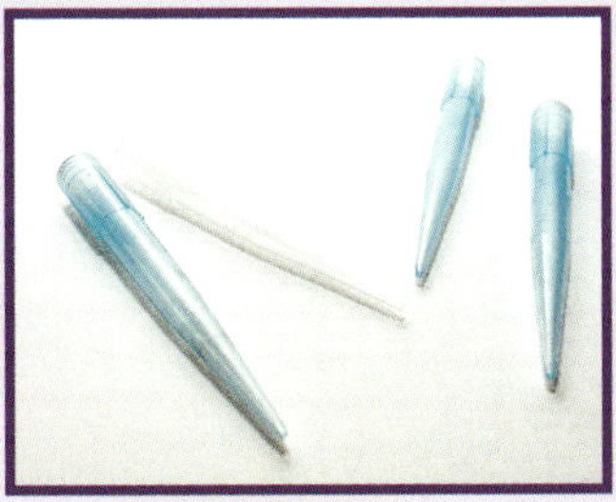

die **Pipetten-Spitze**
die Pipetten-Spitzen

*pipette tip*

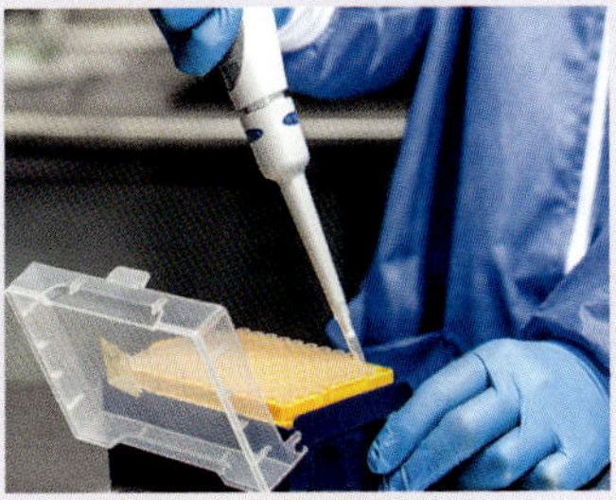

die Pipetten-Spitze aufstecken

Die Pipetten-Spitze ist ein Einwegartikel.

„Bitte achten Sie darauf, dass die Pipetten-Spitze fest sitzt."

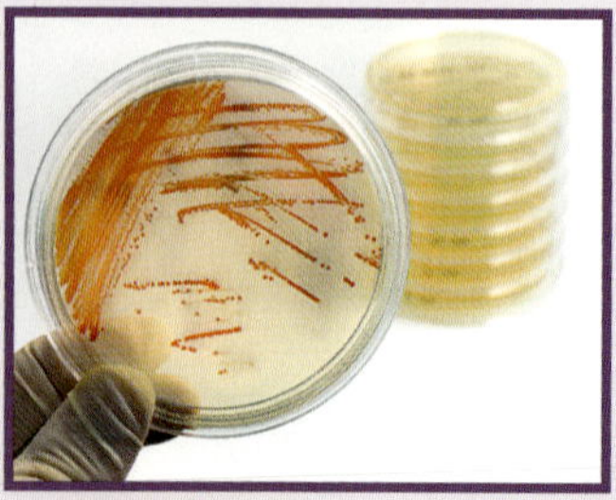

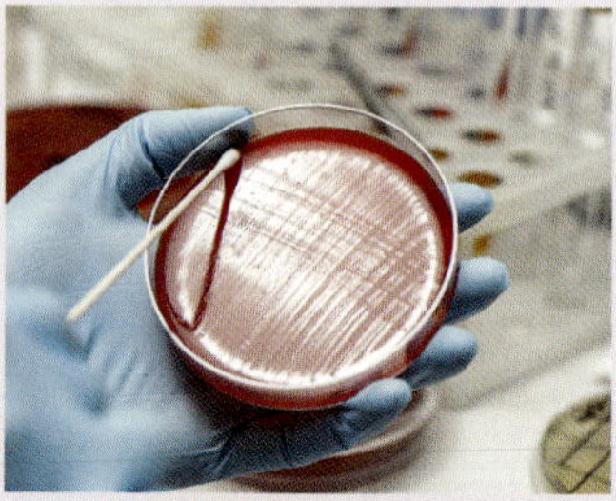

die **Agarplatte**
die Agarplatten

*agar plate*

die Agarplatte bestreichen

ⓘ Auf der Agarplatte vermehren sich die Bakterien aus dem Untersuchungsmaterial.

„Bitte stellen Sie die Agarplatte in den Inkubator."

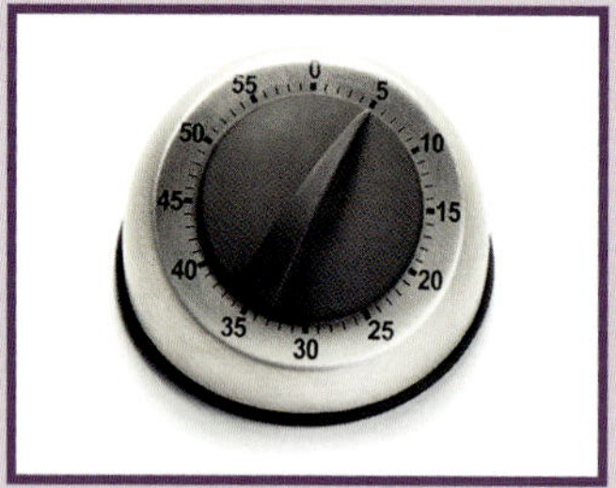


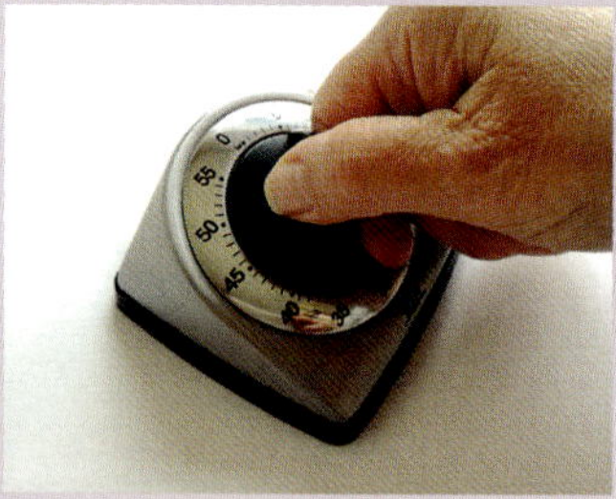

der **Wecker**
die Wecker

*timer*

den Wecker stellen

ⓘ Bei einigen Untersuchungen im Labor braucht man einen Wecker.

„Hast du den Wecker auf 2 Minuten gestellt?"

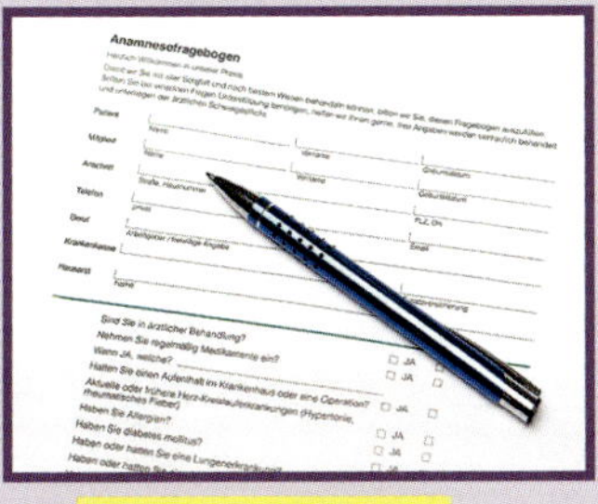


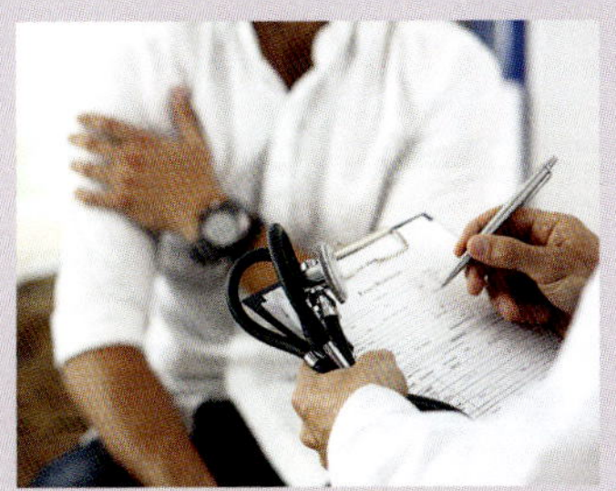

der **Anamnese-Bogen**
die Anamnese-Bögen

*medical history form*

den Anamnese-Bogen ausfüllen

ⓘ Der Anamnese-Bogen gehört in die Patientenakte.

„Bitte lass dir den Anamnese-Bogen zeigen."

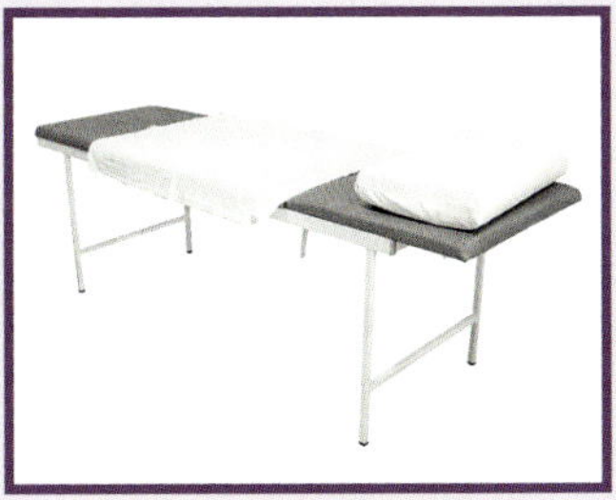

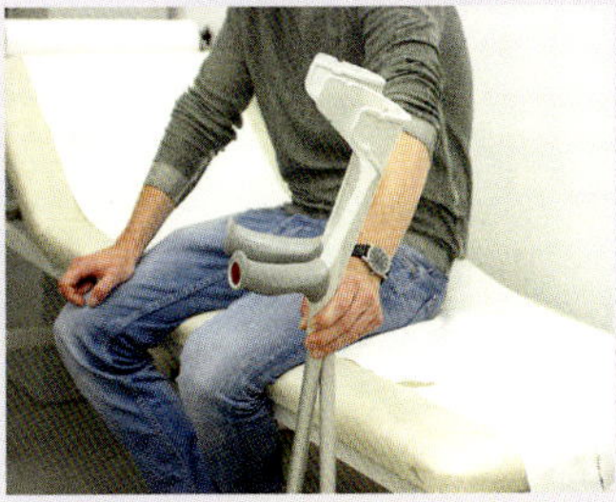

die **Untersuchungs-Liege**
die Untersuchungs-Liegen

*examination table*

auf der Untersuchungs-Liege sitzen

ⓘ Im Sprechzimmer eines Arztes steht meist eine Untersuchungs-Liege.

„Bitte legen Sie sich bequem auf die Untersuchungs-Liege."

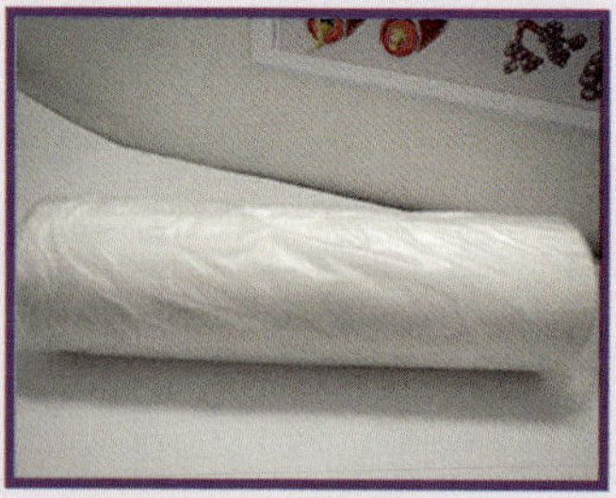

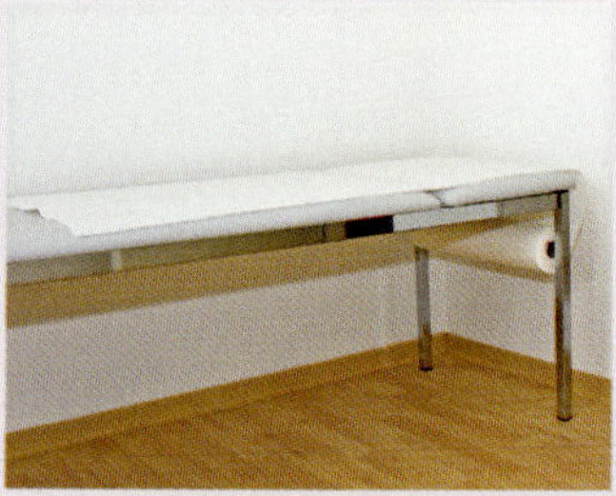

die **Papier-Auflage**
die Papier-Auflagen

*paper roll*

die Papier-Auflage ausrollen

Die Papier-Auflage auf der Untersuchungs-Liege schützt vor Infektionen.

„Bitte wechseln Sie die Papier-Auflage nach jedem Patienten."

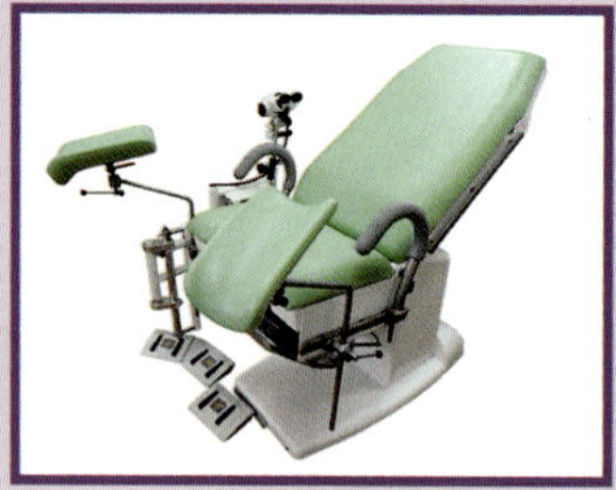

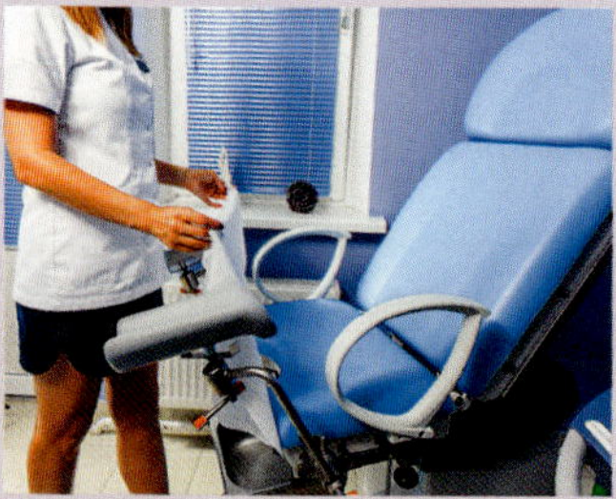

der **gynäkologische Stuhl**
die gynäkologischen Stühle

*gynecological chair*

den gynäkologischen Stuhl vorbereiten

Bei der Krebsvorsorge liegt die Patientin auf dem gynäkologischen Stuhl.

„Bitte legen Sie sich auf den gynäkologischen Stuhl."

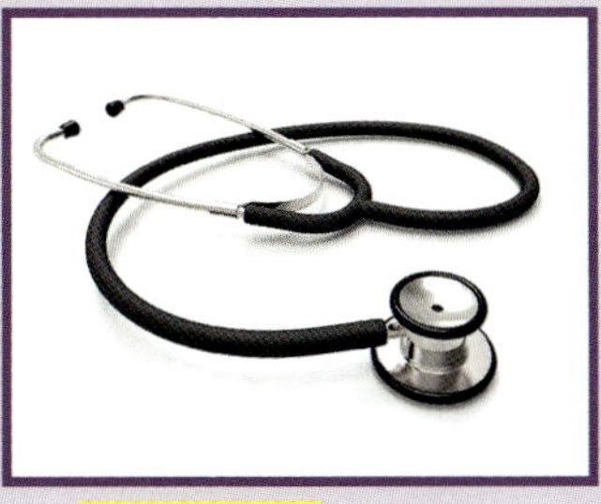

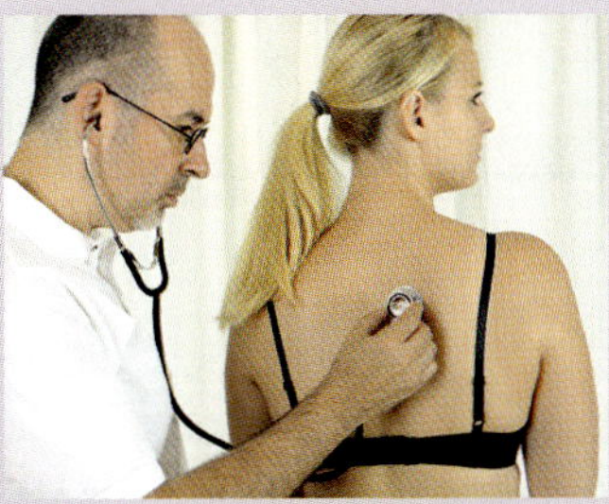

das **Stethoskop**
die Stethoskope

*stethoscope*

mit dem Stethoskop abhorchen

Mit dem Stethoskop kann man das Herz und die Lunge untersuchen.

„Bitte denk daran, das Stethoskop zu desinfizieren."

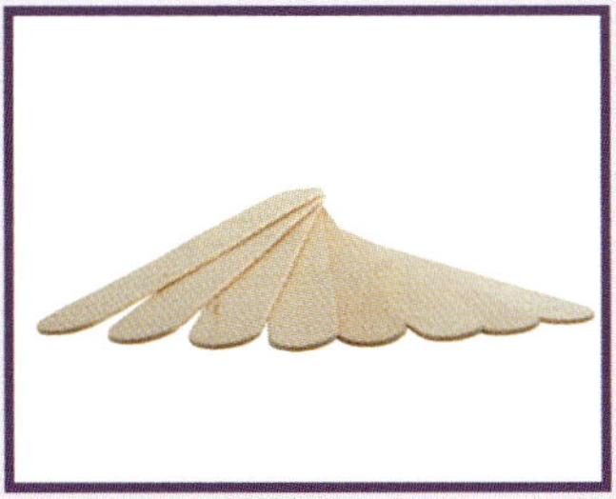

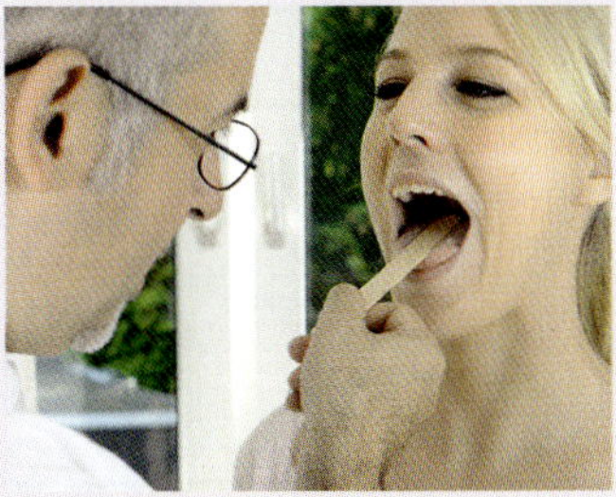

der **Mundspatel**
die Mundspatel

*spatula*

den Mundspatel einsetzen

Den Mundspatel benutzt man, wenn die Mundhöhle und der Rachen untersucht werden.

„Bitte entsorgen Sie die gebrauchten Mundspatel."

1 2 3 4 5 6 7 8

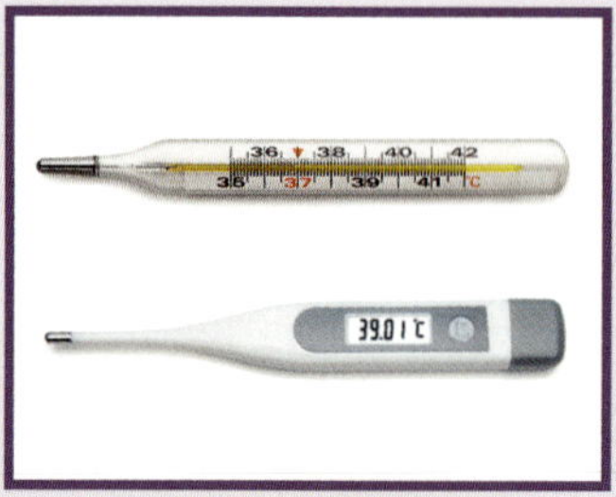

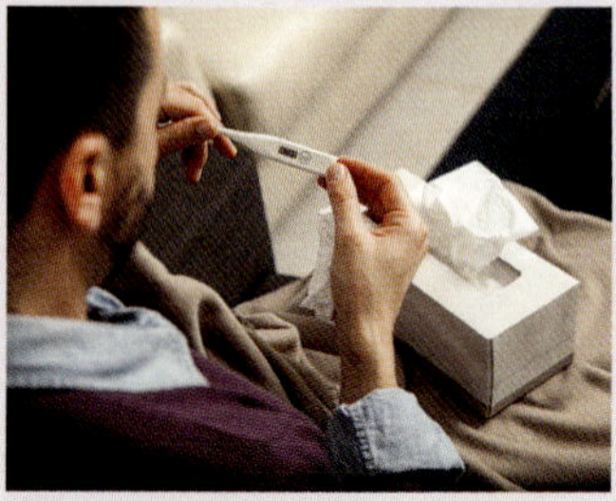

das **Fieber-Thermometer**
die Fieber-Thermometer

*medical thermometer*

das Fieber-Thermometer ablesen

Mit dem Fieber-Thermometer kann man im Mund oder im Enddarm messen.

„Desinfizieren Sie das Fieber-Thermometer nach dem Gebrauch."

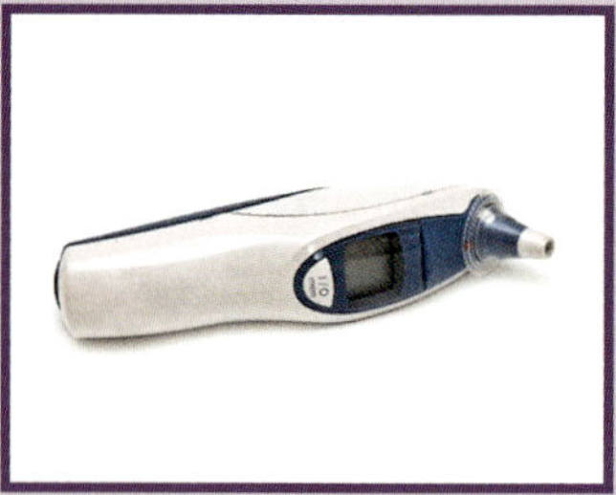

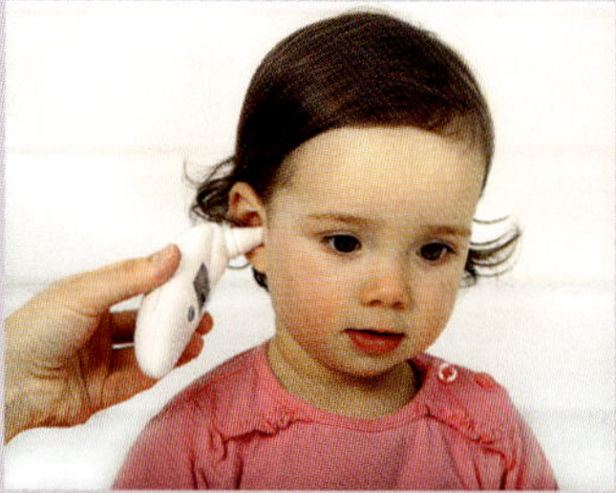

das **Ohr-Thermometer**
die Ohr-Thermometer

*ear thermometer*

das Ohr-Thermometer einführen

Das Ohr-Thermometer wird in den äußeren Gehörgang geschoben. Es misst die Temperatur des Trommelfells.

„Bitte erklär dem Kind das Ohr-Thermometer."

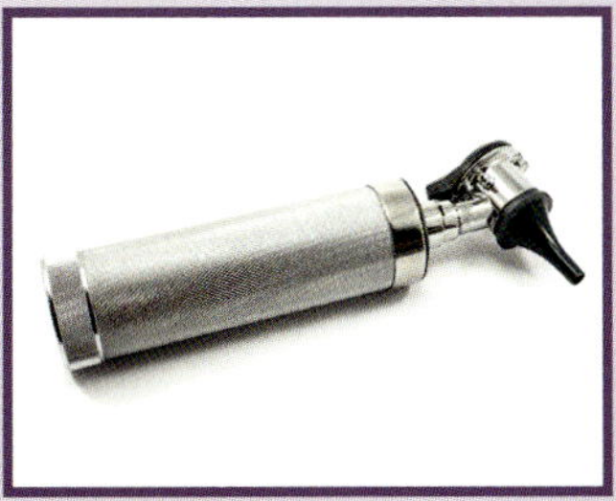

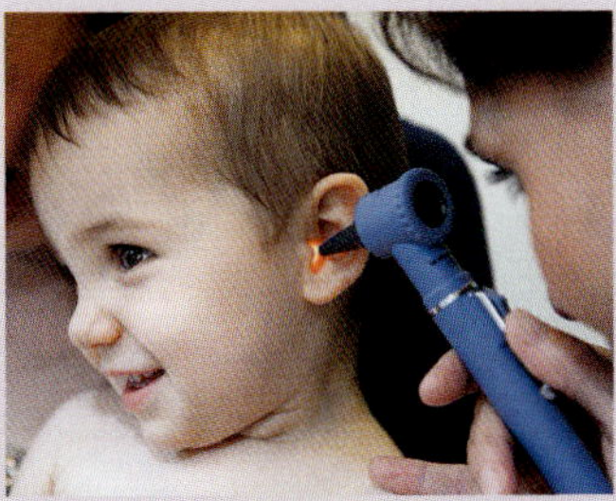

das **Otoskop**
die Otoskope

*otoscope*

mit dem Otoskop untersuchen

Mit dem Otoskop wird das Trommelfell untersucht.

„Bitte leg das Otoskop gebrauchsfertig bereit."

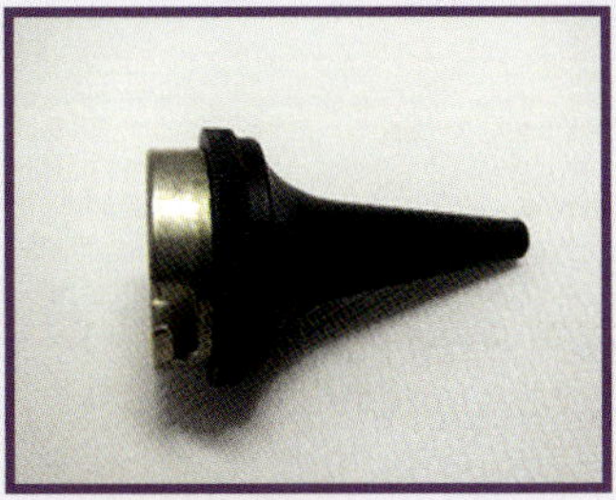

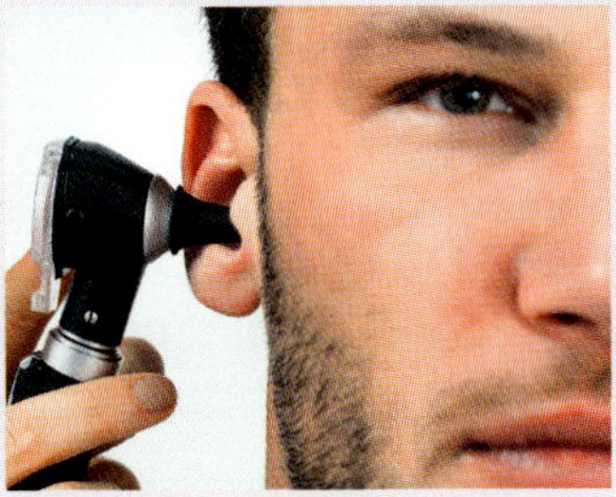

der **Ohrtrichter**
die Ohrtrichter

*ear speculum*

den Ohrtrichter einführen

Der Ohrtrichter gehört zum Otoskop.

„Du musst den Ohrtrichter nach Gebrauch desinfizieren."

1 2 3 4 5 6 7 8

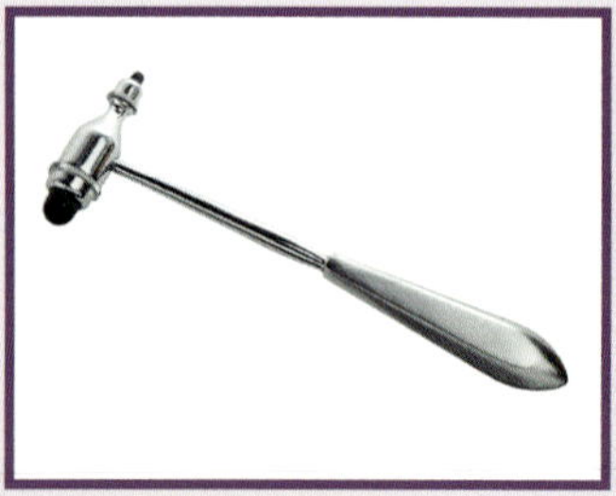

der **Reflexhammer**
die Reflexhämmer

*reflex hammer*

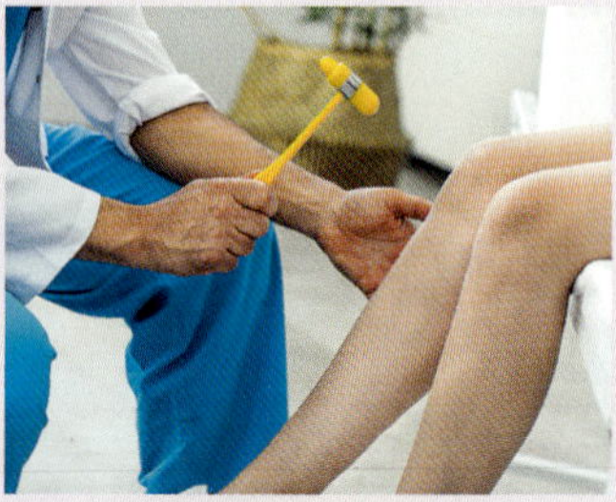

den Reflexhammer
benutzen

Der Kniesehnenreflex wird mit dem Reflexhammer ausgelöst.

„Bitte leg den Reflexhammer für die Untersuchung bereit."

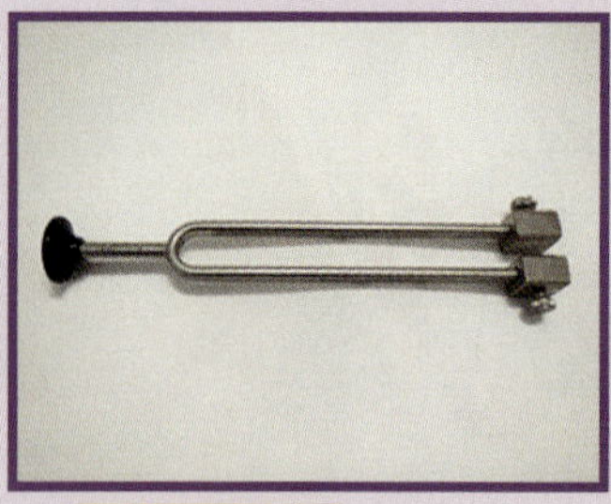

die **Stimmgabel**
die Stimmgabeln

*tuning fork*

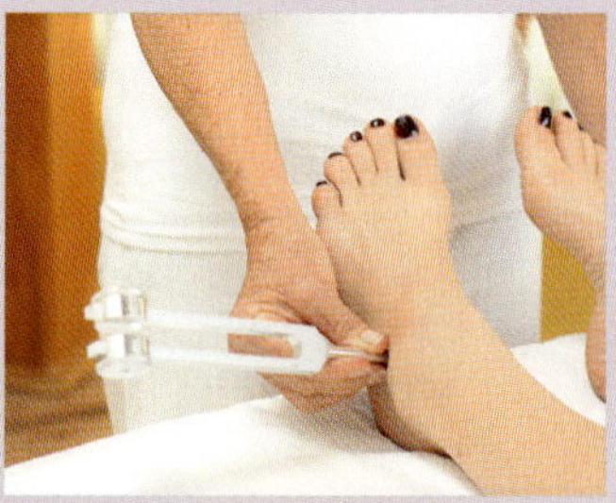

mit der Stimmgabel
untersuchen

Mit der Stimmgabel wird das Vibrationsempfinden untersucht.

„Ich setze die Stimmgabel auf Ihren Fuß. Sagen Sie, ob Sie etwas spüren."

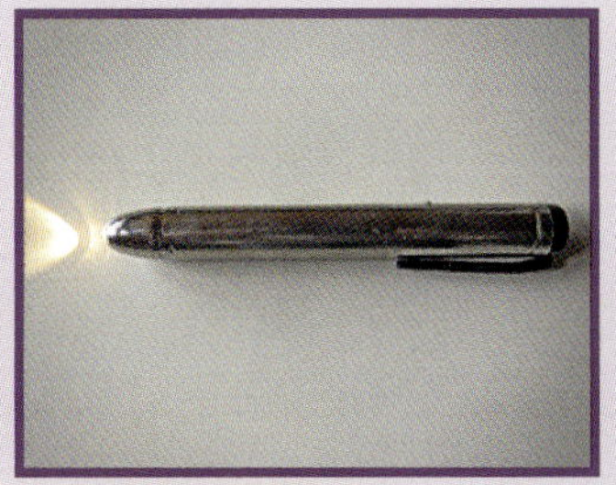

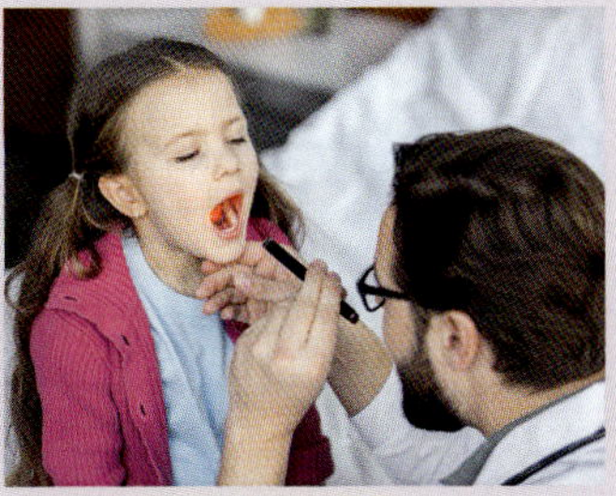

die **Taschenlampe**
die Taschenlampen

*penlight, pen flashlight*

die Taschenlampe anschalten

Die Mundhöhle wird mithilfe einer Taschenlampe untersucht.

„Bitte wechseln Sie die Batterien in der Taschenlampe."

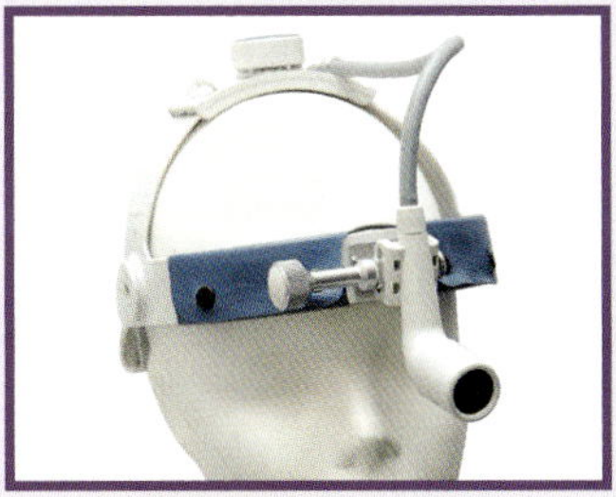

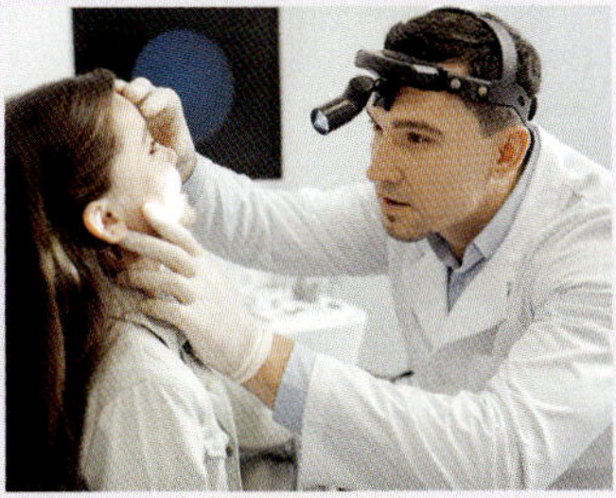

die **Stirnlampe**
die Stirnlampen

*medical headlight*

mit der Stirnlampe untersuchen

Mit der Stirnlampe werden Nase, Rachen und Kehlkopf untersucht.

„Bleiben Sie bitte ruhig sitzen, während ich Sie mit der Stirnlampe untersuche."

1
2
3
4
5
6
7
8

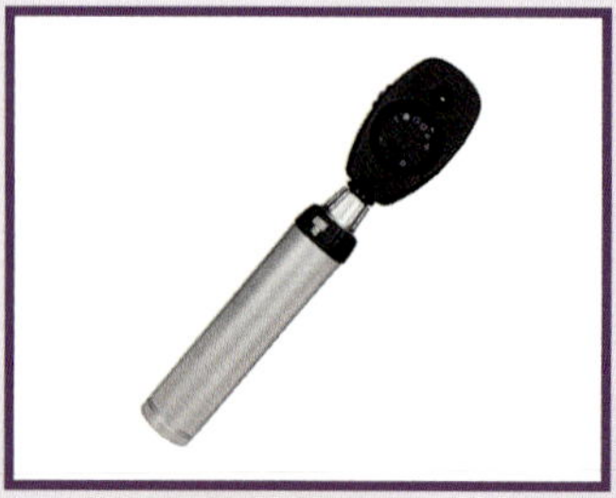

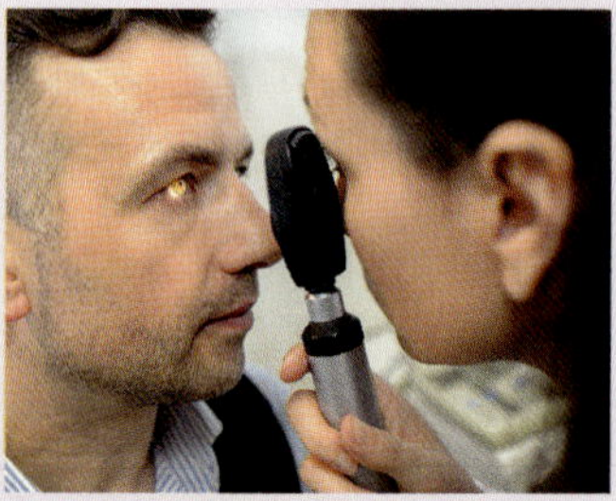

der **Augenspiegel**
die Augenspiegel

*ophthalmoscope*

den Augenspiegel benutzen

Mit dem Augenspiegel wird der Augenhintergrund untersucht.

„Bitte leg den Augenspiegel für die Hausbesuche bereit."

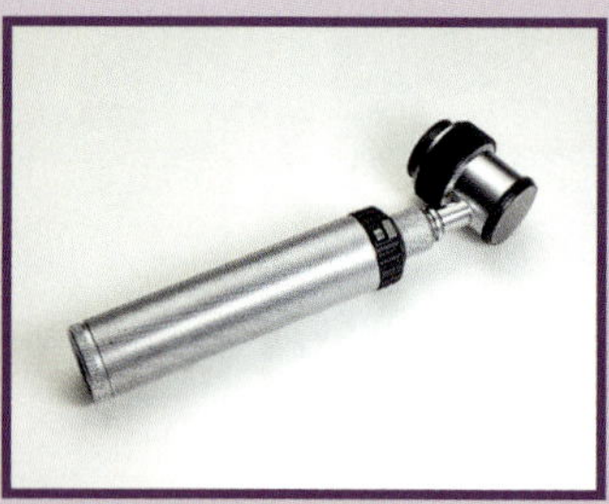

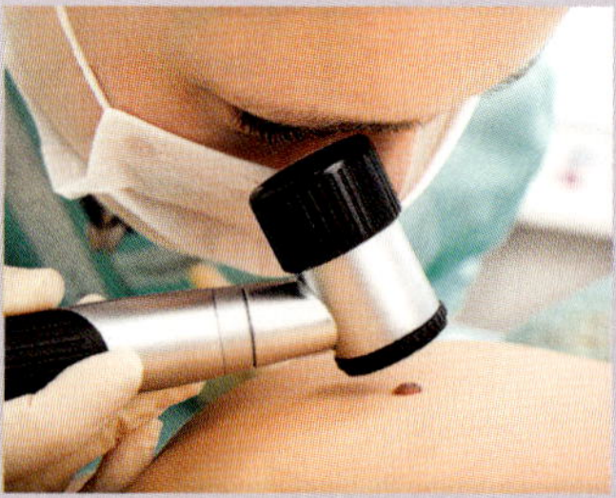

das **Dermatoskop**
die Dermatoskope

*dermatoscope*

das Dermatoskop benutzen

Mit dem Dermatoskop werden auffällige Stellen der Haut untersucht.

„Bringen Sie mir bitte das Dermatoskop für die Untersuchung."

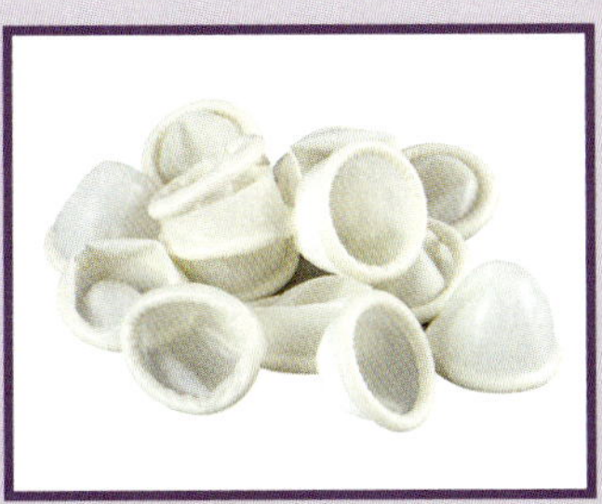

der **Fingerling**
die Fingerlinge

*fingerstall*

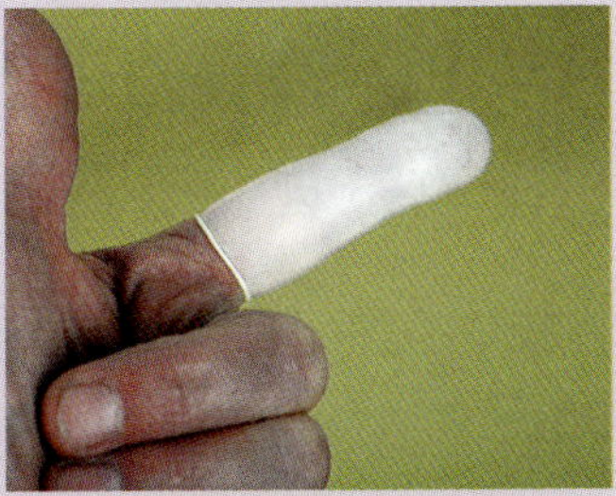

den Fingerling anziehen

Bei der rektalen Untersuchung wird der Zeigefinger des Arztes durch einen Fingerling geschützt.

„Bitte entsorgen Sie den gebrauchten Fingerling."

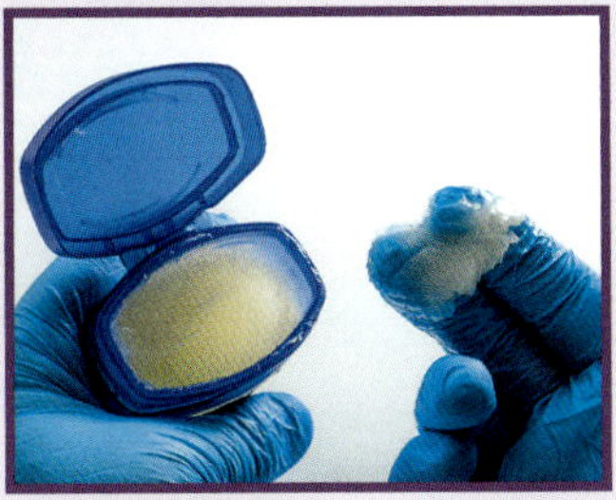

die **Gleitcreme**
die Gleitcremes

*lubricating cream*

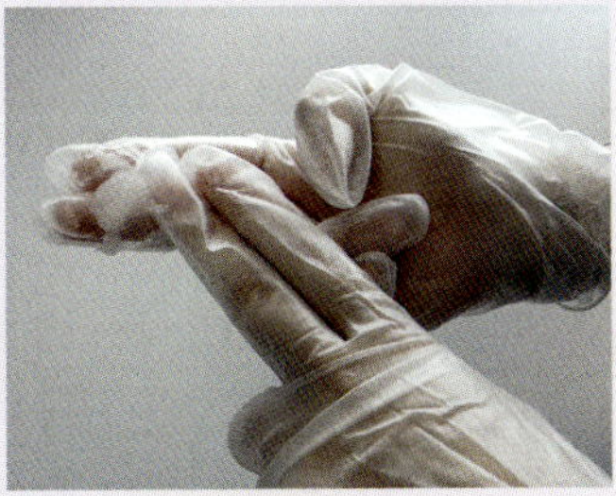

die Gleitcreme auftragen

Bei der rektalen Untersuchung wird Gleitcreme benutzt.

„Wie viel Gleitcreme haben wir noch im Lager?"

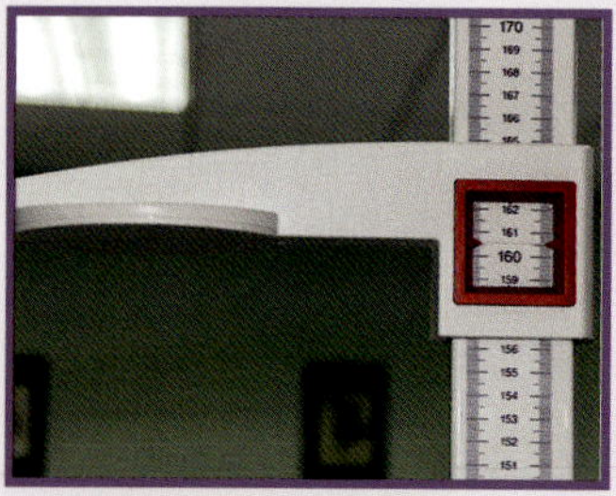

der **Größen-Messstab**
die Größen-Messstäbe

*stadiometer*

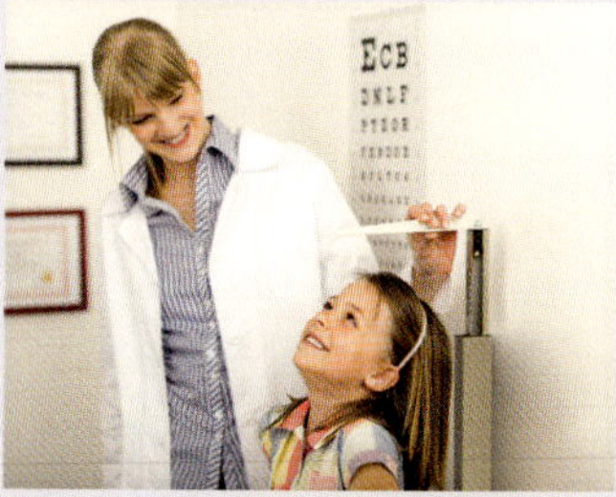

mit dem Größen-Messstab messen

Mit dem Größen-Messstab kann man das Längenwachstum von Kindern überprüfen.

„Bitte stell dich gerade unter den Größen-Messstab."

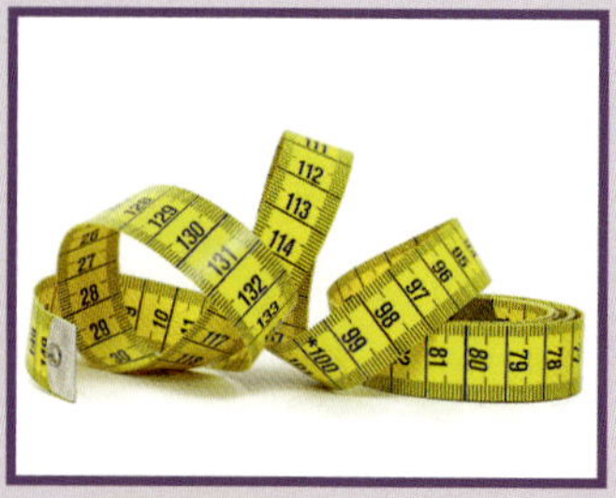

das **Maßband**
die Maßbänder

*tape measure*

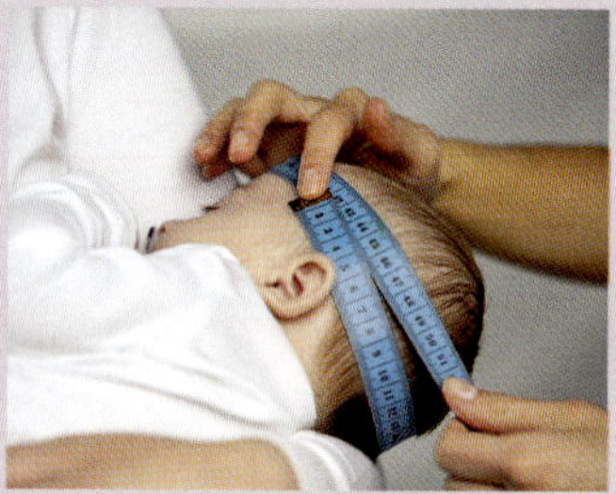

das Maßband anlegen

Das Maßband wird zum Messen des Umfangs verwendet.

„Ich möchte mit dem Maßband den Umfang des Kopfes messen."

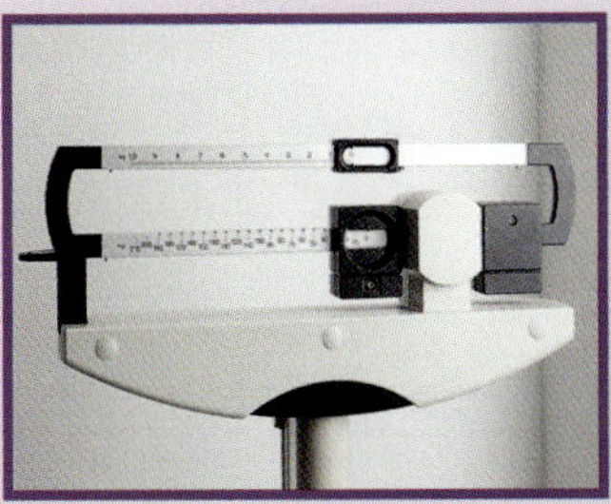

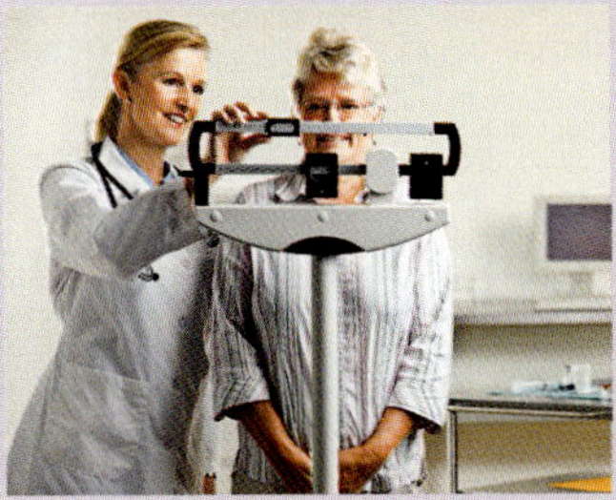

die **Waage**
die Waagen

*scale*

mit der Waage wiegen

Mit einer Waage wird das Gewicht des Körpers bestimmt.

„Stellen Sie sich bitte auf die Waage."

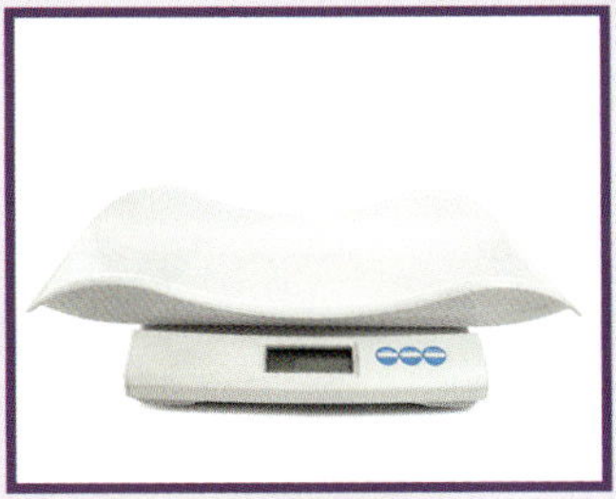

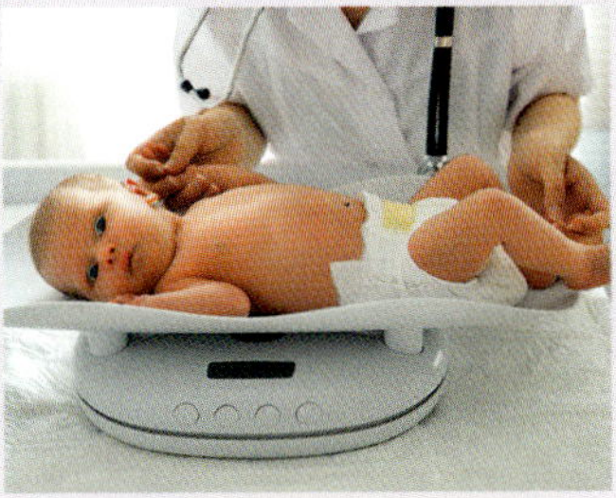

die **Säuglings-Waage**
die Säuglings-Waagen

*baby scale*

mit der Säuglings-Waage wiegen

Mit der Säuglings-Waage kann man die Gewichtszunahme überprüfen.

„Bitte legen Sie Ihr Kind auf die Säuglings-Waage."

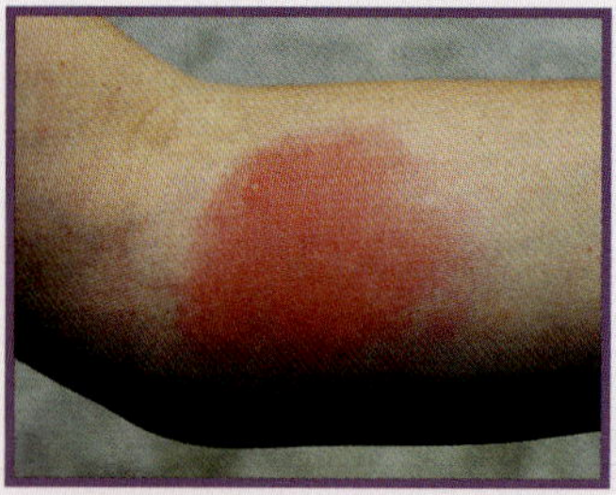

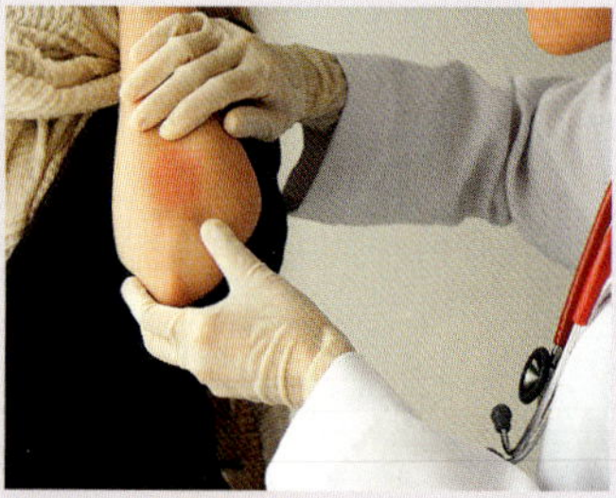

die **Rötung**
die Rötungen

*redness*

eine Rötung entdecken

Eine Rötung tritt zum Beispiel bei einer Allergie auf.

„Hat die Patientin eine Rötung im Gesicht?“

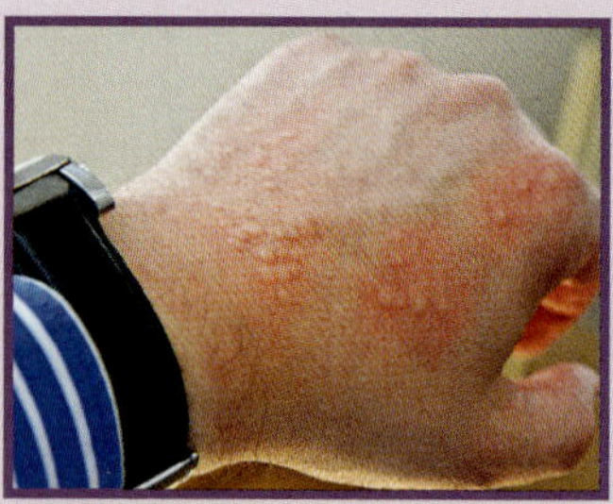

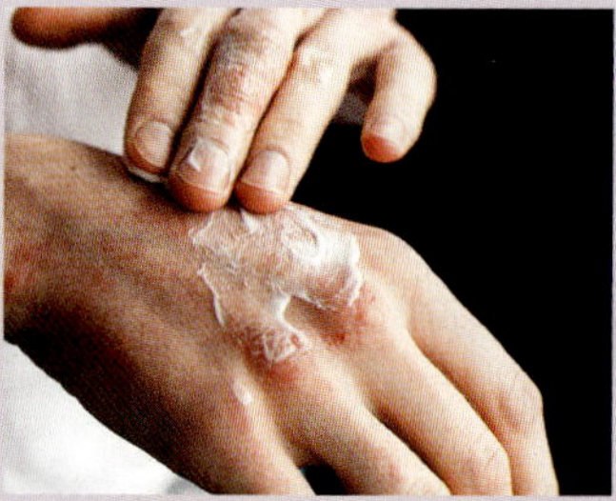

der **Haut-Ausschlag**
die Haut-Ausschläge

*skin rash*

den Haut-Ausschlag behandeln

Bei manchen Infektionskrankheiten tritt ein Haut-Ausschlag auf.

„Könnte dieser Haut-Ausschlag ein Zeichen für Scharlach sein?“

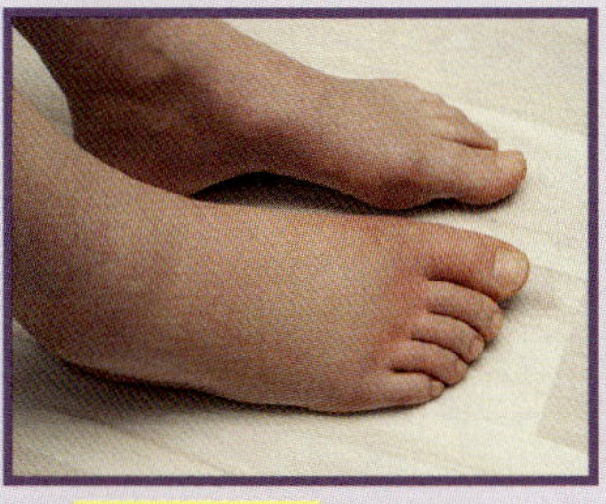

die **Schwellung**
die Schwellungen

*swelling*

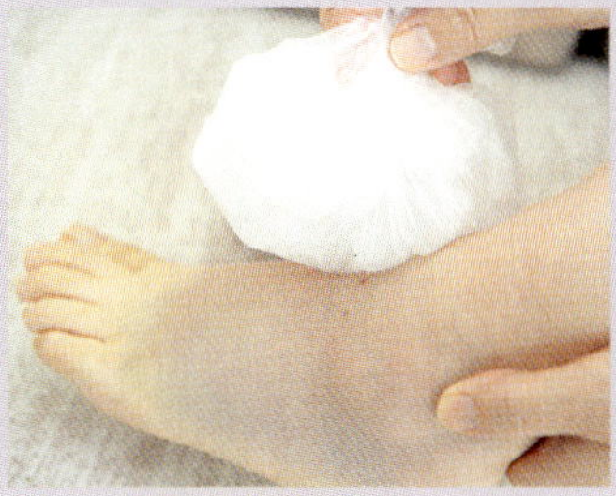

die Schwellung kühlen

Bei Gelenkverletzungen tritt eine Schwellung auf.

„Bei einer Schwellung sollten Sie Ihr Bein hochlagern."

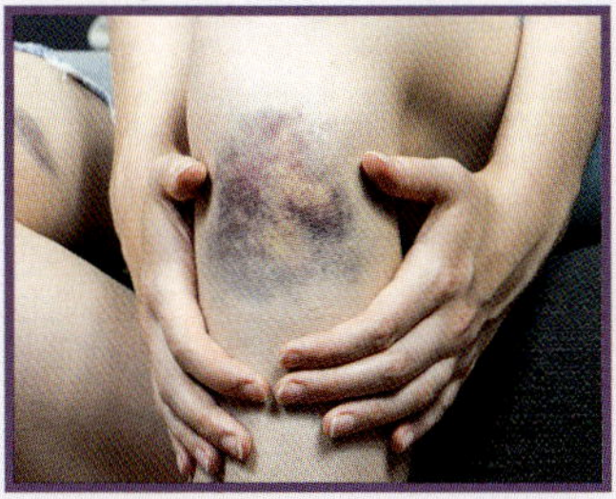

der **Bluterguss**
die Blutergüsse

*bruise*

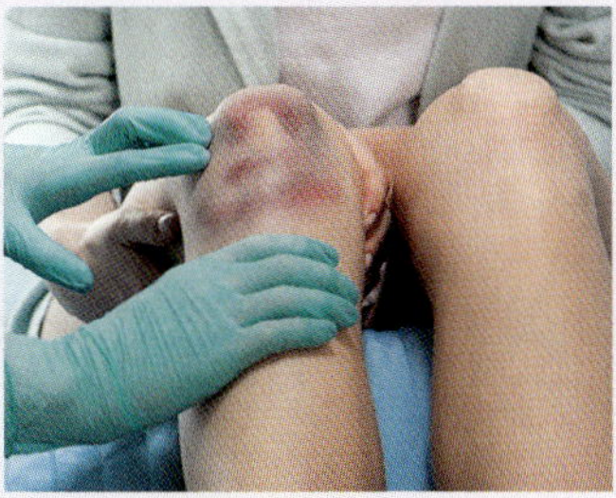

den Bluterguss untersuchen

Ein Bluterguss wird wegen seiner Farbe auch „blauer Fleck" genannt.

„Weißt du, woher du den Bluterguss hast?"

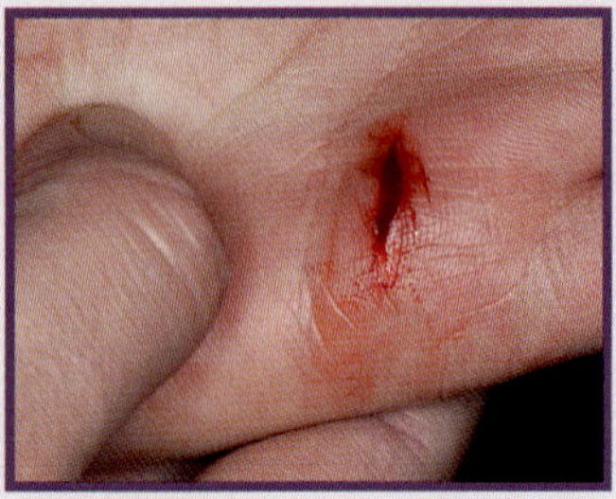

die **Wunde**
die Wunden

*wound*

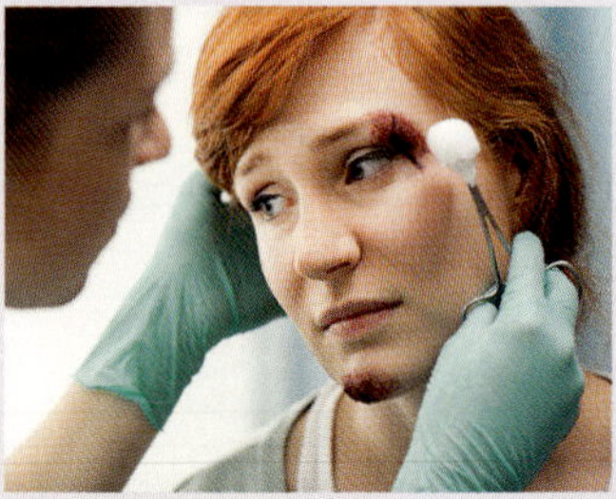

die Wunde säubern

ⓘ Eine blutende Wunde muss sofort versorgt werden.

„Wie haben Sie sich diese Wunde zugezogen?"

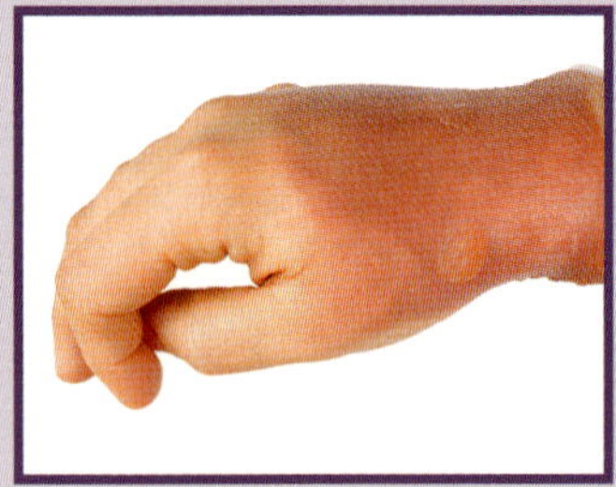

die **Verbrennung**
die Verbrennungen

*burn*

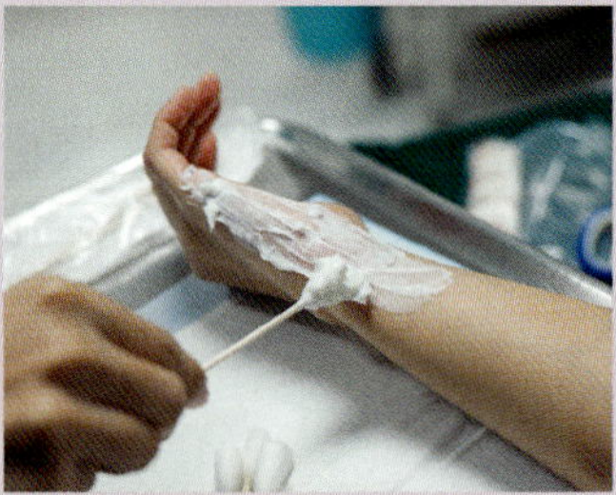

die Verbrennung versorgen

ⓘ Bei Verbrennungen gibt es unterschiedliche Schwere-Grade.

„Denken Sie daran, dass die Gefahr einer Infektion bei einer Verbrennung groß ist".

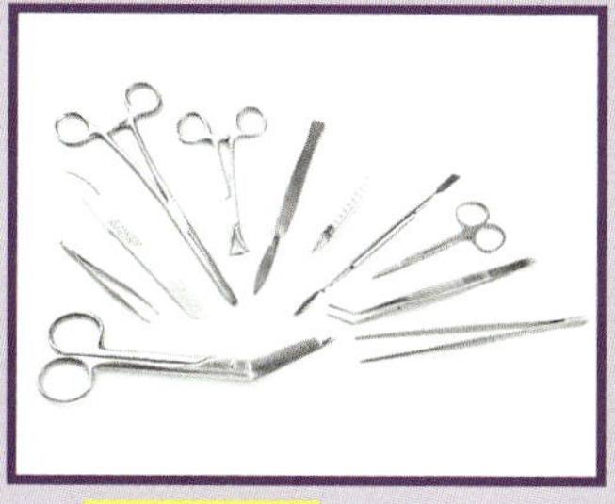

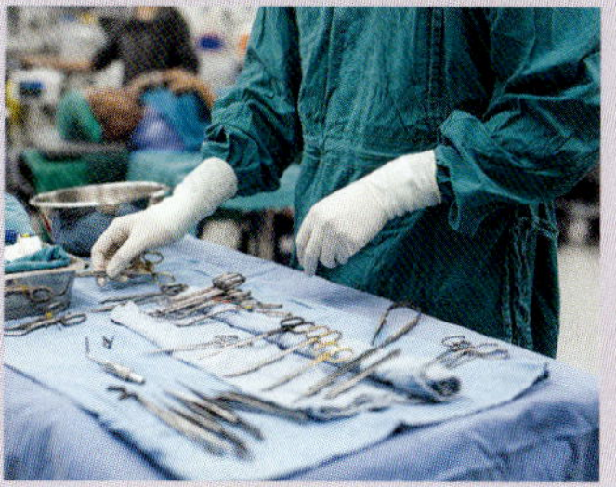

das **Instrument**
die Instrumente

*(medical) instrument*

die Instrumente bereitlegen

ⓘ Instrumente sind medizinische Werkzeuge zur Untersuchung und Behandlung von Patienten.

„Legen Sie die Instrumente bitte in die Nierenschale."

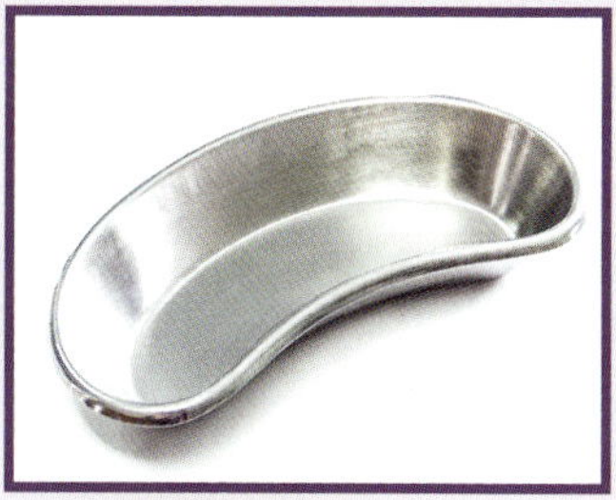

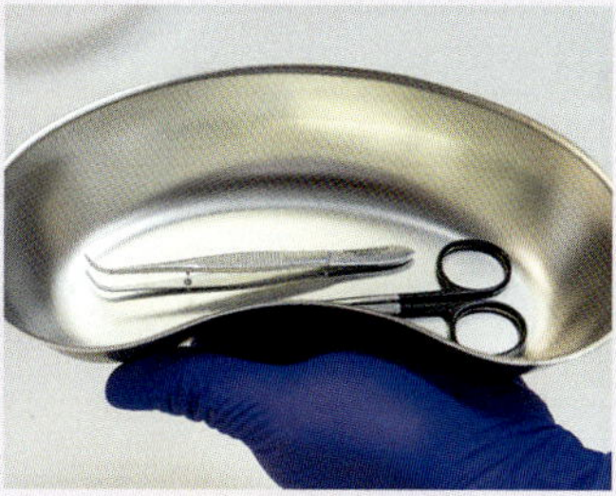

die **Nierenschale**
die Nierenschalen

*kidney dish*

die Nierenschale bereitstellen

ⓘ In die Nierenschale werden gebrauchte Instrumente gelegt. Es gibt Nierenschalen aus Metall und aus Pappe.

„Bitte desinfizieren Sie die Nierenschale."

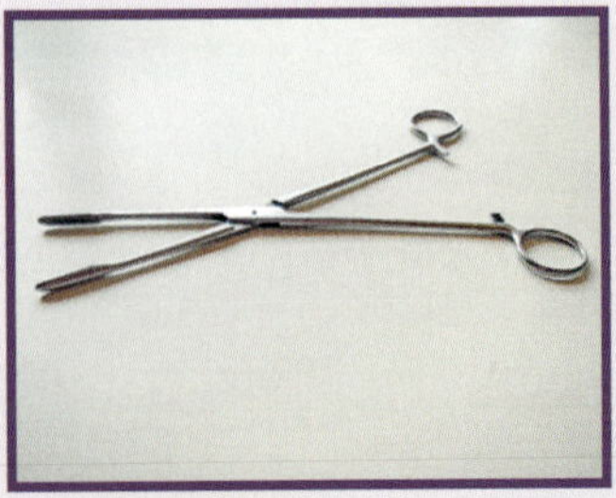

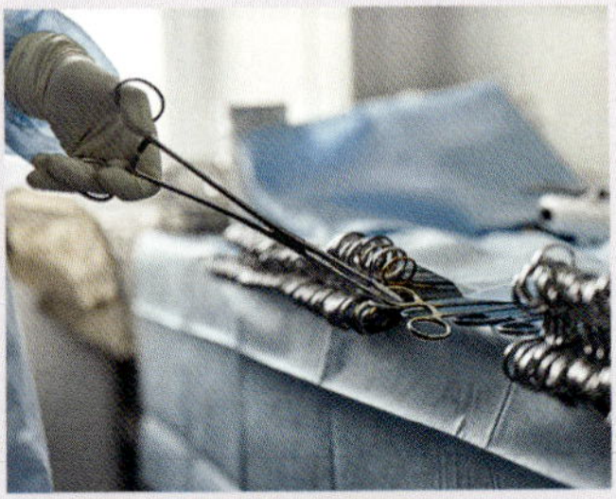

die **Kornzange**
die Kornzangen

*Kelly forceps*

mit der Kornzange anreichen

Mit der Kornzange kann man zum Beispiel andere Instrumente anreichen.

„Bitte reichen Sie mir mit der Kornzange Tupfer an."

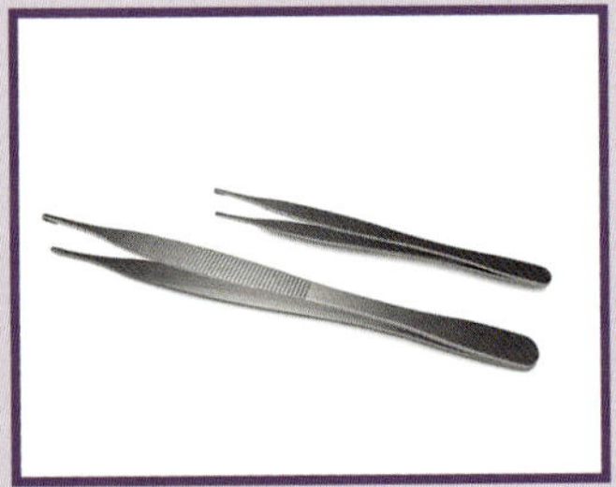

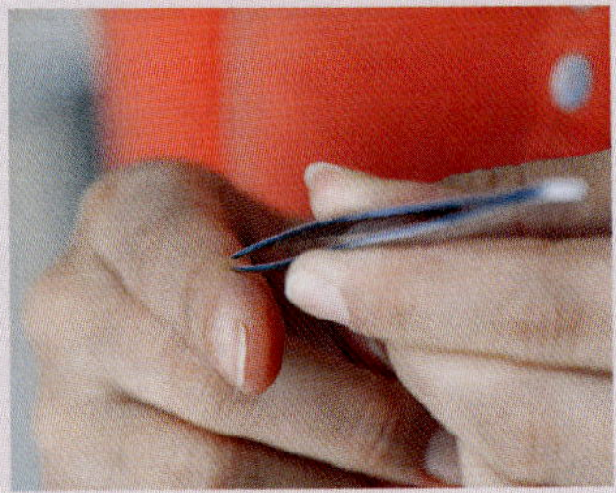

die **Splitter-Pinzette**
die Splitter-Pinzetten

*splinter forceps*

die Splitter-Pinzette benutzen

Mit der Splitter-Pinzette kann man Splitter aus der Haut ziehen.

„Bringen Sie dem Arzt bitte eine Splitter-Pinzette!"

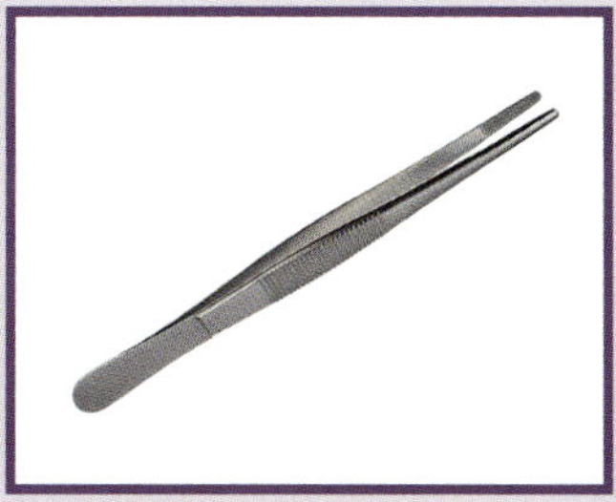

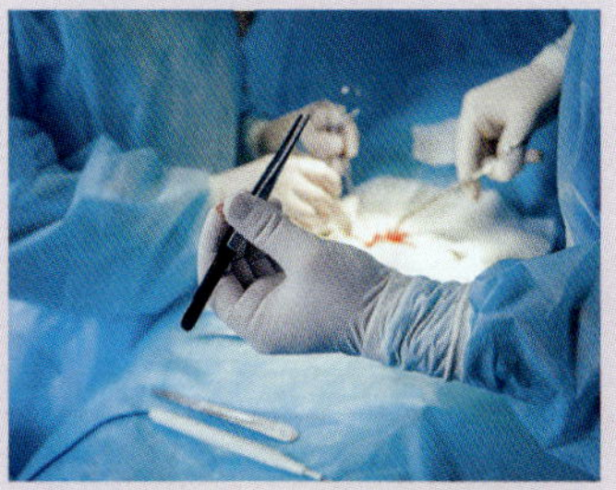

die **anatomische Pinzette**
die anatomische<u>n</u> Pinzette<u>n</u>

*anatomical tweezers*

die anatomische Pinzette halten

Die anatomische Pinzette benutzt man zum Fäden-Ziehen.

„Verwechsle die anatomische Pinzette nicht mit der chirurgischen Pinzette."

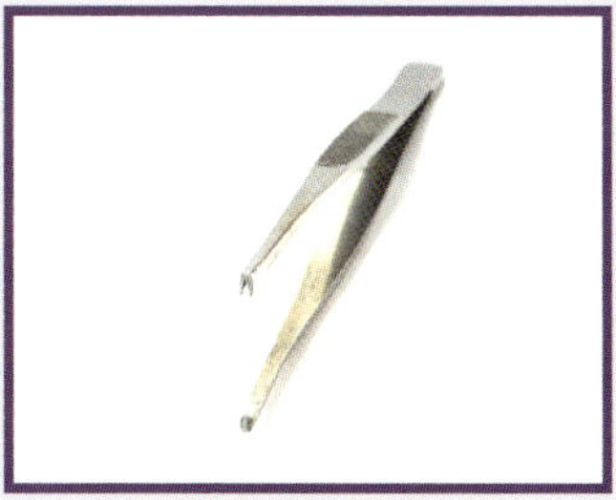

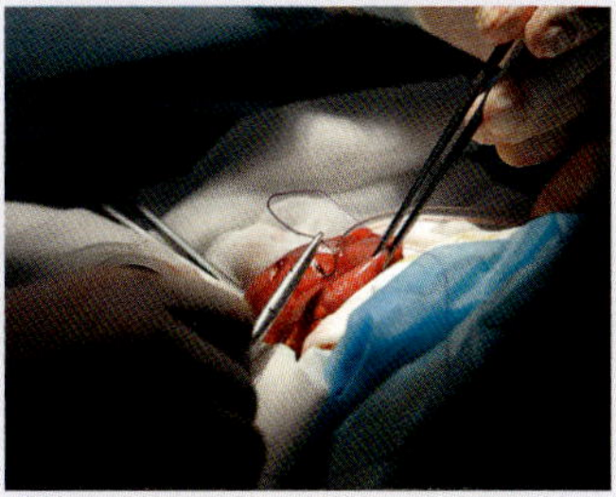

die **chirurgische Pinzette**
die chirurgische<u>n</u> Pinzette<u>n</u>

*surgical tweezers*

die chirurgische Pinzette benutzen

Die chirurgische Pinzette hat vorne kleine Haken, um Gewebe besser zu fassen.

„Bitte legen Sie für die Wundversorgung eine chirurgische Pinzette bereit."

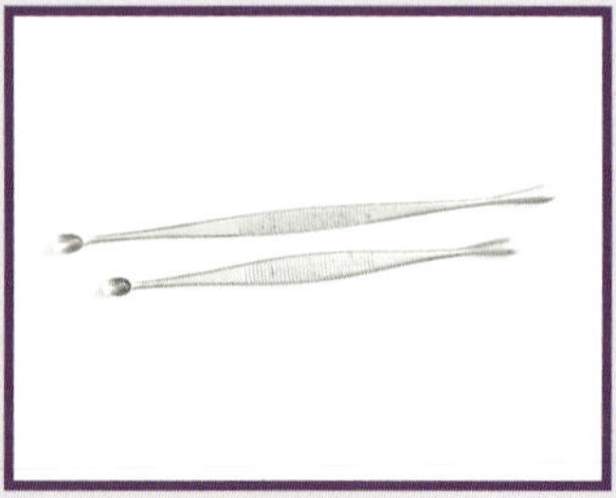

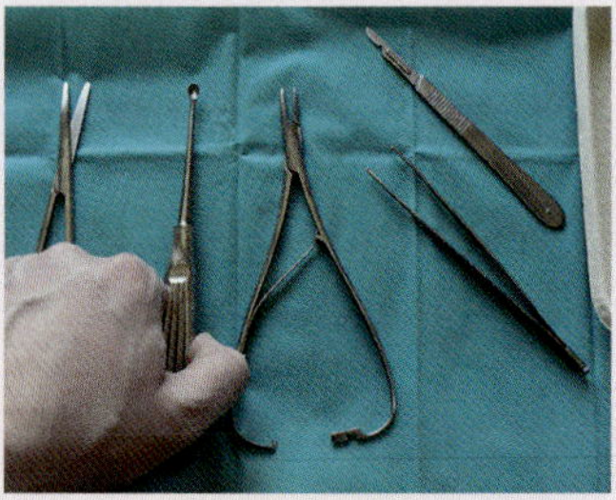

der **scharfe Löffel**
die scharfe<u>n</u> Löffel

*sharp spoon*

den scharfen Löffel nehmen

Ⓘ Mit dem scharfen Löffel wird Gewebe herausgekratzt.

„Für die Entfernung der Warze legen Sie einen scharfen Löffel bereit."

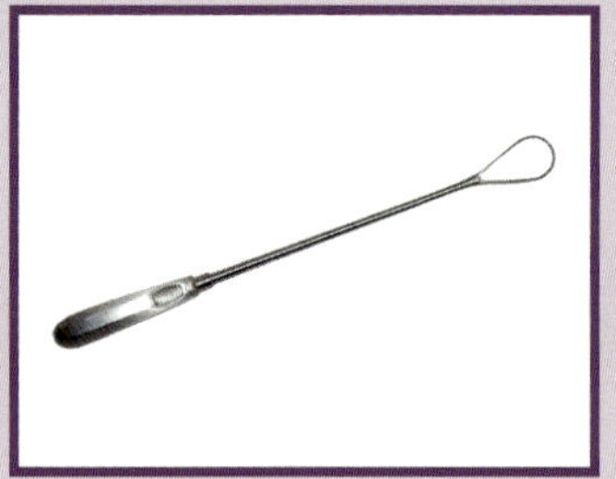

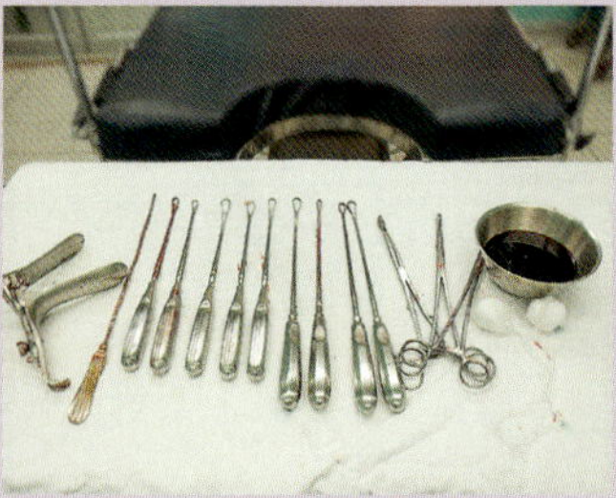

die **Kürette**
die Kürette<u>n</u>

*curette*

die Küretten bereitlegen

Ⓘ Mit der Kürette wird zum Beispiel Gebärmutterschleimhaut entfernt.

„Die Kürette ist scharf. Verletzten Sie sich nicht damit."

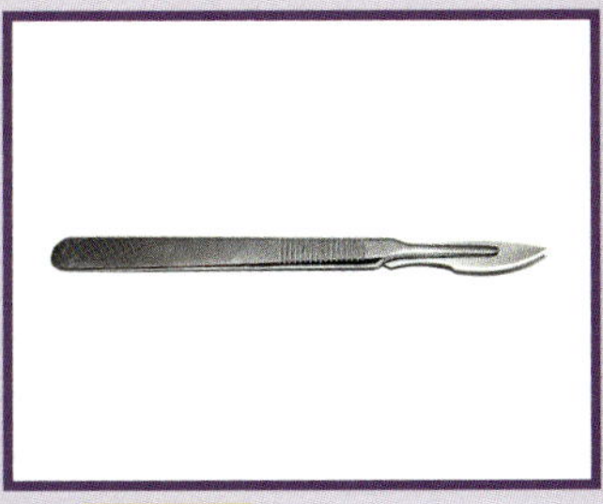

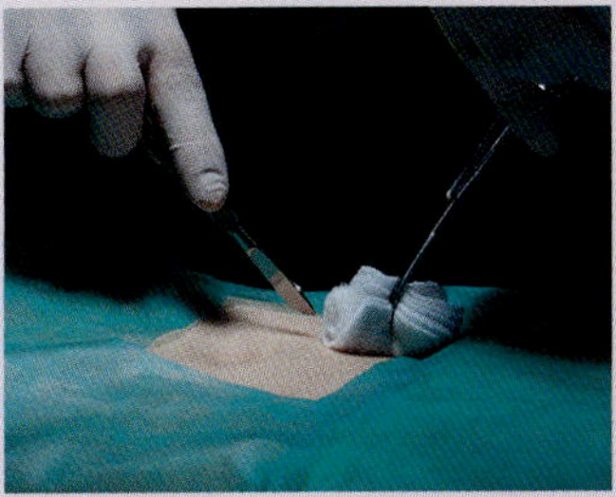

das **Skalpell**
die Skalpelle

*scalpel*

mit dem Skalpell schneiden

Mit dem Skalpell wird ein Schnitt gemacht.

„Legen Sie das benutzte Skalpell in die Desinfektions-Wanne."

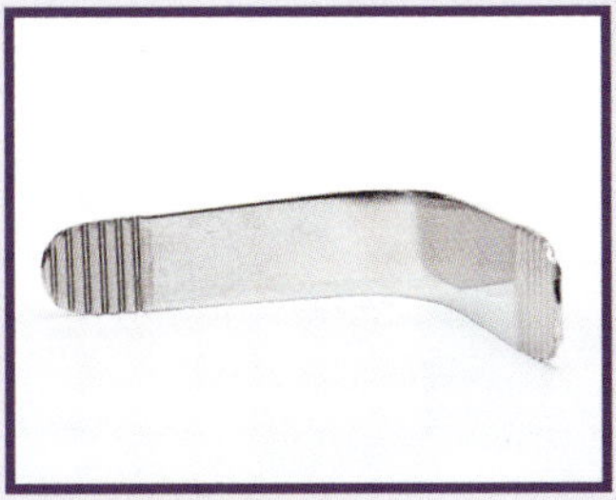

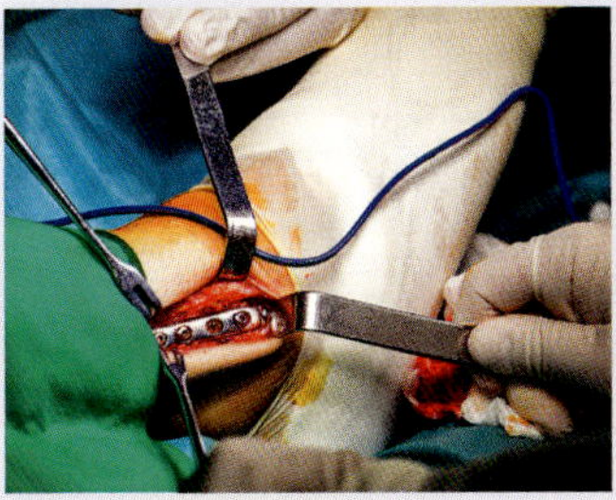

der **Wundhaken**
die Wundhaken

*retractor*

den Wundhaken halten

Mit einem Wundhaken wird die OP-Wunde offen gehalten.

„Bitte halten Sie während der Operation den Wundhaken."

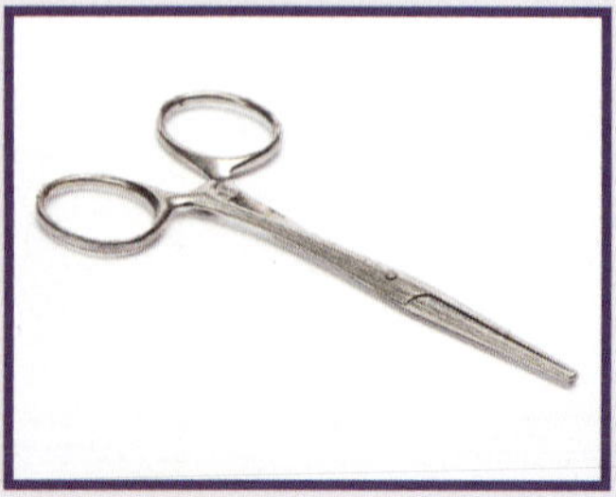

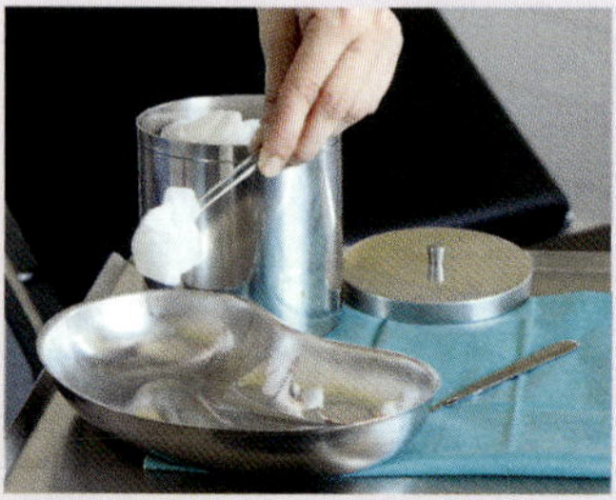

die **Klemme**
die Klemmen

*medical clamp*

die Klemme benutzen

In der Chirurgie werden verschiedene Klemmen verwendet.

„Befestige die OP-Tücher mit einer Klemme."

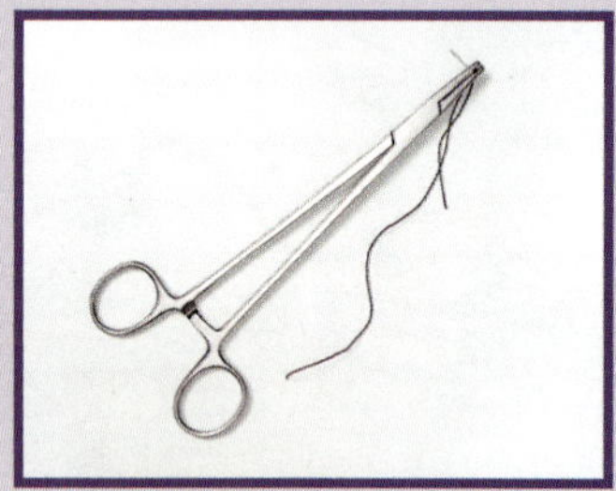

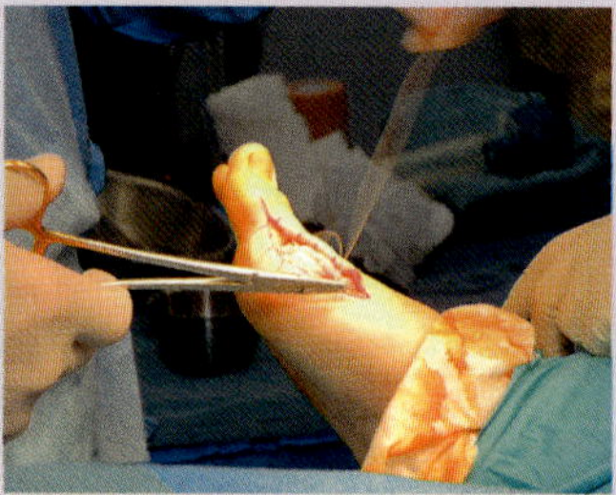

der **Nadelhalter**
die Nadelhalter

*needle holder*

mit dem Nadelhalter nähen

In den Nadelhalter wird die Nadel zum Nähen einer Wunde geklemmt.

„Bitte legen Sie den Nadelhalter bereit."

1 2 3 4 5 6 7 8

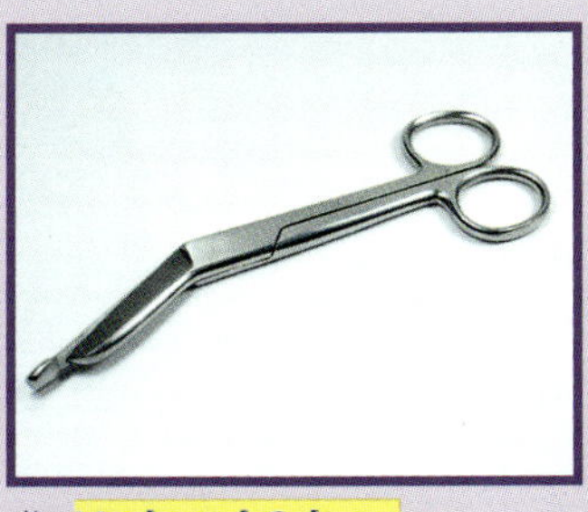

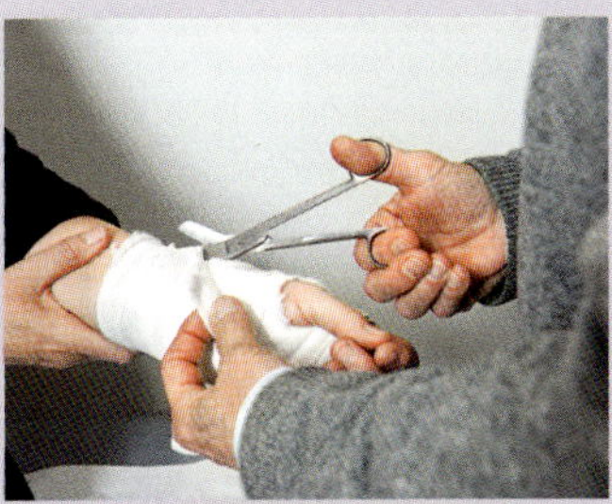

die **Verband-Schere**
die Verband-Scheren

*bandage scissors*

mit der Verband-Schere schneiden

Der Wund-Verband wird mit einer Verband-Schere aufgeschnitten.

„Halte bei der Verband-Schere die stumpfe Seite immer nach unten."

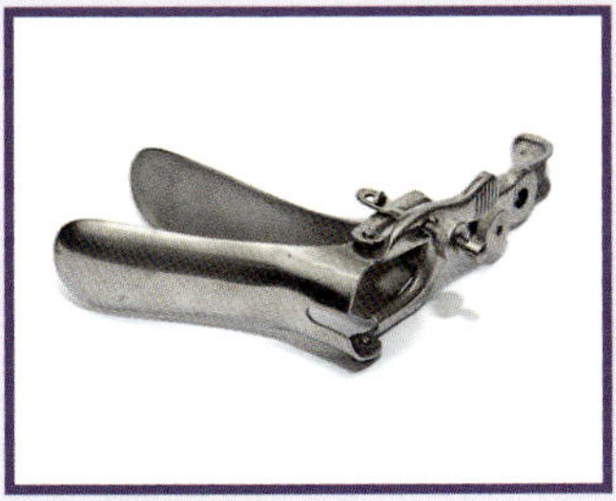

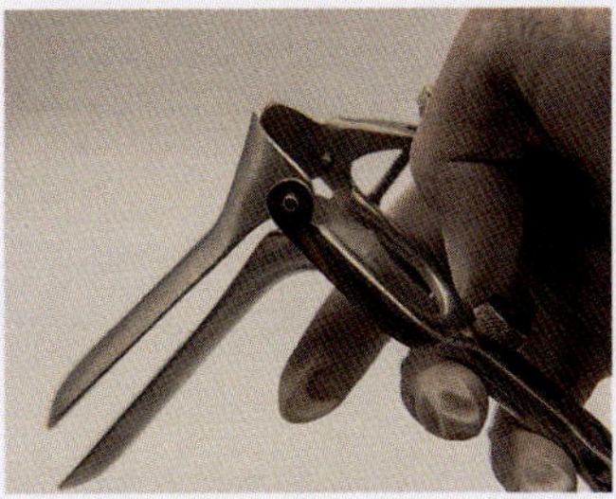

das **Spekulum**
die Spekula

*speculum*

das Spekulum halten

Das Spekulum wird für die vaginale Untersuchung gebraucht.

„Bitte desinfizieren Sie das benutzte Spekulum."

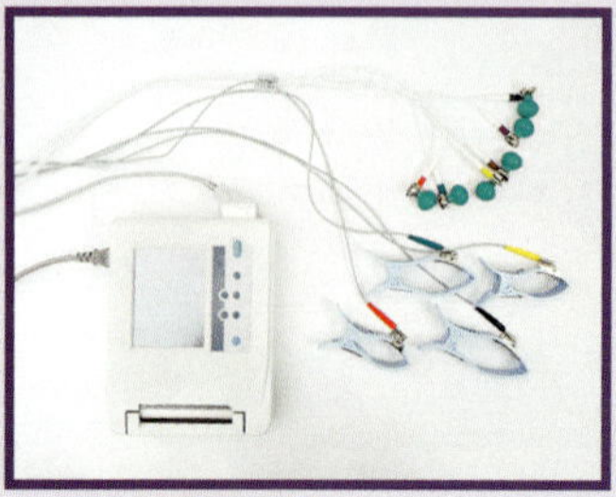

das **EKG-Gerät**
die EKG-Geräte

*ECG machine*

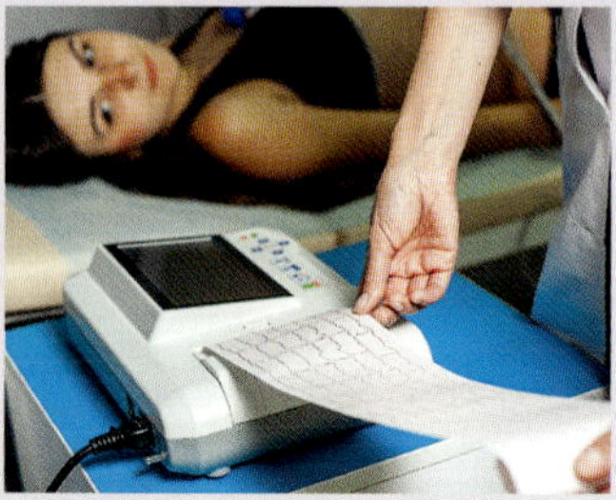

das EKG-Gerät bedienen

Mit dem EKG-Gerät werden Herzströme sichtbar gemacht.

Geben Sie die Daten des Patienten in das EKG-Gerät ein."

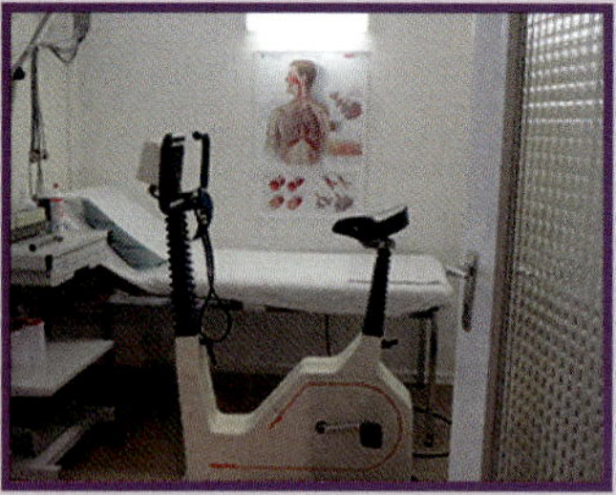

das **Fahrrad-Ergometer**
die Fahrrad-Ergometer

*bicycle ergometer*

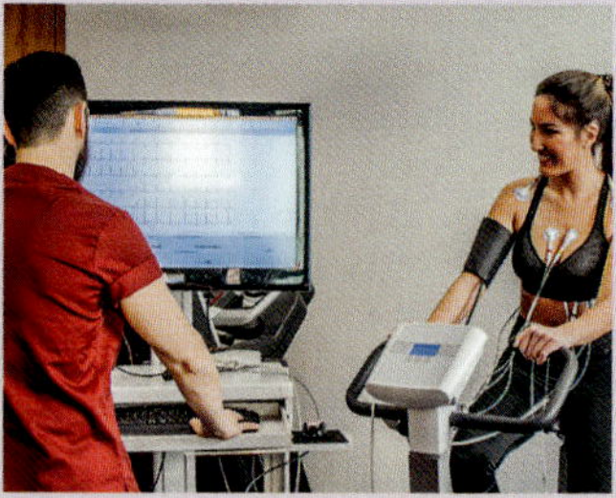

mit dem Fahrrad-Ergometer untersuchen

Mit dem Fahrrad-Ergometer wird die Leistungsfähigkeit des Patienten untersucht.

„Lassen Sie Patienten auf dem Fahrrad-Ergometer nie allein."

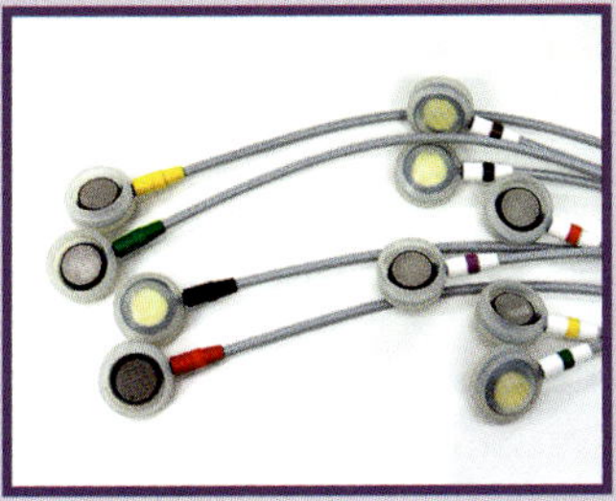

die **Elektrode**
die Elektroden

*electrode*

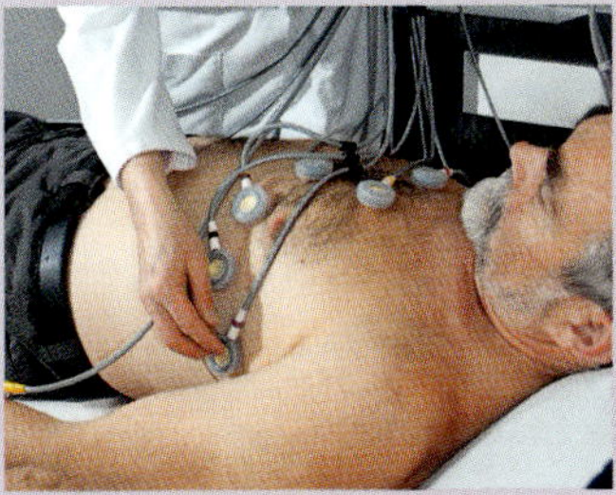

die Elektroden anlegen

Die Elektroden sind mit dem EKG-Gerät verbunden. Sie müssen fest auf der Haut sitzen.

„Haben Sie die Elektroden an Armen und Beinen richtig angelegt?"

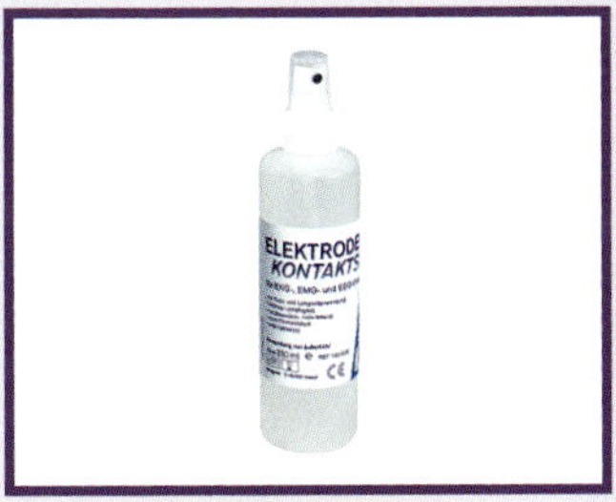

das **Elektroden-Spray**
die Elektroden-Sprays

*electrode contact spray*

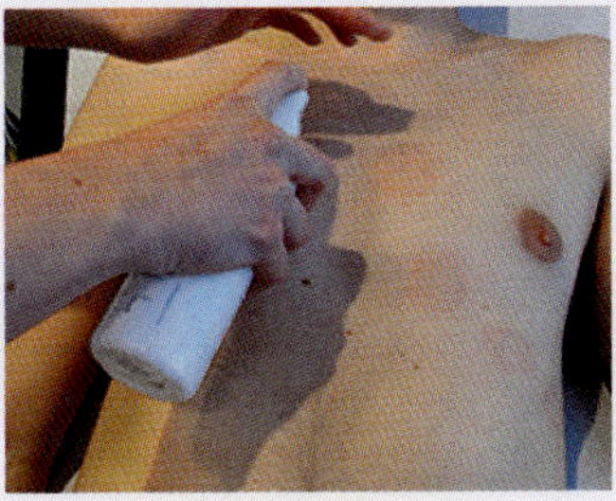

das Elektroden-Spray aufsprühen

Das Elektroden-Spray verbessert die Leitfähigkeit.

„Das Elektroden-Spray benutzen Sie, bevor Sie die Elektroden anlegen."

1 2 3 4 5 6 7 8

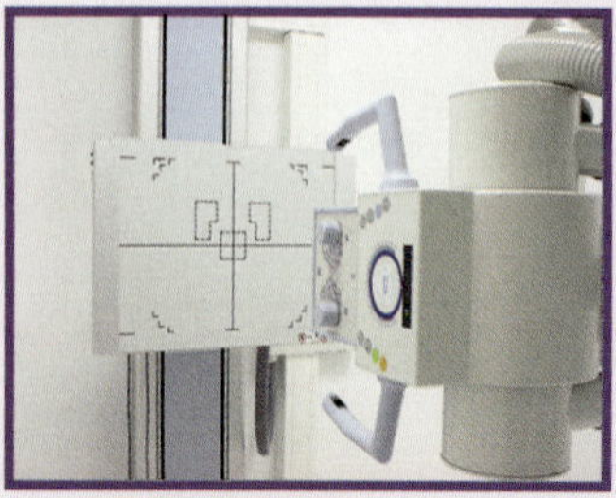

das **Röntgen-Gerät**
die Röntgen-Geräte

*x-ray system*

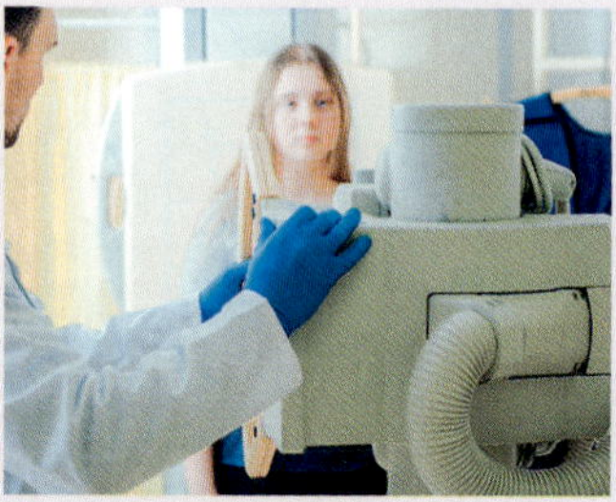

das Röntgen-Gerät ausrichten

ⓘ Für die Bedienung des Röntgen-Gerätes ist ein Röntgenschein erforderlich.

„Halten Sie sich nicht im Strahlengang des Röntgen-Gerätes auf."

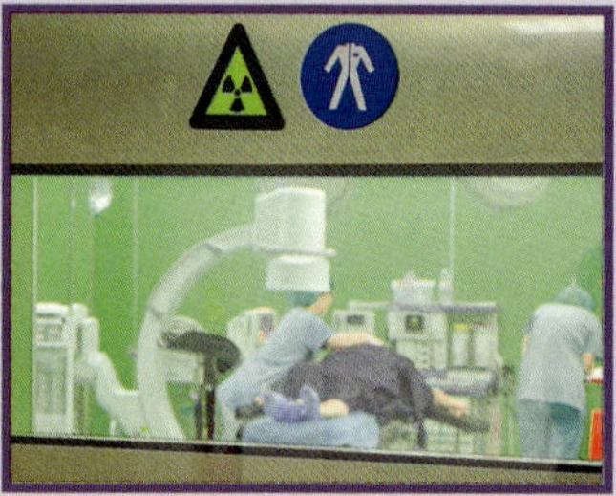

der **Röntgen-Bereich**
die Röntgen-Bereiche

*x-ray area*

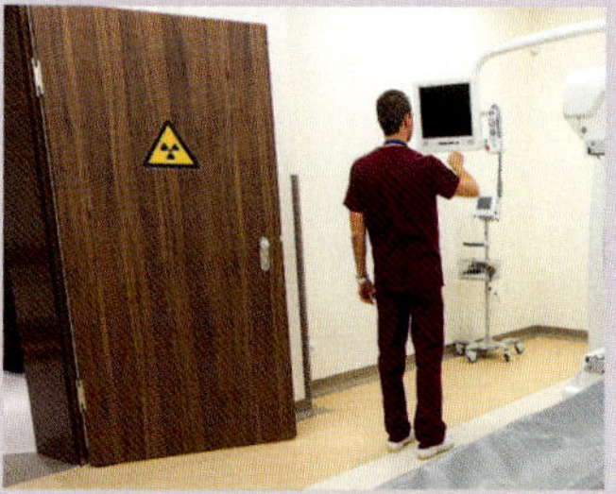

den Röntgen-Bereich betreten

ⓘ Der Röntgen-Bereich wird auch Kontroll-Bereich genannt. Das Gefahrensymbol für Röntgen-Strahlen kennzeichnet ihn.

„Sagen Sie den Patienten, dass sie den Röntgen-Bereich nicht ohne Aufforderung betreten dürfen."

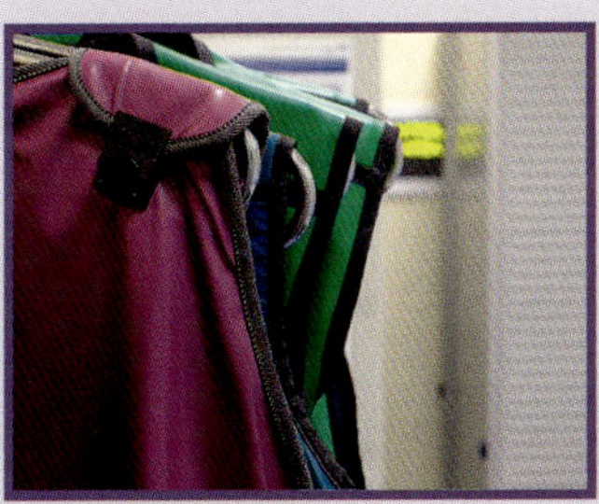

die **Bleischürze**
die Bleischürzen

*lead apron*

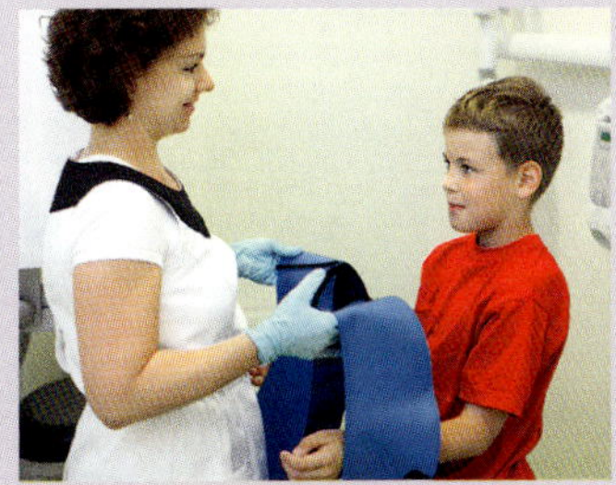

die Bleischürze anlegen

Die Bleischürze schützt vor Röntgen-Strahlen.

„Bitte legen Sie dem Patienten eine Bleischürze an."

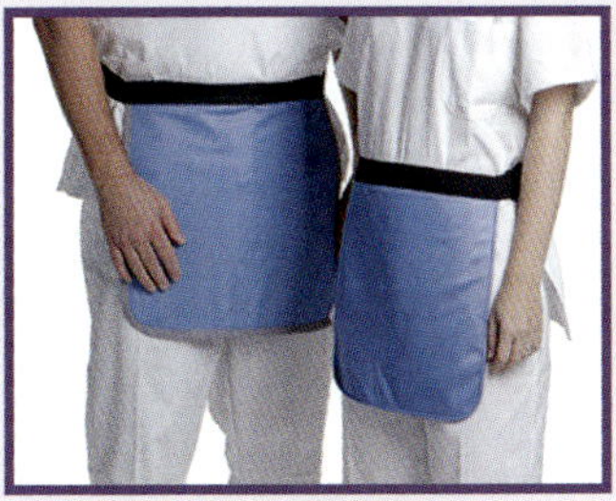

der **Gonadenschutz**
–

*gonadal protection*

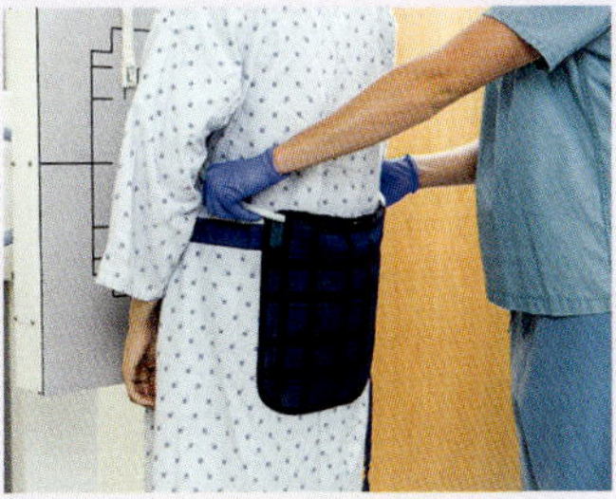

den Gonadenschutz anlegen

Der Gonadenschutz schützt die Genitalorgane bei einer Röntgen-Aufnahme.

„Vergessen Sie nicht, dem Patienten den Gonadenschutz anzulegen."

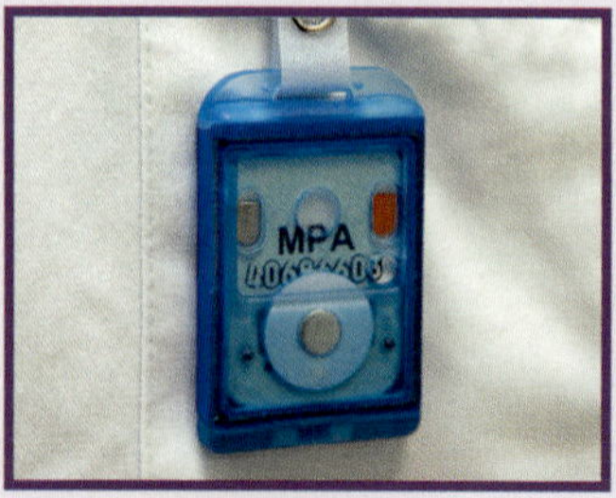


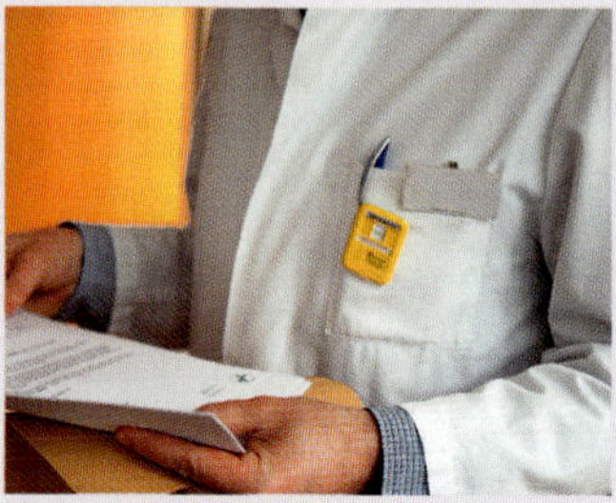

das **Dosimeter**
die Dosimeter

*dosimeter, dosemeter*

das Dosimeter tragen

Jeder, der im Röntgen-Bereich arbeitet, muss ein Dosimeter tragen.

„Hast du dein Dosimeter vergessen?“

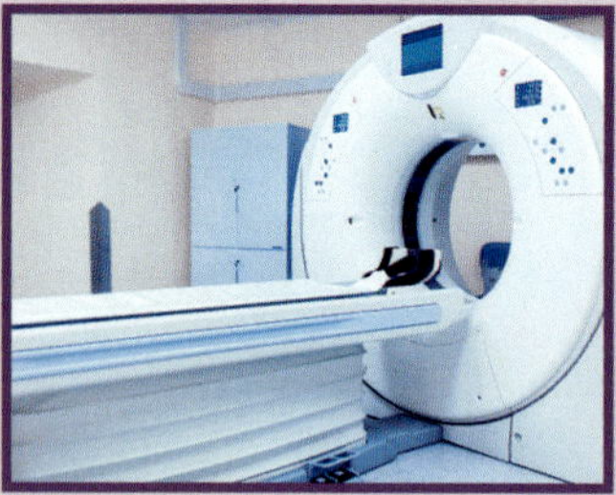

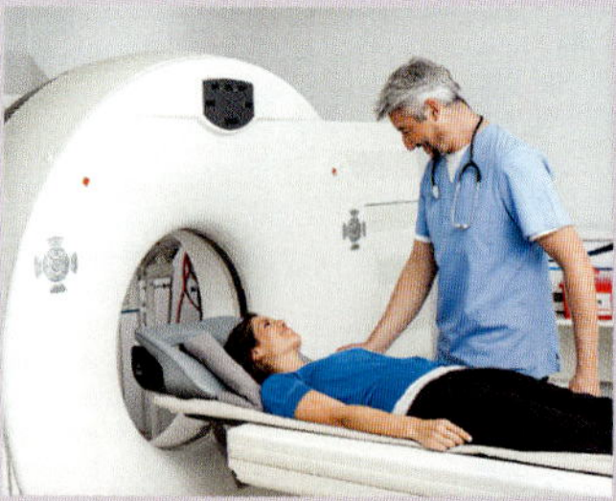

das **CT-Gerät**
die CT-Geräte

*CT scanner, CT machine*

mit dem CT-Gerät untersuchen

Mit dem CT-Gerät wird eine Computer-Tomographie (kurz: CT) durchgeführt.

„Sie werden bei der Untersuchung langsam durch das CT-Gerät gefahren.“

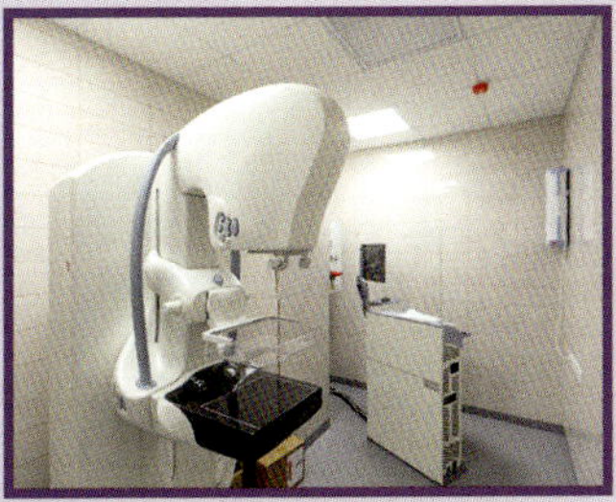

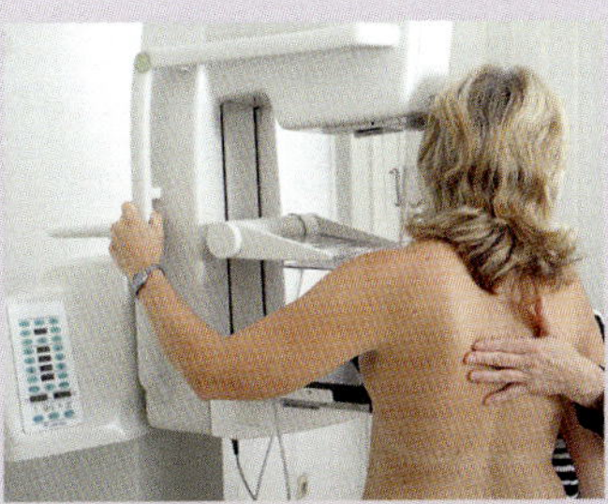

das **Mammographie-Gerät**
die Mammographie-Geräte

*mammography machine*

vor das Mammographie-Gerät stellen

Das Mammographie-Gerät ist ein spezielles Röntgen-Gerät für die weibliche Brust.

„Bitte legen Sie die Brust in das Mammographie-Gerät."

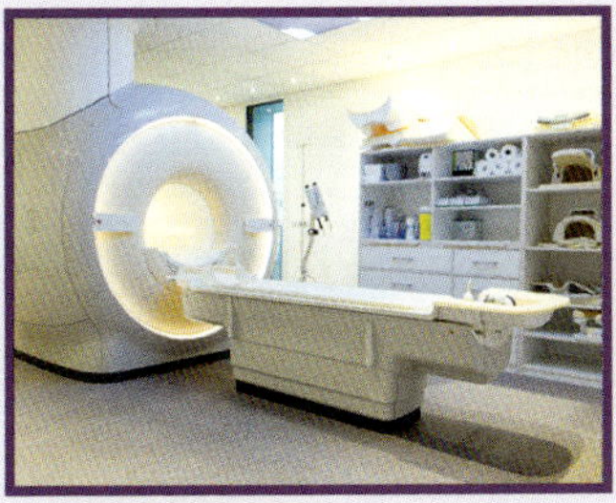

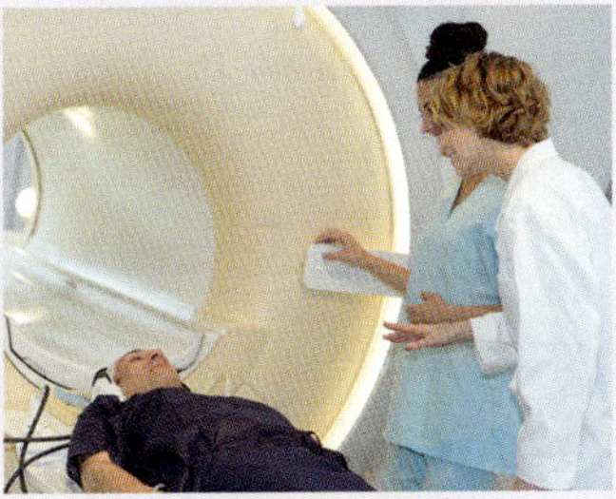

das **MRT-Gerät**
die MRT-Geräte

*MRI scanner*

mit dem MRT-Gerät untersuchen

Eine Magnetresonanz-Tomographie (kurz: MRT) wird mit dem MRT-Gerät durchgeführt.

„Erklären Sie den Patienten, dass sie im MRT-Gerät kein Handy bei sich haben dürfen."

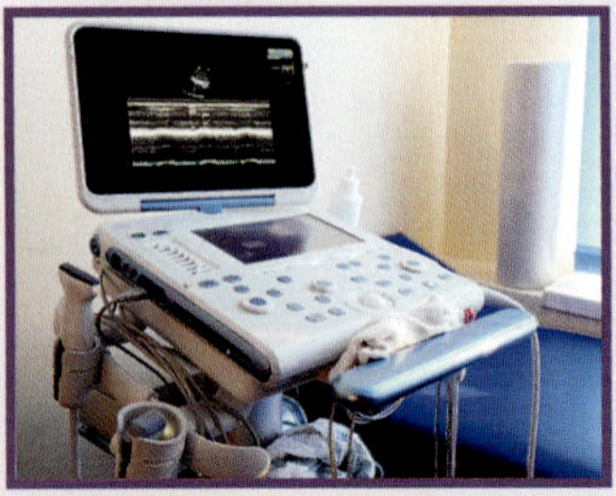

das **Ultraschall-Gerät**
die Ultraschall-Geräte

*ultrasound scanner*

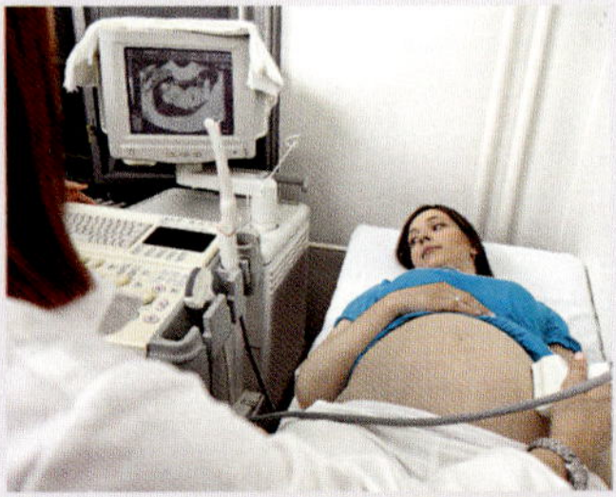

mit dem Ultraschall-Gerät untersuchen

Das Ultraschall-Gerät funktioniert mit Schallwellen.

„Bei der Untersuchung mit dem Ultraschall-Gerät musst du den Raum abdunkeln."

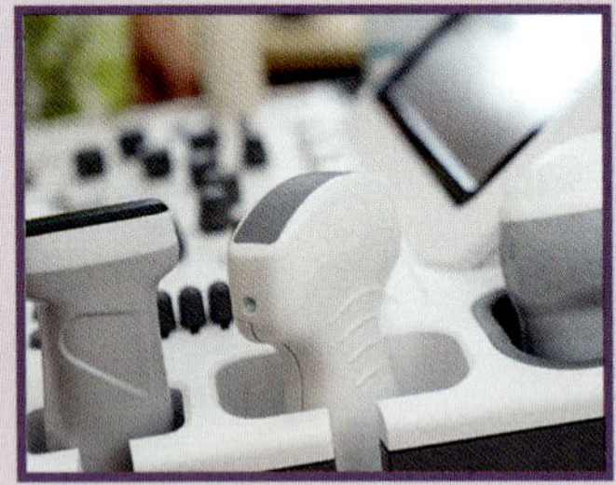

der **Schallkopf**
die Schallköpfe

*ultrasound transducer*

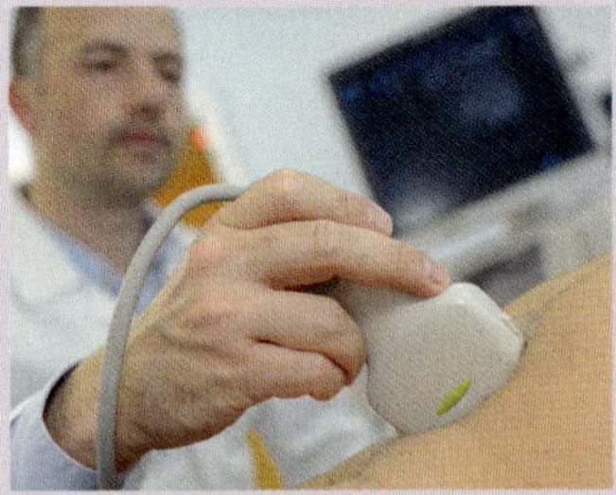

den Schallkopf aufsetzen

Der Schallkopf sendet und empfängt Schallwellen.

„Bitte reinigen Sie den Schallkopf nach jeder Untersuchung."

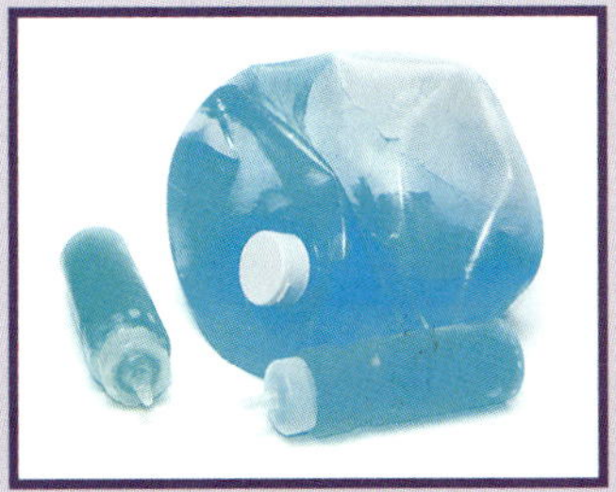

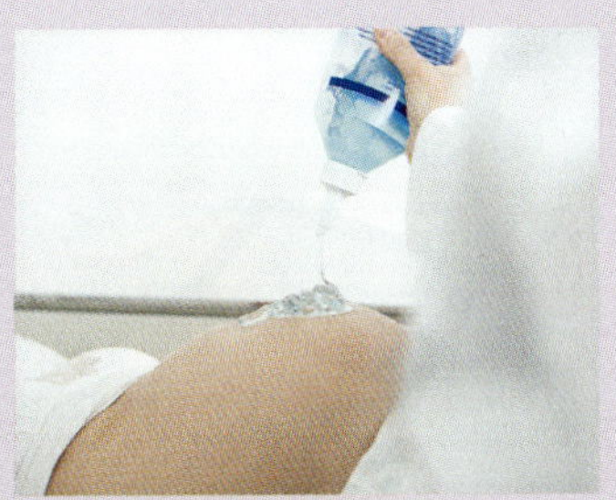

das **Ultraschall-Gel**
–

✋ das Ultraschall-Gel auftragen

*ultrasound gel*

ⓘ Das Ultraschall-Gel wird auf die Haut des Patienten aufgetragen.

💬 „Sie können das Ultraschall-Gel mit einem Papiertuch abwischen."

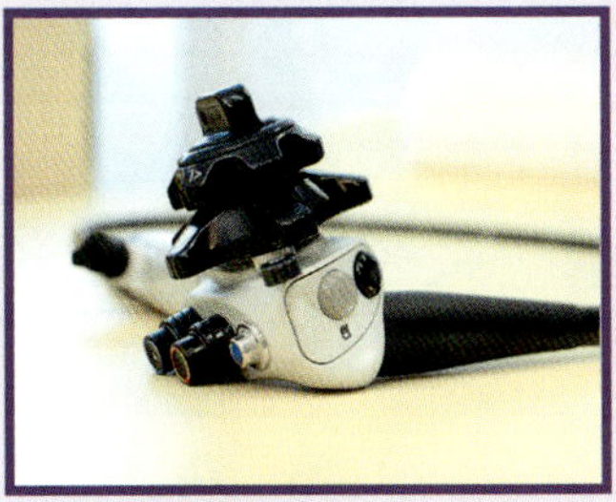

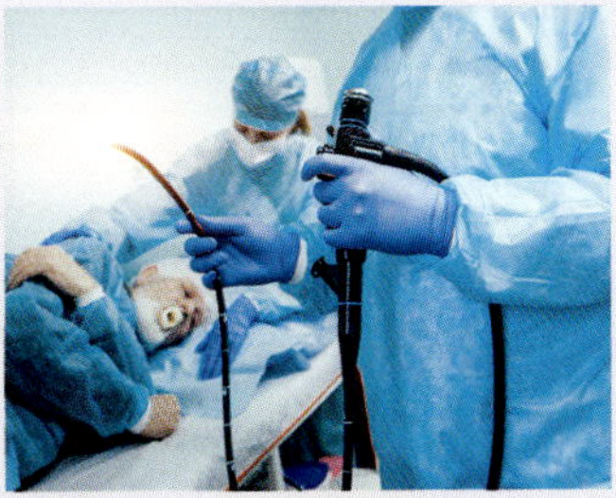

das **Endoskop**
die Endoskope

✋ mit dem Endoskop untersuchen

*endoscope*

ⓘ Es gibt unterschiedliche Endoskope, mit denen man ins Innere des Körpers sehen kann.

💬 „Ist das Endoskop schon desinfiziert?"

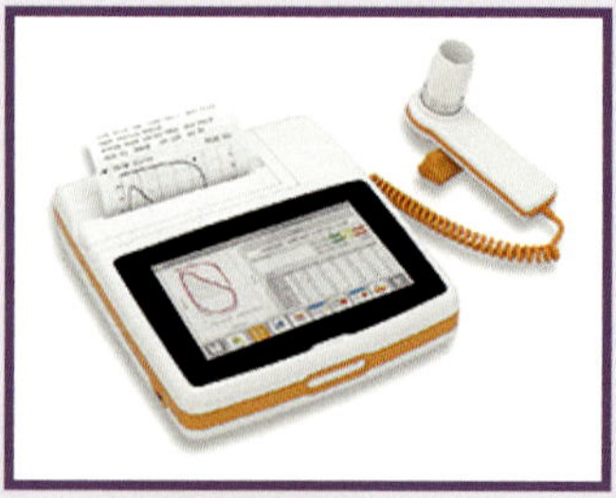

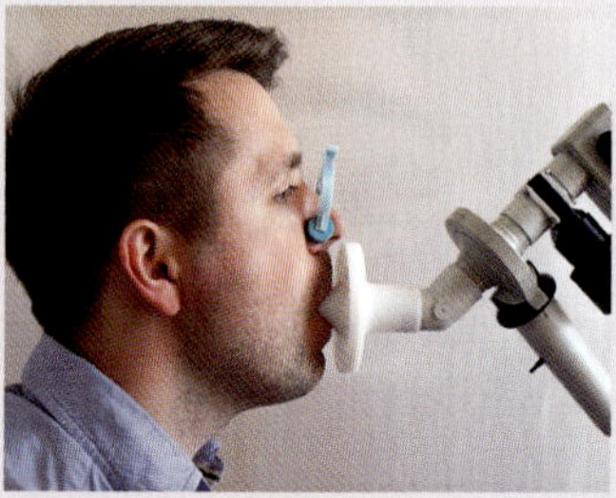

das **Spirometer**
die Spirometer

*spirometer*

mit dem Spirometer untersuchen

Mit dem Spirometer wird die Lungenfunktion gemessen.

„Bitte bereite das Spirometer für den nächsten Patienten vor."

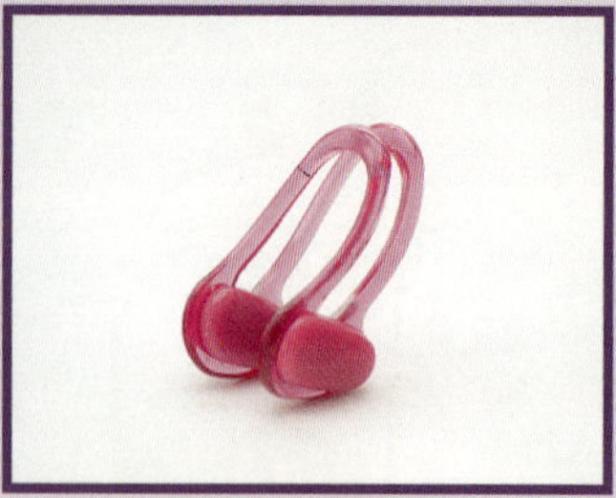

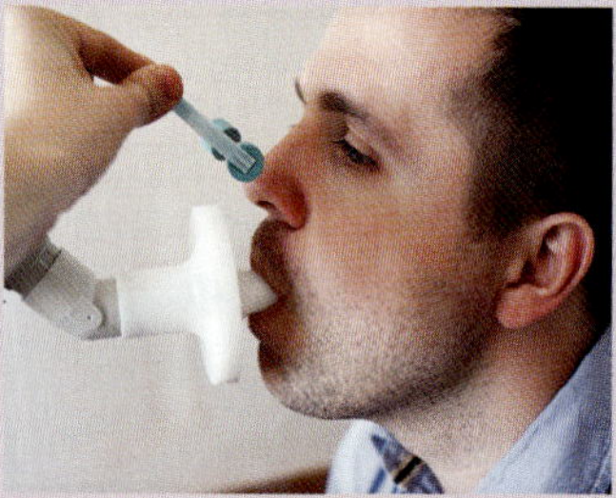

die **Nasenklemme**
die Nasenklemmen

*nose clip*

die Nasenklemme aufsetzen

Bei der Spirometrie wird eine Nasenklemme aufgesetzt.

„Bitte geben Sie dem Patienten die Nasenklemme."

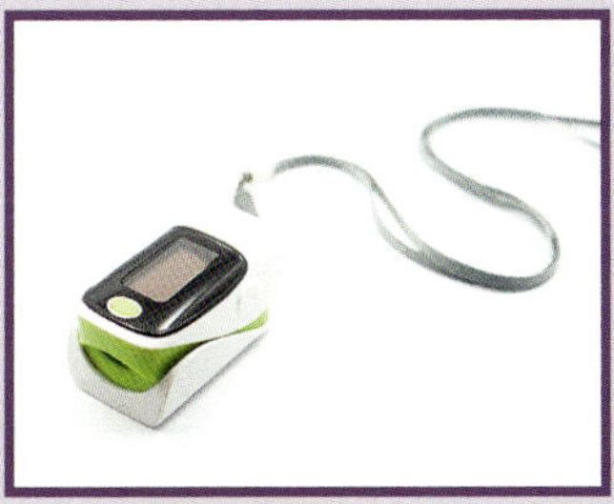

das **Pulsoximeter**
die Pulsoximeter

*pulse oximeter*

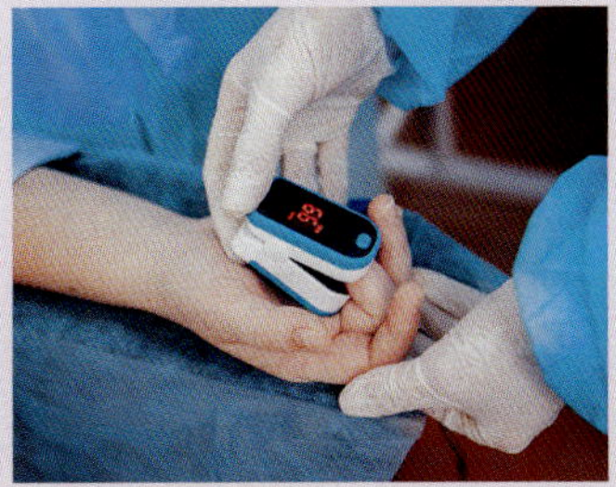

das Pulsoximeter befestigen

ⓘ Das Pulsoxymeter misst den Puls und die Sauerstoffsättigung des Blutes.

„Das Pulsoxymeter wird an einem Finger des Patienten befestigt."

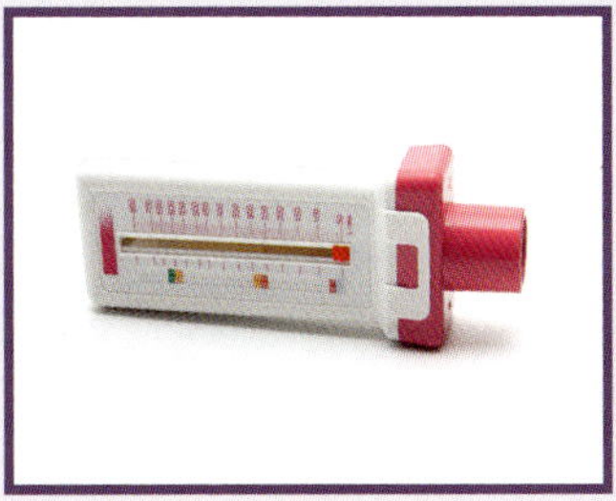

das **Peak-Flow-Meter**
die Peak-Flow-Meter

*peak flow meter*

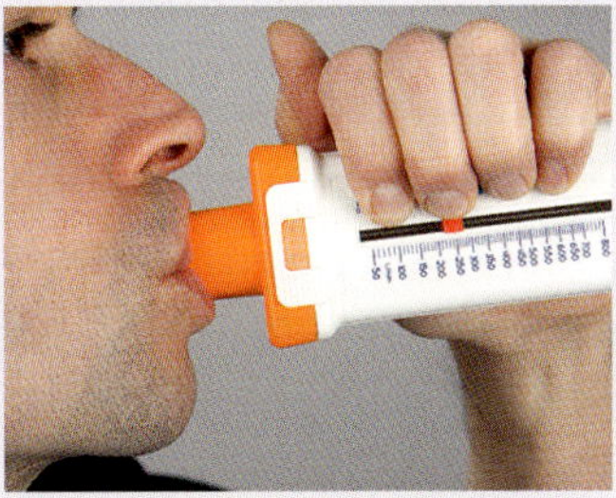

das Peak-Flow-Meter benutzen

ⓘ Mit dem Peak-Flow-Meter kann ein Asthma-Patient seine Atmung kontrollieren.

„Bitte zeigen Sie dem Patienten, wie man das Peak-Flow-Meter benutzt."

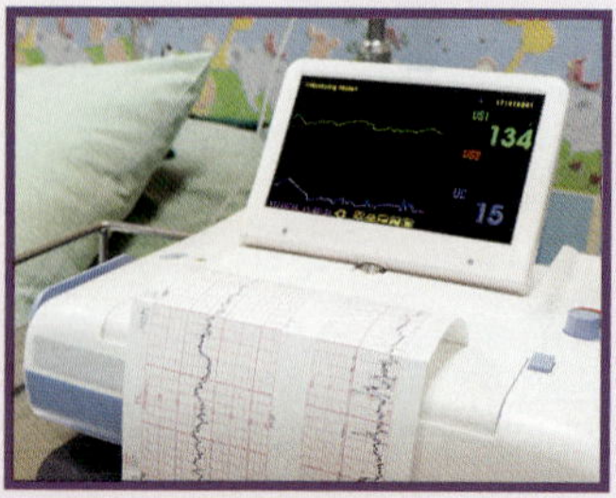


der **Wehenschreiber**
die Wehenschreiber

*cardiotocograph*

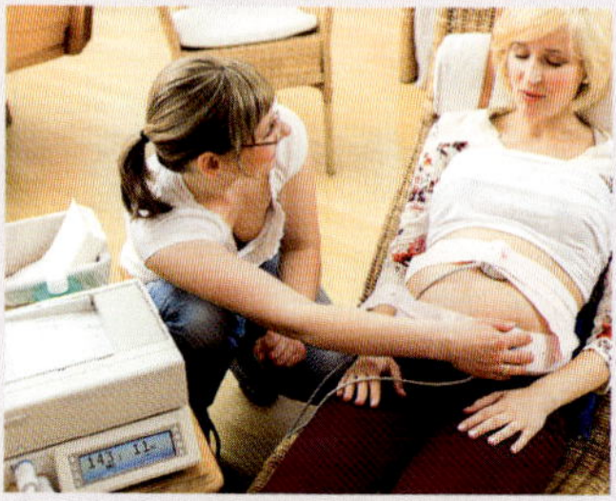

an den Wehenschreiber anschließen

ⓘ Der Wehenschreiber zeichnet die Wehen und den Herzschlag des Kindes auf.

„Schließen Sie die Patientin an den Wehenschreiber an."

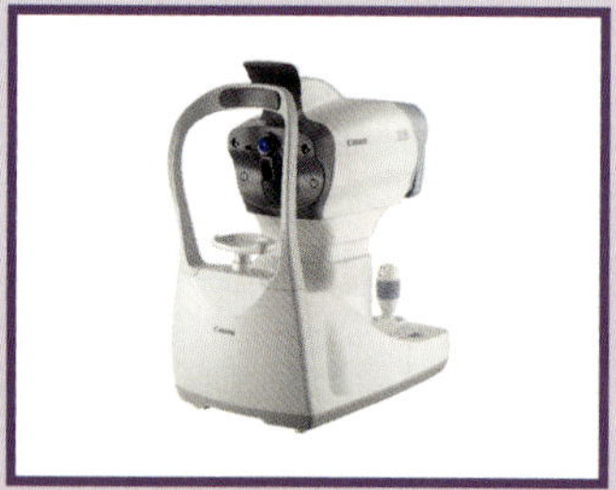

das **Tonometer**
die Tonometer

*tonometer*

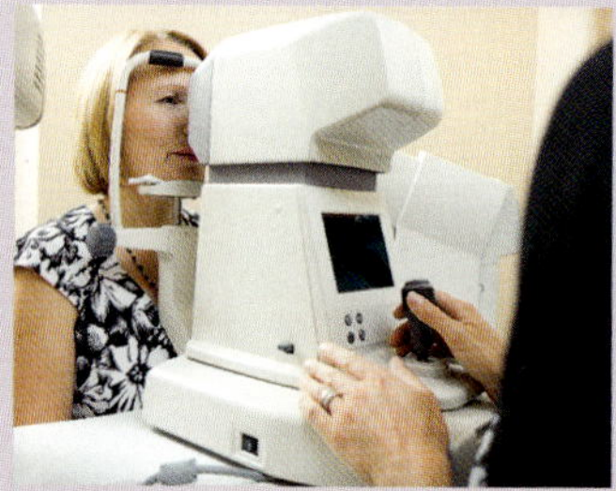

mit dem Tonometer messen

ⓘ Das Tonometer misst den Augendruck ohne Berührung mit dem Auge.

„Wurde bei Ihnen der Augendruck mit dem Tonometer gemessen?"

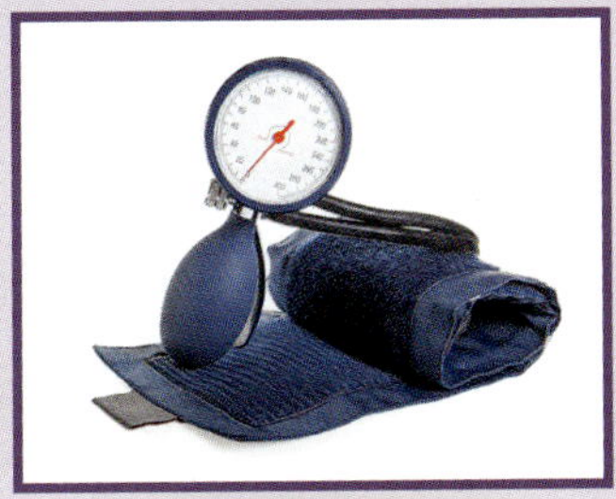

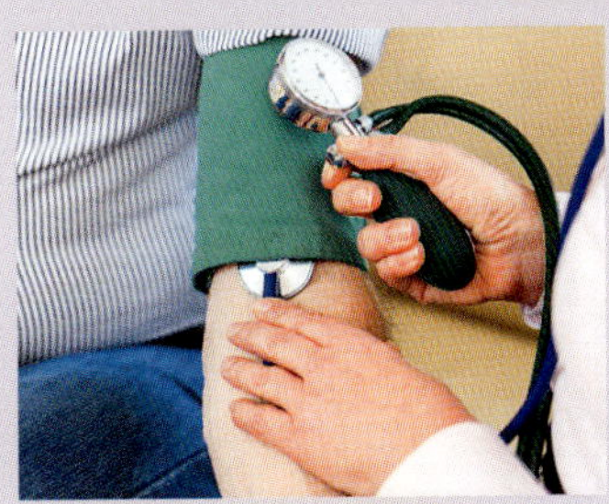

das **Blutdruck-Messgerät**
die Blutdruck-Messgeräte

*blood pressure monitor*

mit dem Blutdruck-Messgerät messen

Bei jedem Notfall wird das Blutdruck-Messgerät gebraucht.

„Messen Sie den Blutdruck des Patienten mit dem Blutdruck-Messgerät."

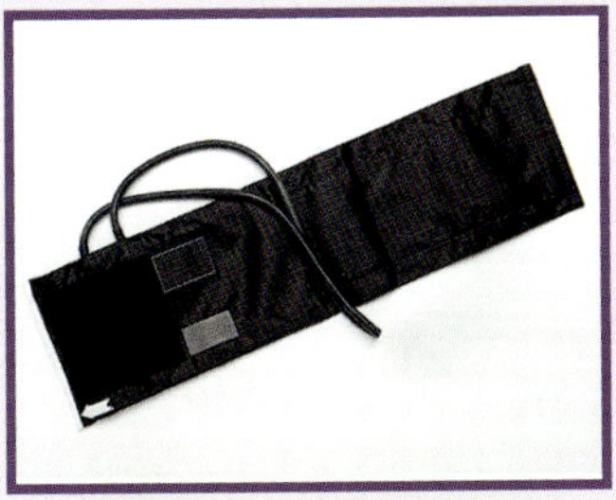

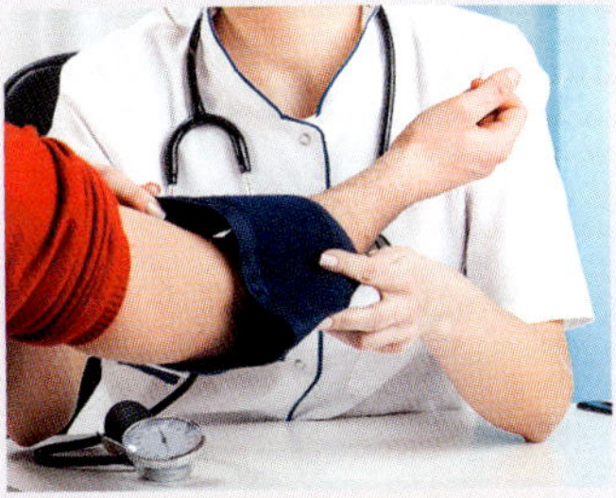

die **Blutdruck-Manschette**
die Blutdruck-Manschetten

*blood pressure cuff*

die Blutdruck-Manschette anlegen

Die Blutdruck-Manschette wird oberhalb der Ellenbeuge des Patienten angelegt.

„Achten Sie darauf, dass die Blutdruck-Manschette nicht zu locker sitzt."

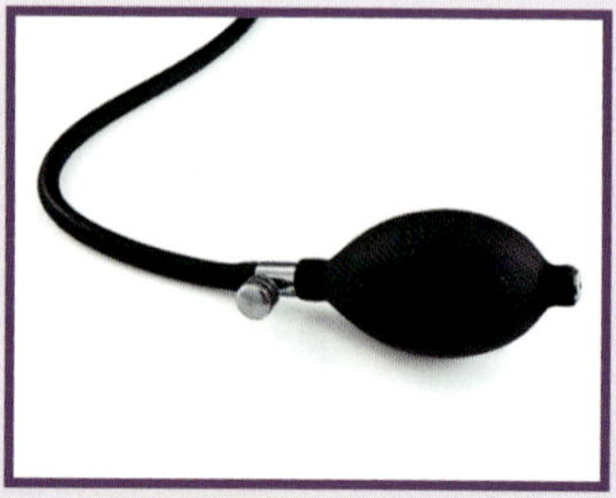

der **Pump-Ball**
die Pump-Bälle

*pump bulb ball*

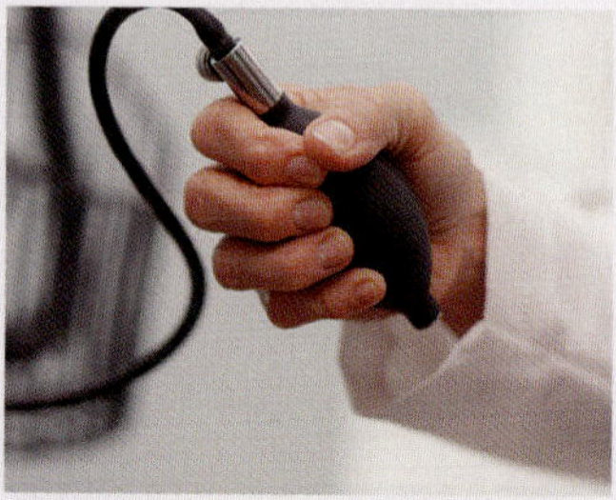

den Pump-Ball drücken

Mit dem Pump-Ball wird die Blutdruck-Manschette aufgepumpt.

„Drücken Sie den Pump-Ball mehrfach, bis der gewünschte Wert auf dem Manometer erreicht ist."

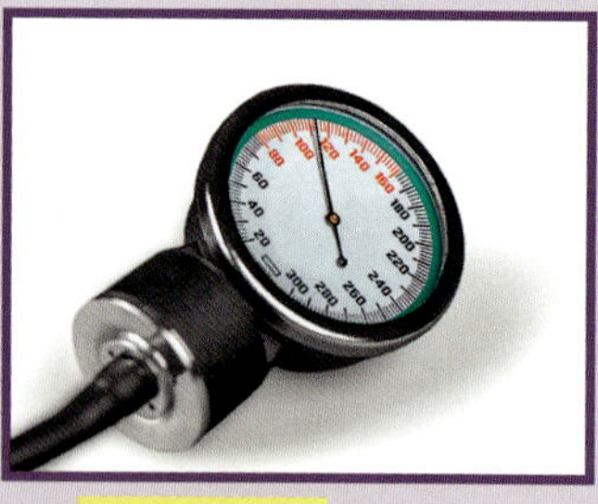

das **Manometer**
die Manometer

*manometer*

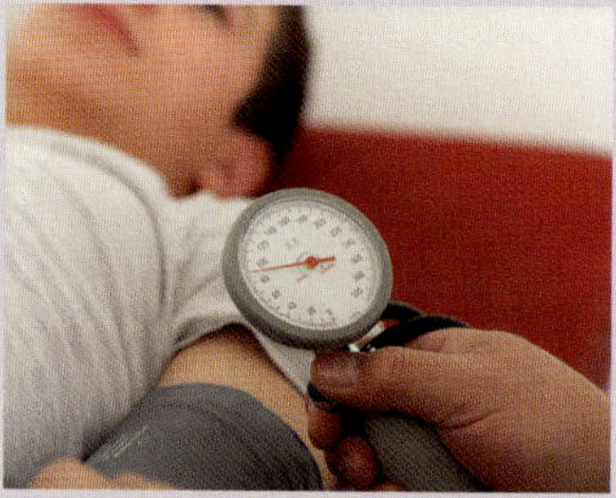

das Manometer ablesen

Am Manometer wird der Blutdruck-Wert abgelesen.

„Du musst den Zeiger am Manometer genau beobachten, während du die Luft ablässt."

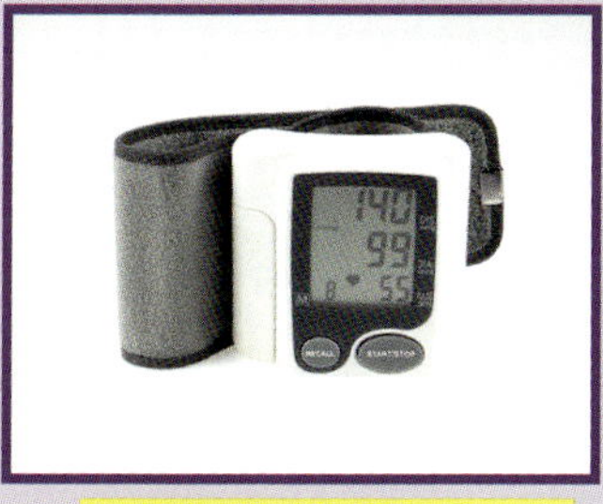

das **Handgelenk-Blutdruck-Messgerät**

*digital wrist blood pressure monitor*

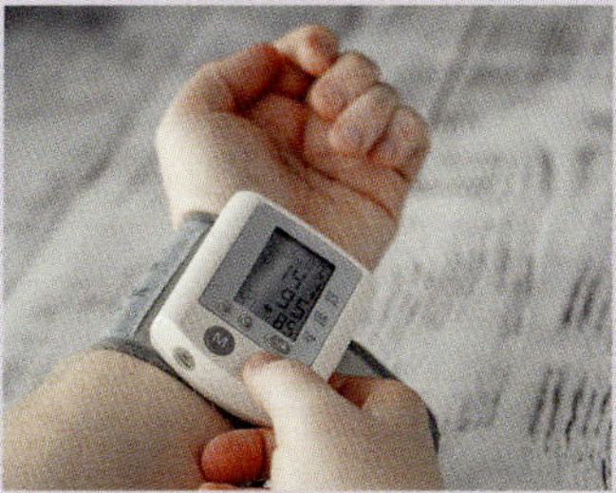

das Handgelenk-Blutdruck-Messgerät ablesen

Patienten messen ihren Blutdruck zuhause mit einem digitalen Handgelenk-Blutdruck-Messgerät.

„Legen Sie das Handgelenk-Blutdruck-Messgerät an."

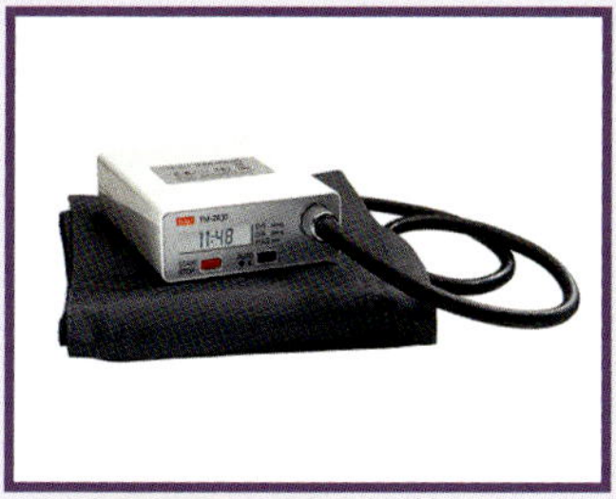

das **Langzeit-Blutdruck-Messgerät**

*long term blood pressure monitor*

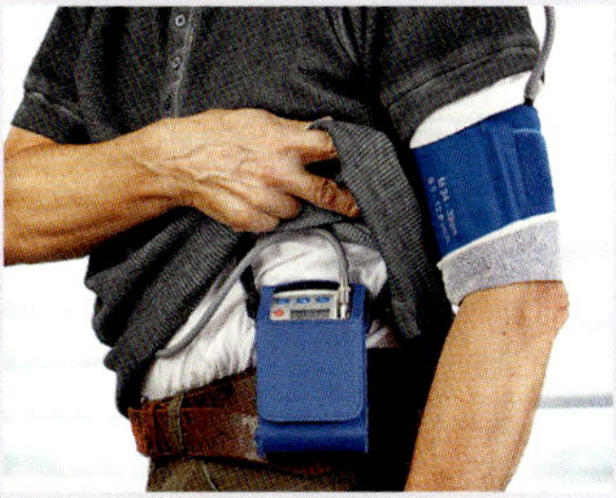

das Langzeit-Blutdruck-Messgerät tragen

Das Langzeit-Blutdruck-Messgerät misst den Blutdruck über einen ganzen Tag.

„Sitzt die Manschette des Langzeit-Blutdruck-Messgeräts fest?"

1
2
3
4
5
6
7
8

1 2 3 4 5 6 7 8

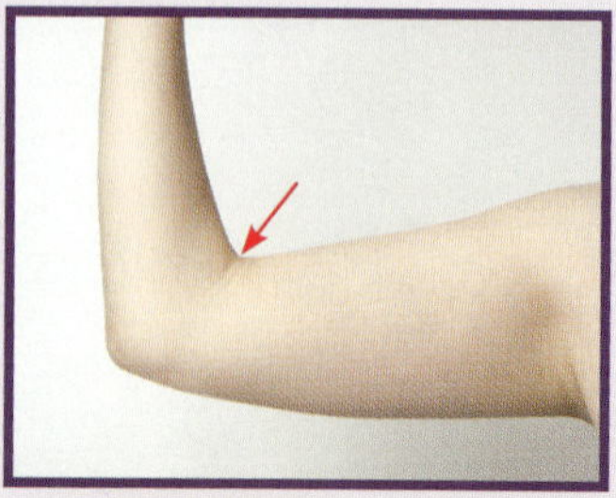

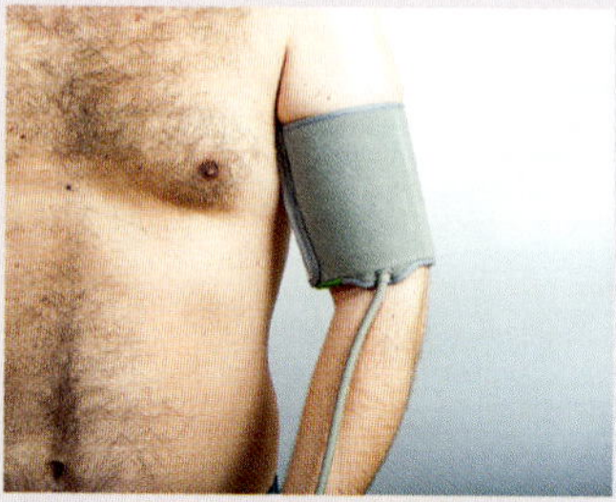

die **Ellenbeuge**
die Ellenbeugen

*elbow crease*

oberhalb der Ellenbeuge anlegen

Die Ellenbeuge befindet sich zwischen Ober- und Unterarm.

„Bitte machen Sie die Ellenbeuge frei, damit ich die Butdruck-Manschette anlegen kann.

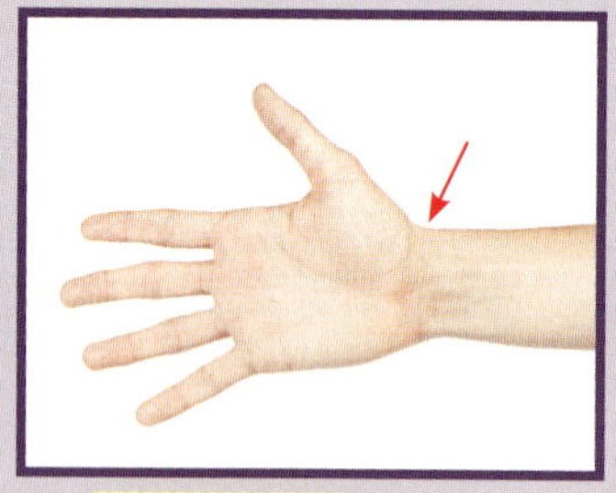

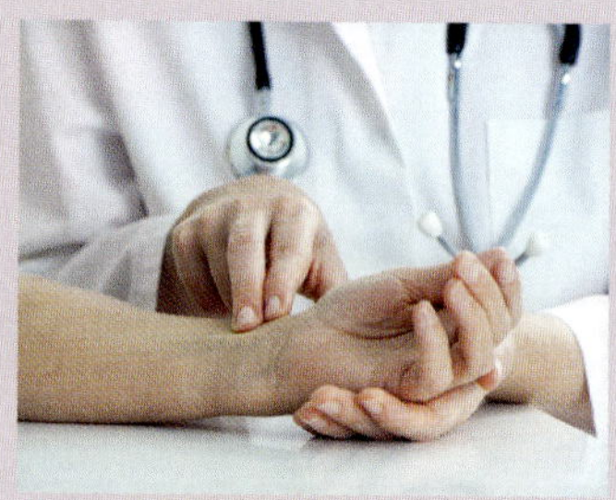

das **Handgelenk**
die Handgelenke

*wrist*

am Handgelenk tasten

Der Puls wird am Handgelenk getastet und gezählt.

„Lege zwei Finger auf die Daumenseite des Handgelenks und taste dort den Puls."

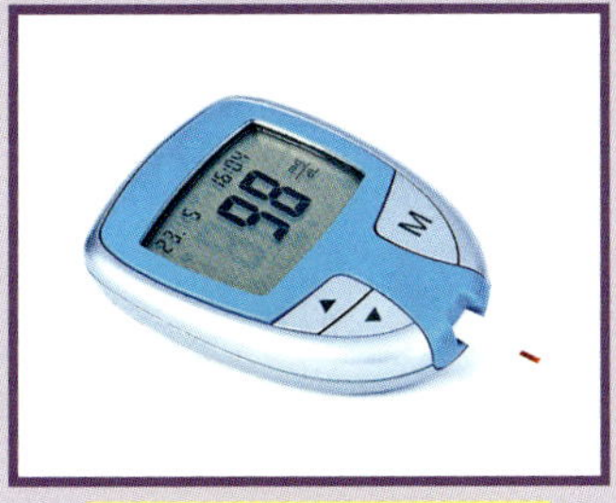

das **Blutzucker-Messgerät**
die Blutzucker-Messgeräte

*blood glucose meter*

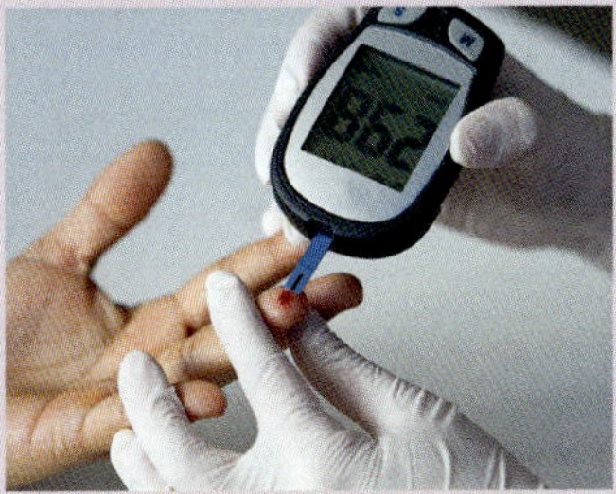

das Blutzucker-Messgerät benutzen

ⓘ Das Blutzucker-Messgerät zeigt den Blutzuckerwert an.

„Schieb den Teststreifen vorn in das Blutzucker-Messgerät."

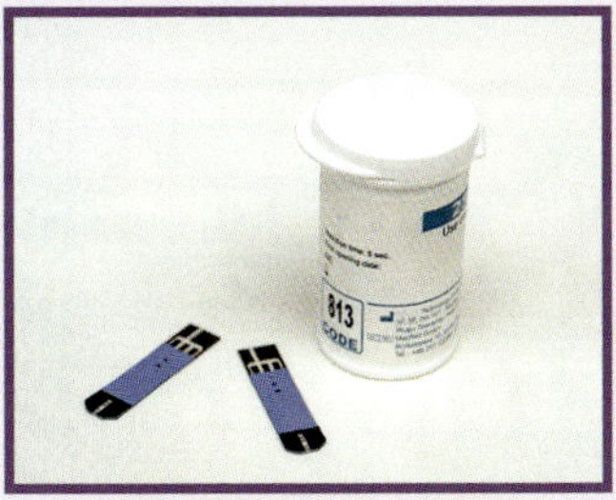

der **Blutzucker-Teststreifen**
die Blutzucker-Teststreifen

*blood glucose test strip*

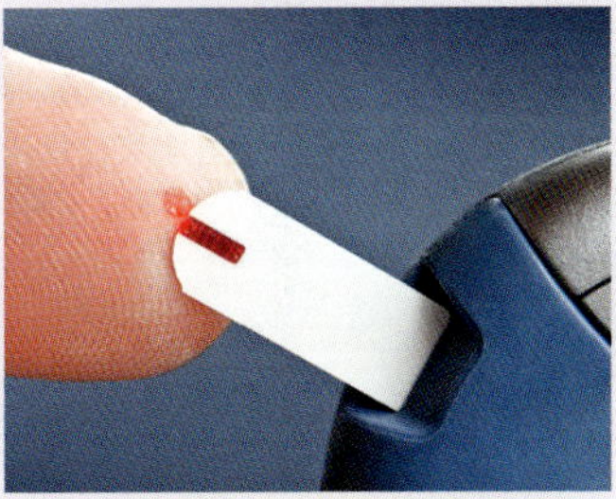

den Blutzucker-Teststreifen mit Blut benetzen

ⓘ Der Blutzucker-Teststreifen saugt das Kapillarblut an.

„Bitte berühren Sie nicht das Testfeld auf dem Blutzucker-Teststreifen."

1 2 3 4 5 6 7 8

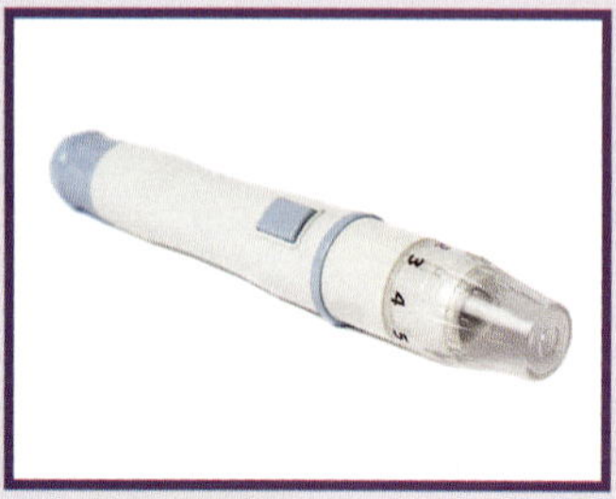

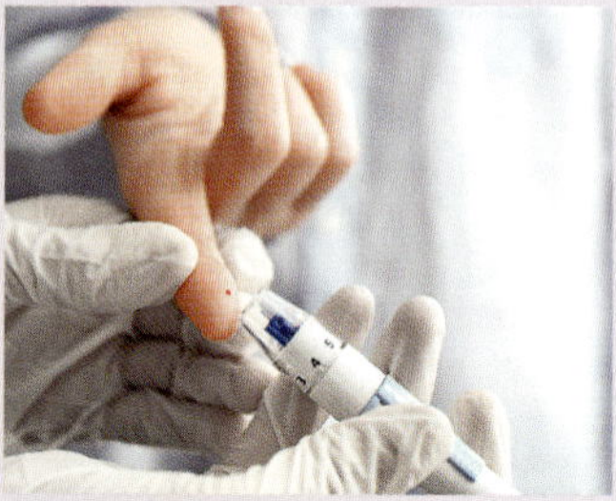

die **Stechhilfe**
die Stechhilfen

*lancing device*

die Stechhilfe verwenden

ⓘ Die Stechhilfe löst auf Knopfdruck den Einstich aus.

„Du kannst die Tiefe des Einstichs an der Stechhilfe einstellen."

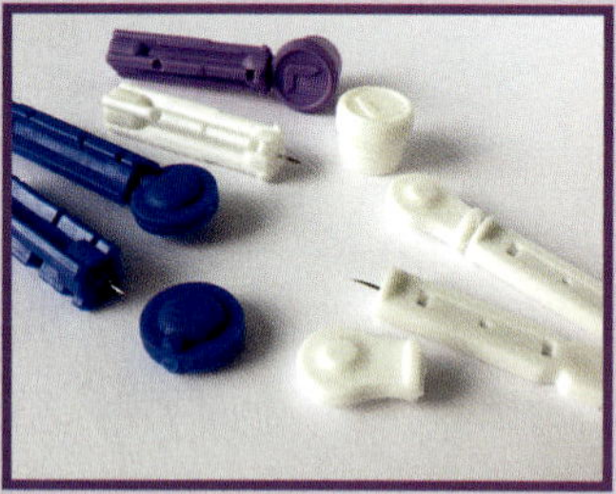

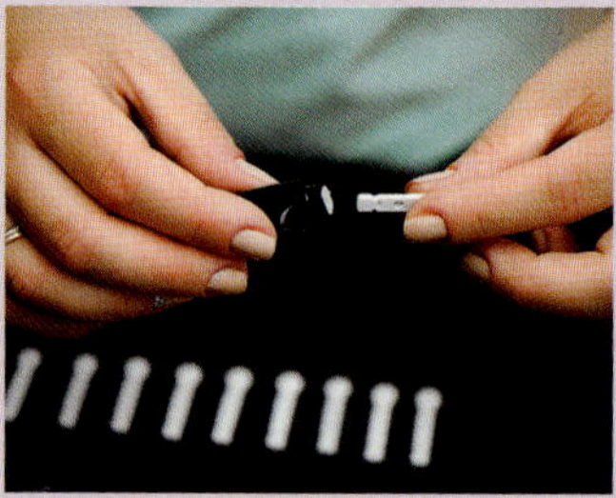

die **Lanzette**
die Lanzetten

*lancet*

die Lanzette einsetzen

ⓘ Die Lanzette wird in die Stechhilfe eingesetzt.

„Bitte entsorgen Sie die gebrauchten Lanzetten im Abwurf-Behälter."

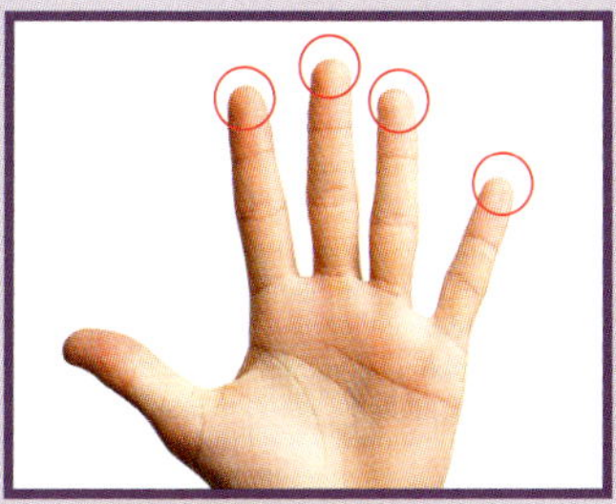

die **Fingerkuppe**
die Fingerkuppen

*fingertip*

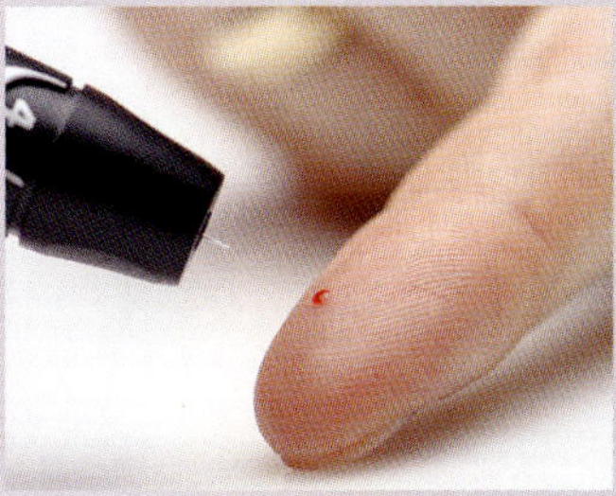

in die Fingerkuppe stechen

ⓘ Das äußere Ende des Fingers heißt Fingerkuppe.

„Ich steche jetzt in die Fingerkuppe des Ringfingers."

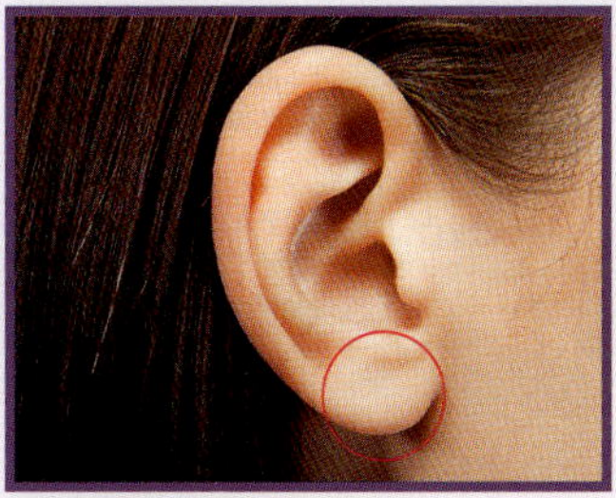

das **Ohrläppchen**
die Ohrläppchen

*earlobe*

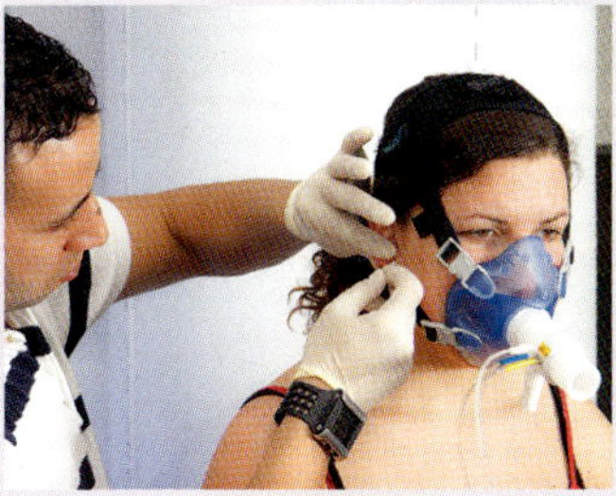

in das Ohrläppchen stechen

ⓘ Kapillarblut kann neben der Fingerkuppe auch aus dem Ohrläppchen entnommen werden.

„Aus welchem Ohrläppchen soll ich das Blut entnehmen?"

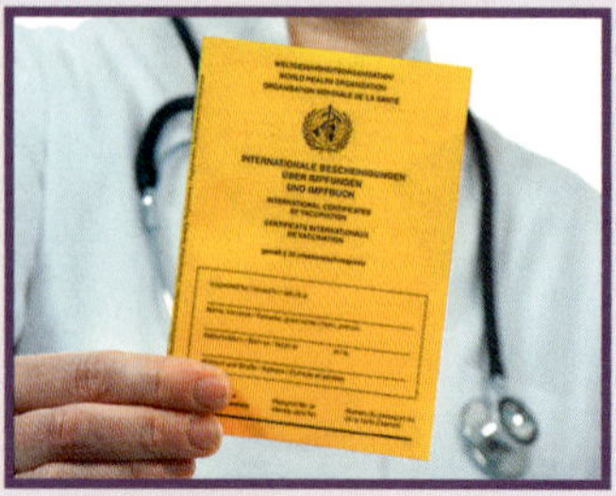

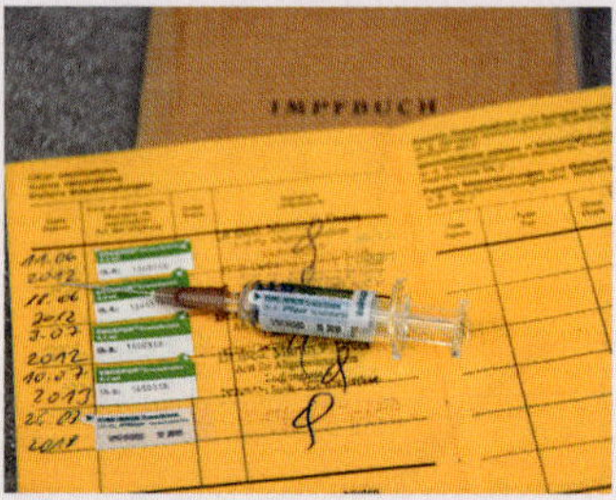


der **Impfpass**
die Impfpässe

*vaccination certificate*

in den Impfpass eintragen

ⓘ Jede Impfung wird im Impfpass dokumentiert.

„Haben Sie Ihren Impfpass dabei?"

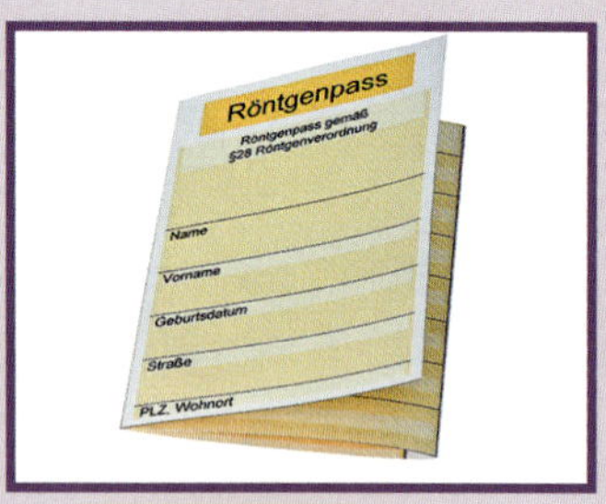


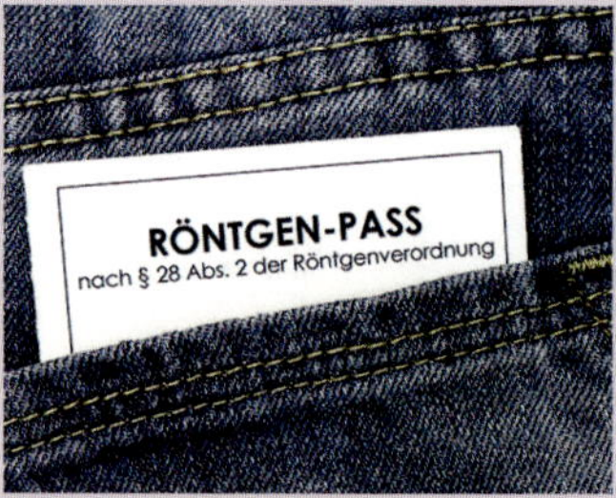


der **Röntgenpass**
die Röntgenpässe

*x-ray log*

den Röntgenpass einstecken

ⓘ Im Röntgenpass wird jede Röntgen-Untersuchung mit Datum dokumentiert.

„Vergessen Sie nicht, Ihren Röntgenpass vorzulegen."

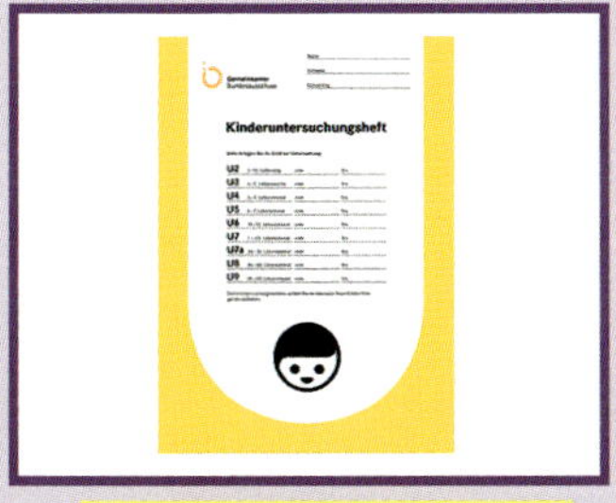


das **Kinder-Untersuchungs-heft**
die Kinder-Untersuchungshefte

*(children's) medical checkup booklet*

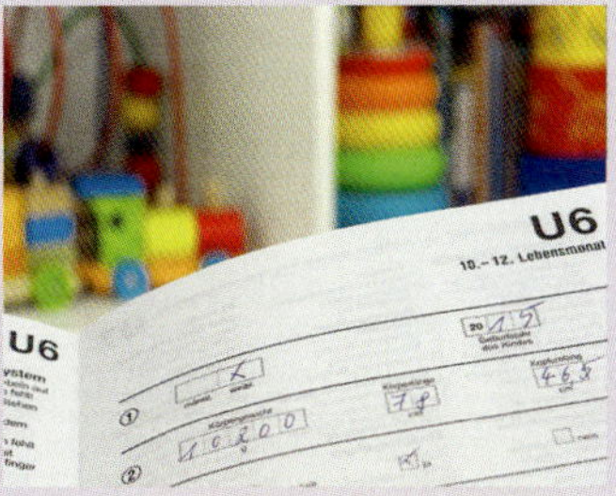


das Kinder-Untersuchungs-heft vorlegen

Alle Vorsorge-Untersuchungen werden in das Kinder-Untersuchungsheft eingetragen.

„Bitte bringen Sie das Kinder-Untersuchungsheft mit."

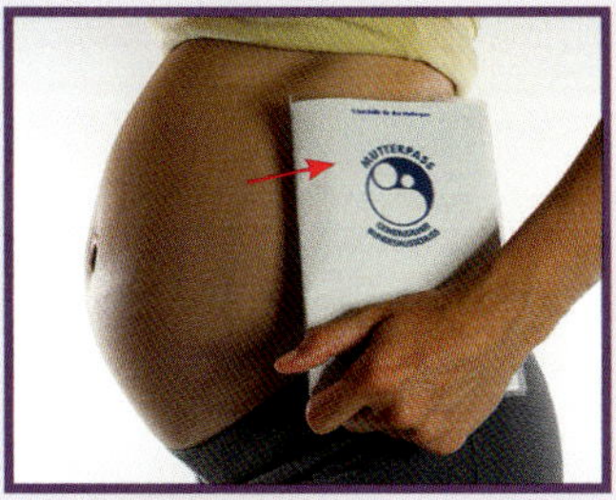


der **Mutterpass**
die Mutterpässe

*maternity log*

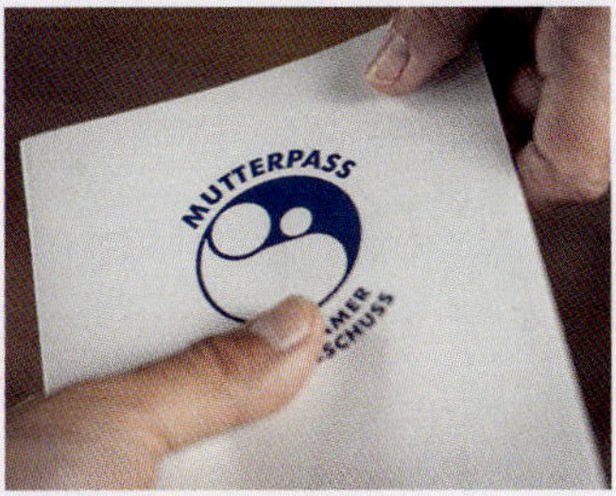


den Mutterpass übergeben

Schwangere sollten den Mutterpass immer bei sich haben.

„Ich trage Ihre Daten in den Mutterpass ein."

# 5

# Behandeln

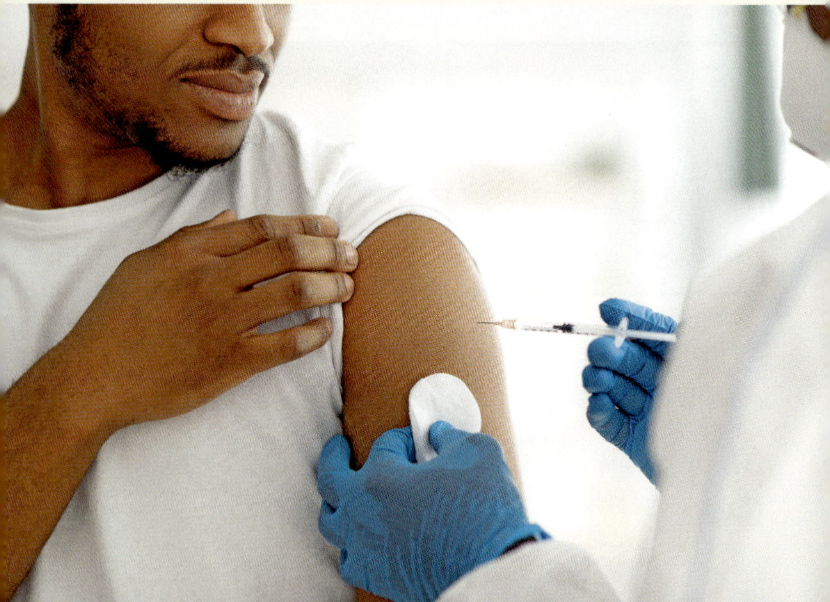

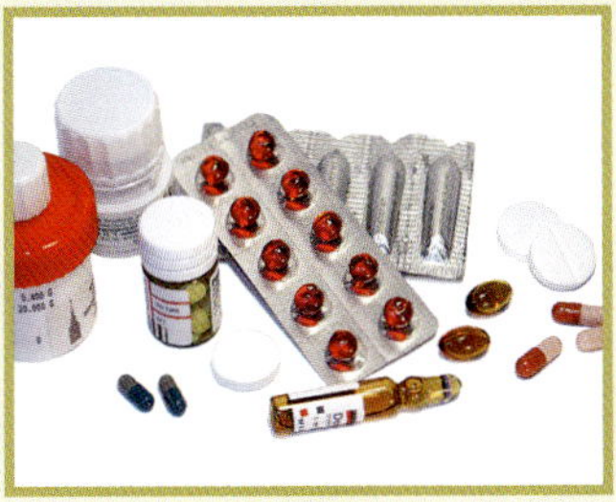

das **Medikament**
die Medikamente

*drug, medicament*

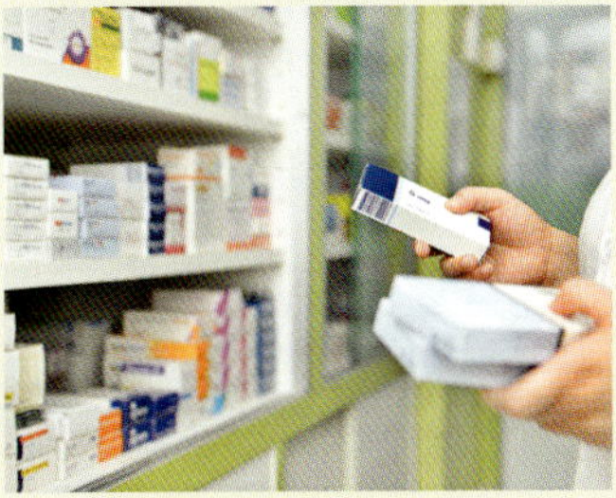

die Medikamente sortieren

Medikamente gibt es in vielen verschiedenen Formen.

„Kannst du die Medikamente in den Schrank räumen?"

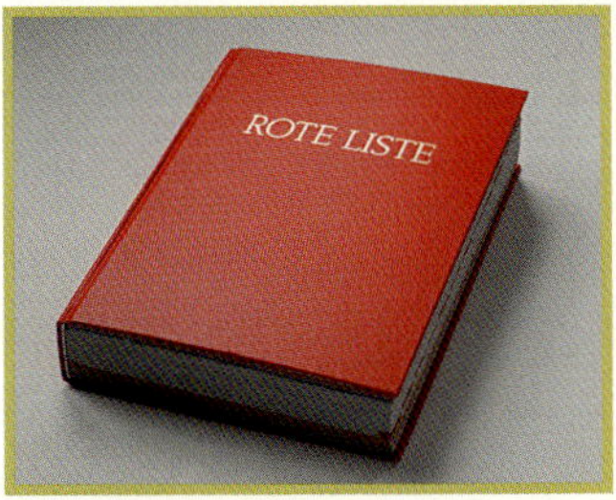


die **Rote Liste**
die Roten Listen

*list and description of medicaments*

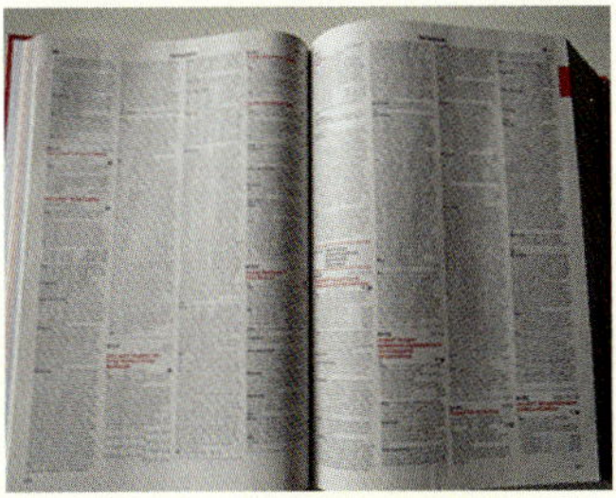

etwas in der Roten Liste nachschlagen

In der Roten Liste sind alle Medikamente beschrieben.

„Bitte schlag die Dosierung in der Roten Liste nach."

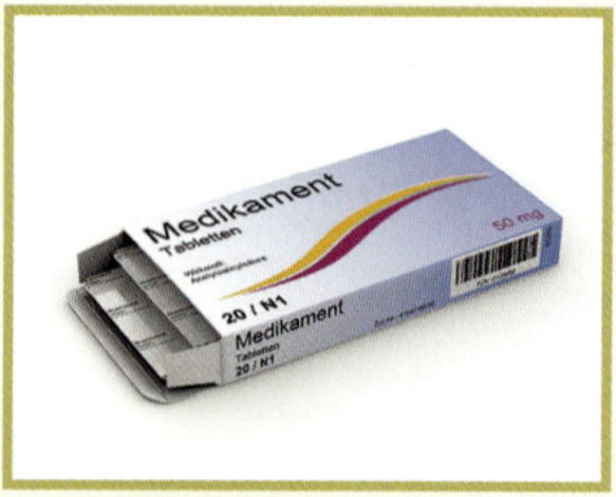


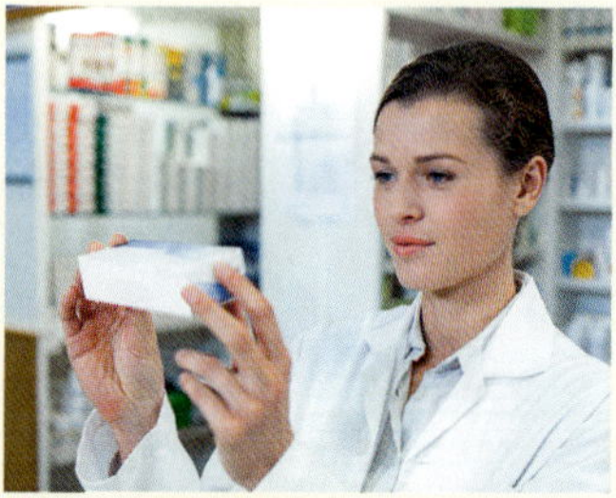

die **Verpackung**
die Verpackungen

*package*

die Verpackung überprüfen

Auf der Verpackung des Medikaments stehen wichtige Angaben.

„Das Verfallsdatum ist auf der Verpackung aufgedruckt."

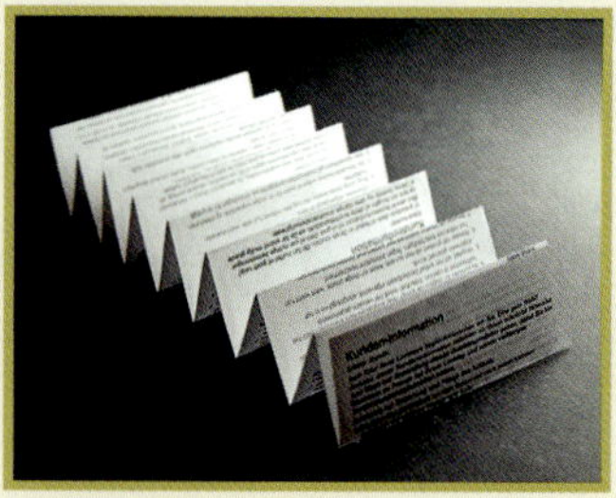

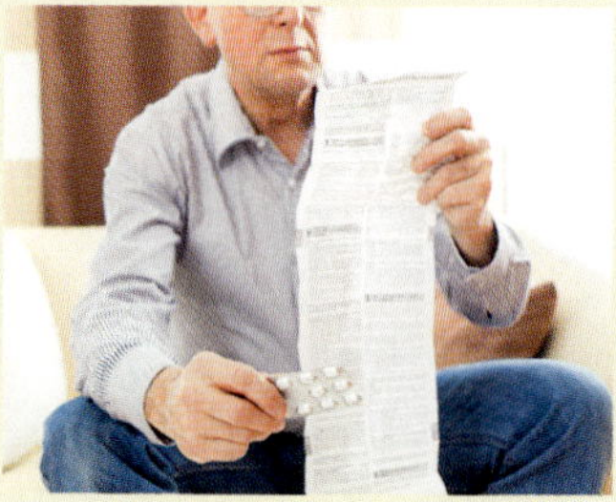

der **Beipackzettel**
die Beipackzettel

*package insert*

den Beipackzettel lesen

Der Beipackzettel enthält wichtige Informationen über das Medikament.

„Lesen Sie den Beipackzettel gründlich."

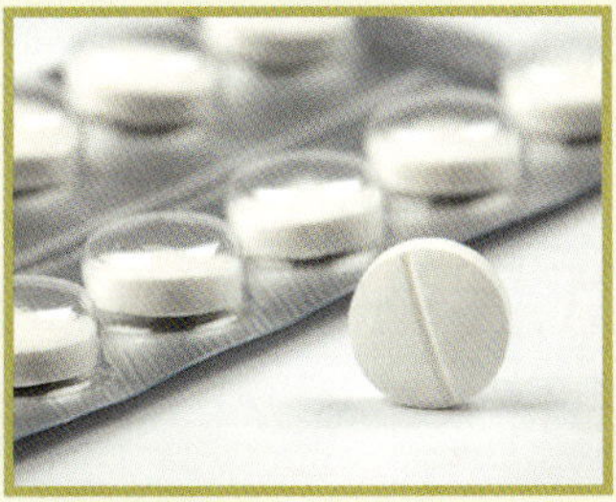

die **Tablette**
die Tabletten

*tablet, pill*

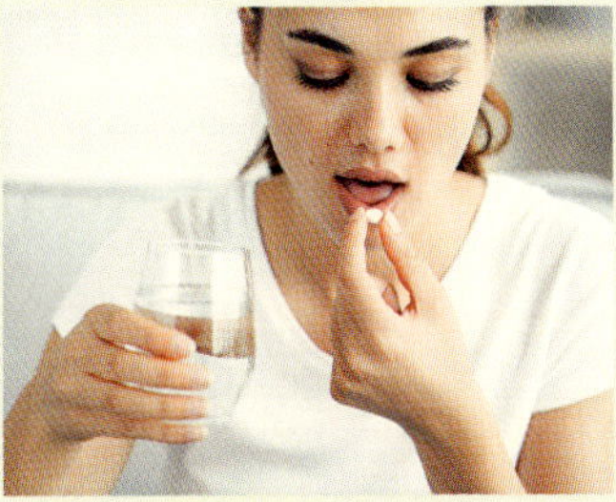

eine Tablette einnehmen

Tabletten sollen mit Wasser eingenommen werden.

„Bitte nehmen Sie die Tabletten zweimal täglich ein."

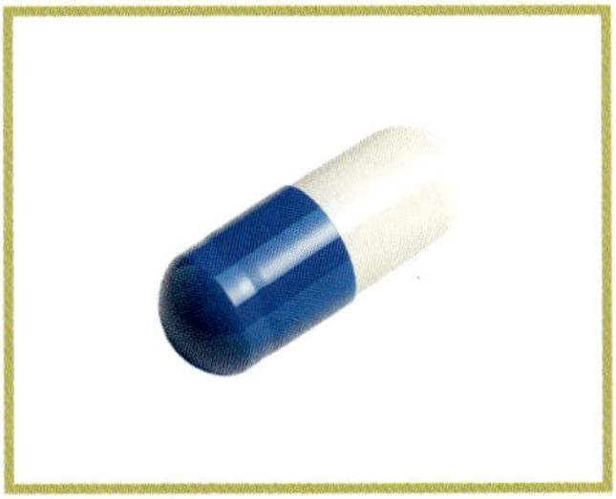

die **Kapsel**
die Kapseln

*capsule*

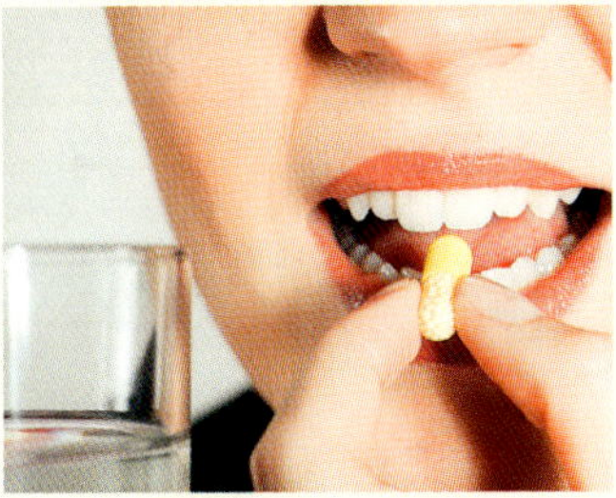

eine Kapsel einnehmen

Kapseln haben eine Hülle aus Gelatine, die sich erst im Dünndarm auflöst.

„Bitte schlucken Sie die Kapsel unzerkaut."

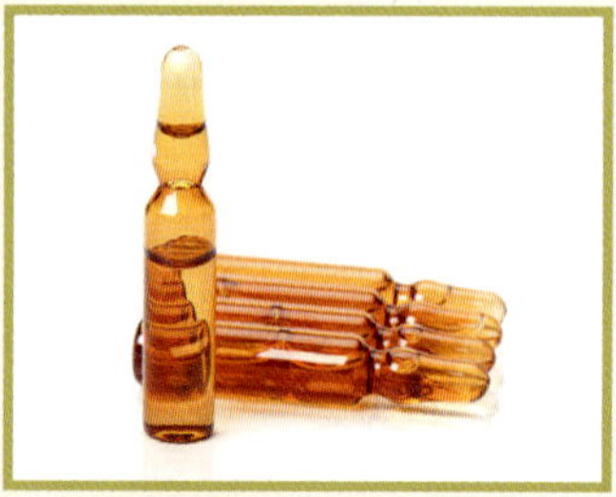

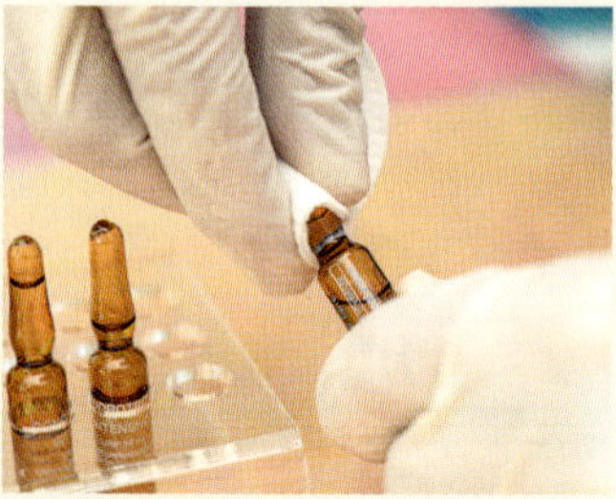

die **Ampulle**
die Ampullen

*ampoule*

die Ampulle aufbrechen

Ampullen enthalten eine Injektionslösung.

„Bitte berühren Sie nicht den Rand der Ampulle, wenn Sie die Flüssigkeit aufziehen."

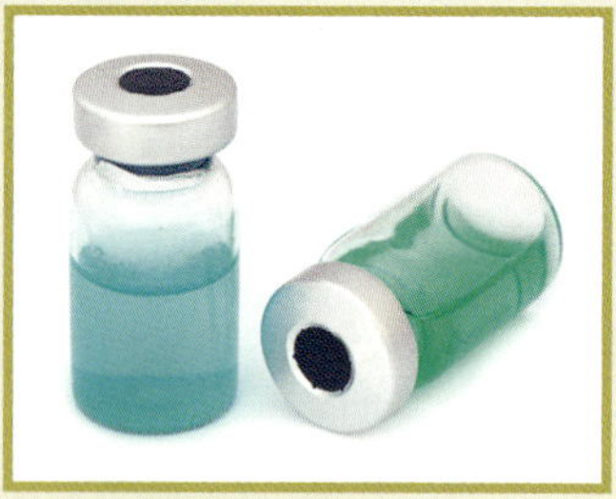

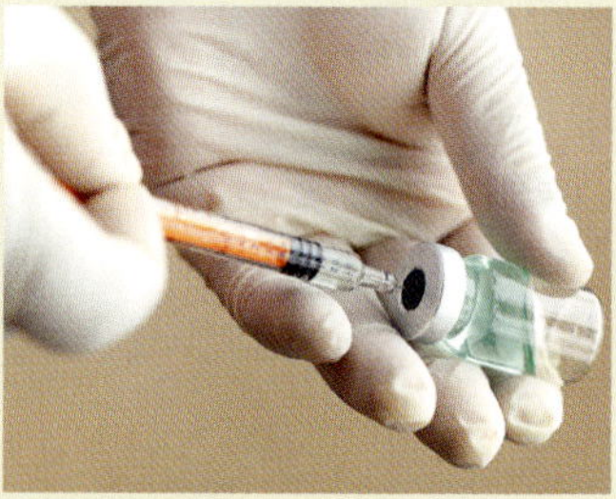

die **Stechampulle**
die Stechampullen

*perforable ampoule, vial*

die Stechampulle einstechen

Stechampullen sind größere Ampullen mit einem Verschluss aus Gummi, der durchstochen werden kann.

„Bitte ziehe die Injektionslösung aus der Stechampulle auf."

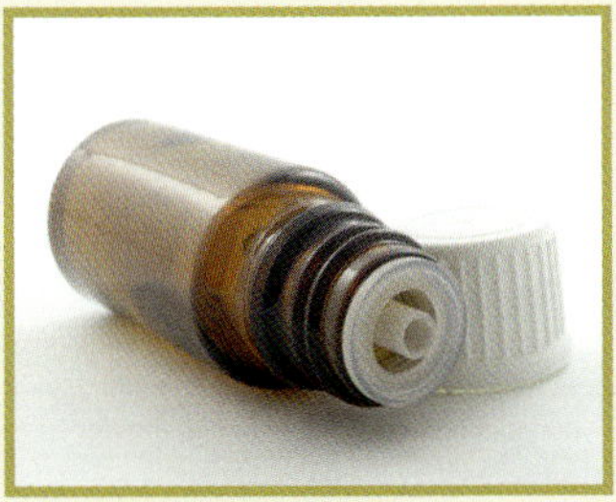

die **Tropfen**

–

*drops*

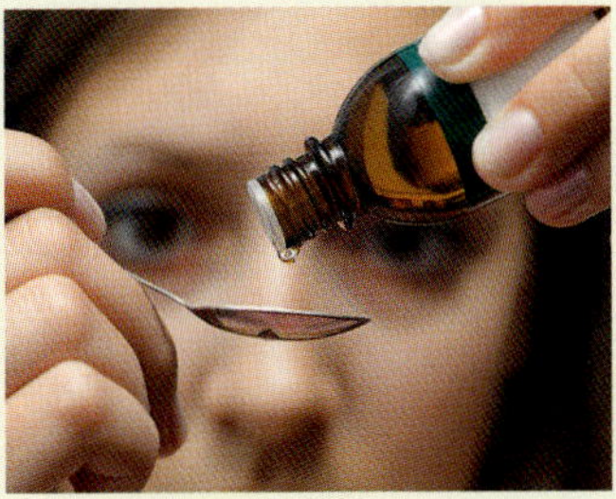

die Tropfen zählen

Medikamente können auch als Tropfen eingenommen werden.

„Von diesem Medikament nehmen Sie vor jeder Mahlzeit 20 Tropfen."

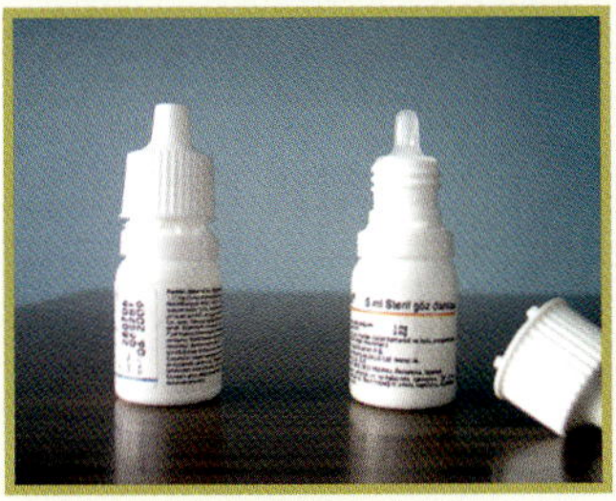

die **Augentropfen**

–

*eye drops*

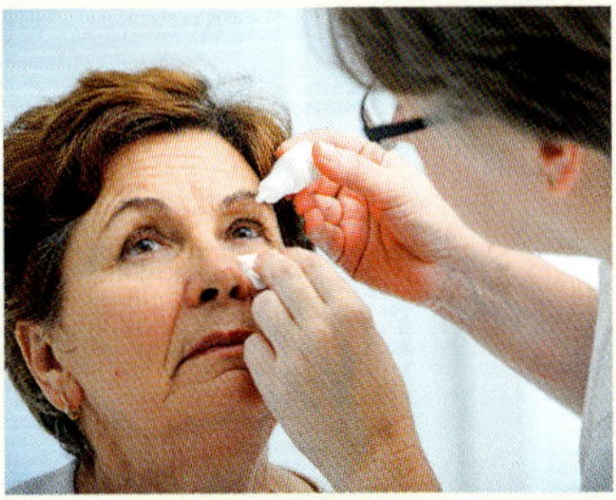

die Augentropfen verabreichen

Bei der Gabe von Augentropfen wird das Unterlid nach unten gezogen.

„Desinfiziere deine Hände, bevor du einem Patienten Augentropfen gibst."

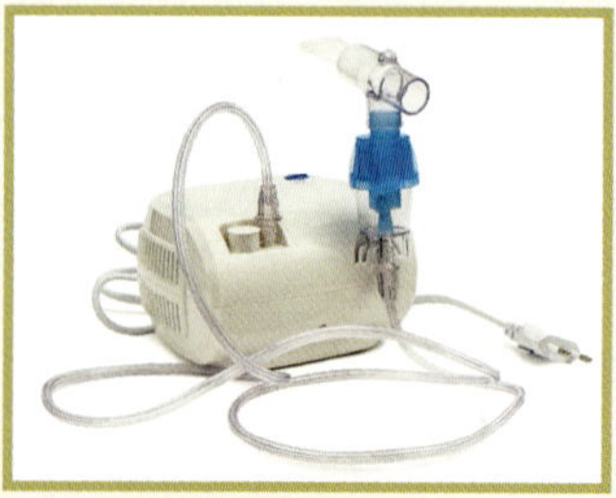

das **Inhalations-Gerät**
die Inhalations-Geräte

*medical inhaler*

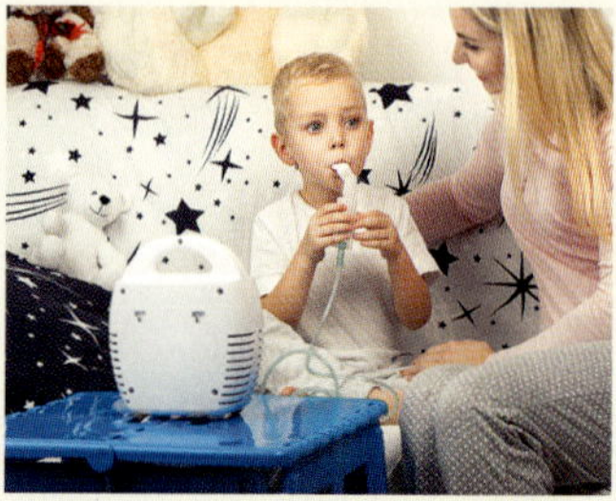

mit dem Inhalations-Gerät inhalieren

Das Inhalations-Gerät wird bei Erkrankungen der Lunge und der Bronchien eingesetzt.

„Hast du das Mundstück des Inhalations-Gerätes desinfiziert?"

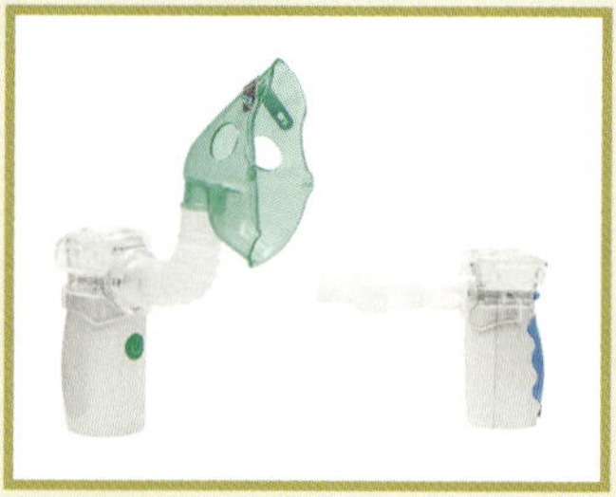

das **Mundstück**
die Mundstücke

*mouth piece*

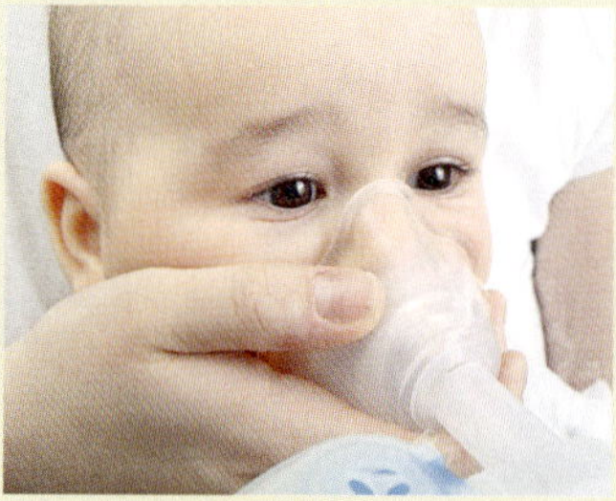

das Mundstück aufssetzen

Das Mundstück des Inhalations-Gerätes wird nach jedem Gebrauch desinfiziert.

„Bitte stecken Sie das Mundstück für Kinder auf."

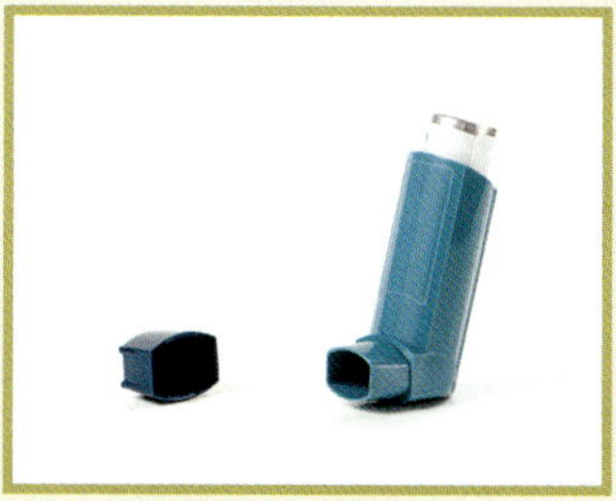

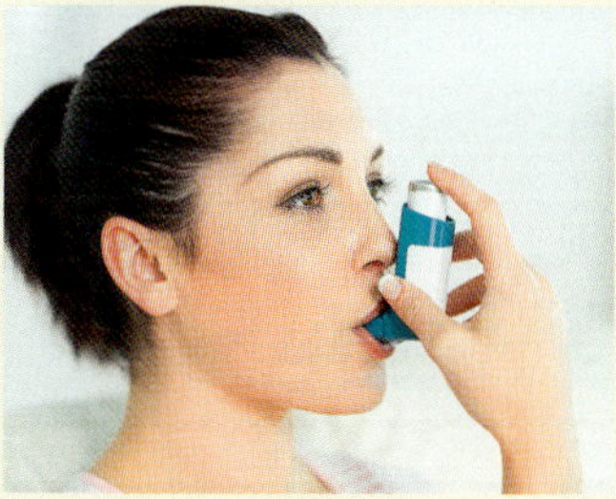

das **Asthma-Spray**
die Asthma-Sprays

*asthma inhaler*

das Asthma-Spray benutzen

Ein Asthma-Spray wird bei einem Asthma-Anfall benutzt.

„Haben Sie Ihr Asthma-Spray dabei?"

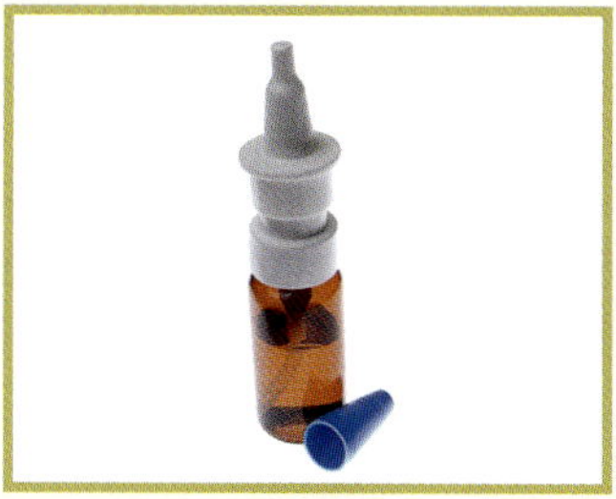

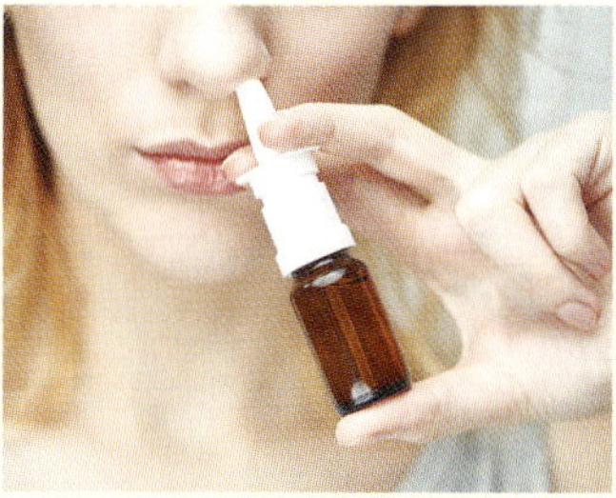

das **Nasen-Spray**
die Nasen-Sprays

*nasal spray*

das Nasen-Spray sprühen

Nasen-Spray benutzen Patienten bei Schnupfen.

„Verwenden Sie das Nasen-Spray nicht über mehrere Wochen."

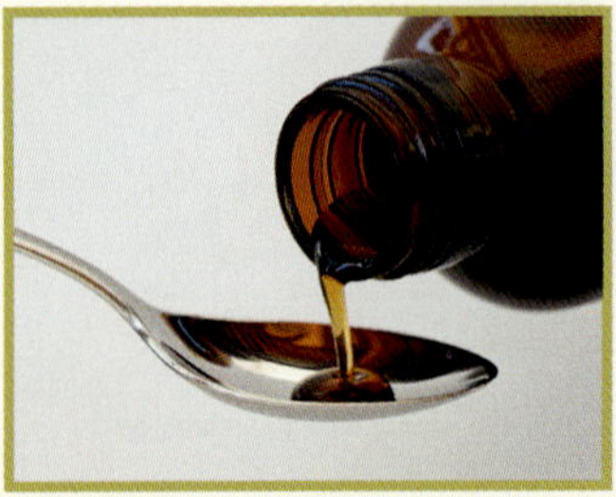

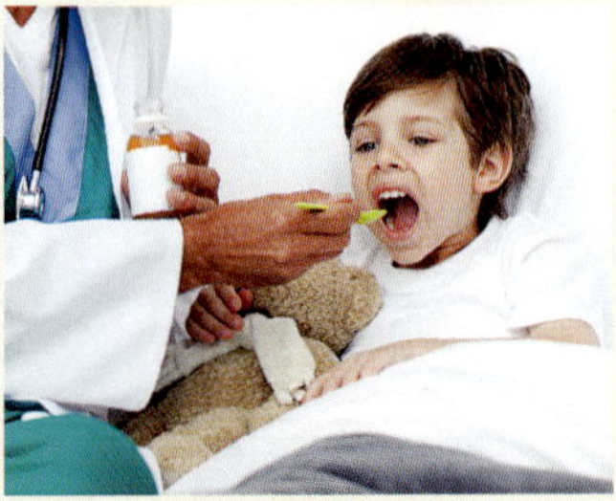

der **Saft**
die Säfte

*syrup*

jemandem Saft geben

ⓘ Kindern gibt man Medikamente oft als Saft.

Benutzen Sie bei der Einnahme des Safts den Dosierlöffel."

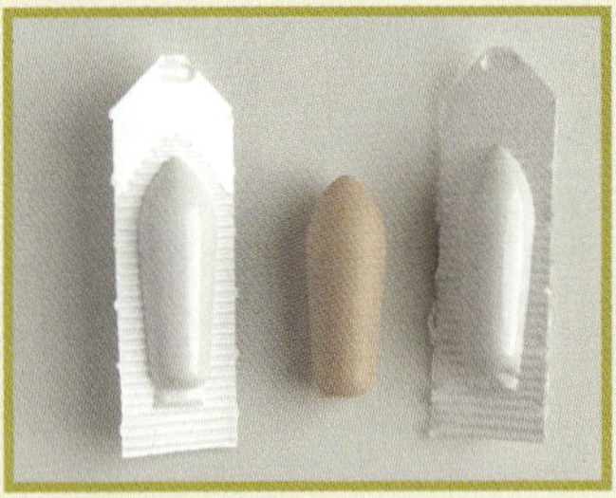

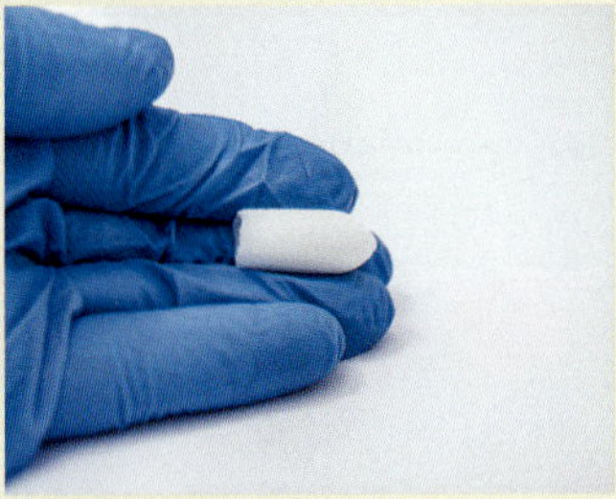

das **Zäpfchen**
die Zäpfchen

*suppository*

ein Zäpfchen geben

ⓘ Das Zäpfchen wird in den After eingeführt.

„Bitte bewahren Sie die Zäpfchen im Kühlschrank auf."

1 2 3 4 5 6 7 8

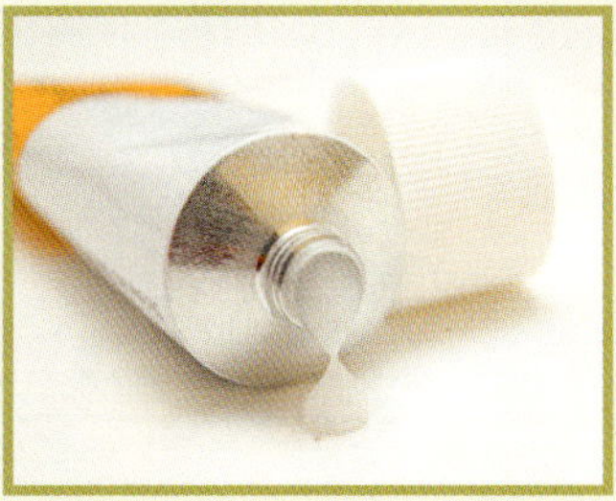

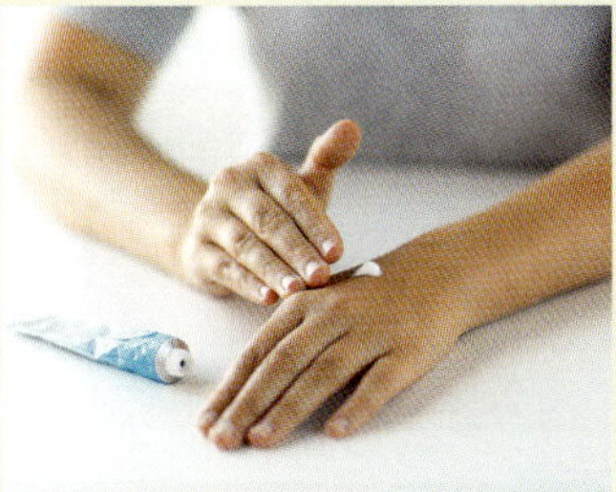

die **Salbe**
die Salben

🖐 die Salbe auftragen

*ointment*

ⓘ Bei einem Bluterguss wird Salbe aufgetragen.

💬 „Bitte tragen Sie die Salbe mit einem Spatel auf.“

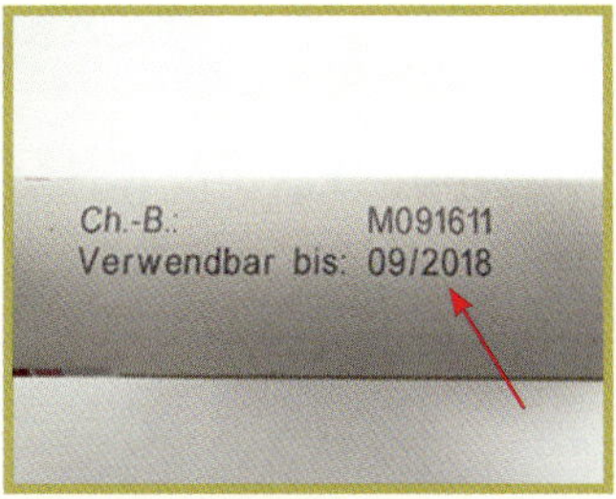


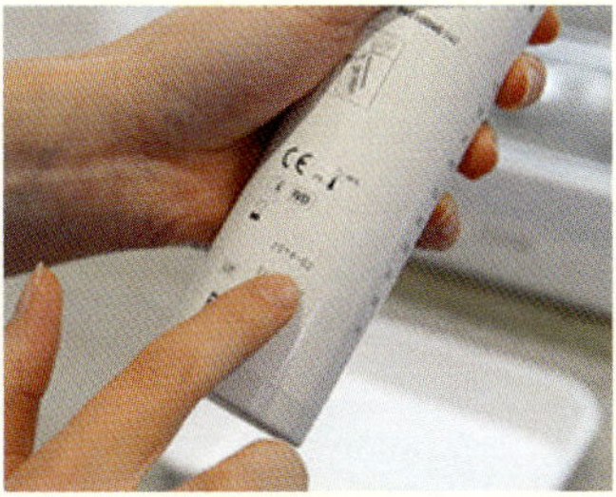

das **Verfallsdatum**
die Verfallsdaten

🖐 das Verfallsdatum beachten

*expiry date, expiration date*

ⓘ Nach abgelaufenem Verfallsdatum darf ein Medikament nicht mehr benutzt werden.

💬 „Das Verfallsdatum steht auf der Verpackung des Medikaments.“

1 2 3 4 5 6 7 8

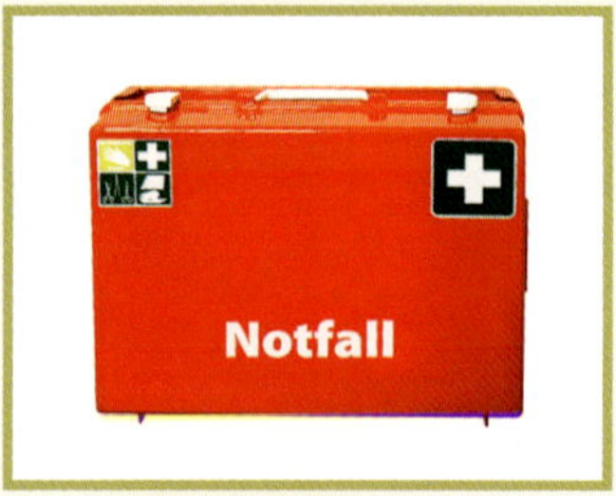


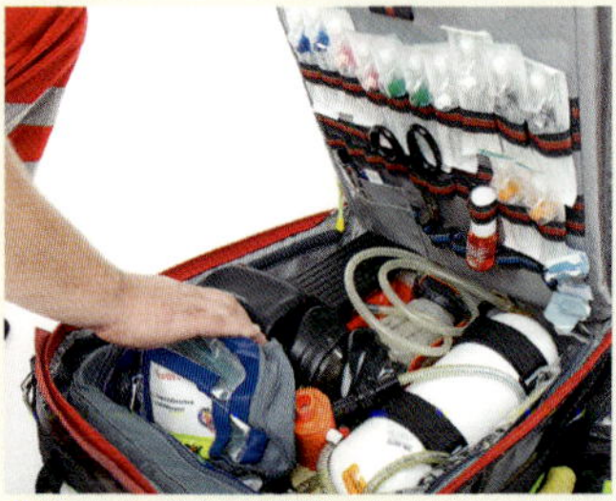

der **Notfallkoffer**
die Notfallkoffer

*emergency kit*

den Notfallkoffer überprüfen

Der Notfallkoffer oder die Notfalltasche müssen immer griffbereit sein.

„Bitte überprüfen Sie den Inhalt des Notfallkoffers."

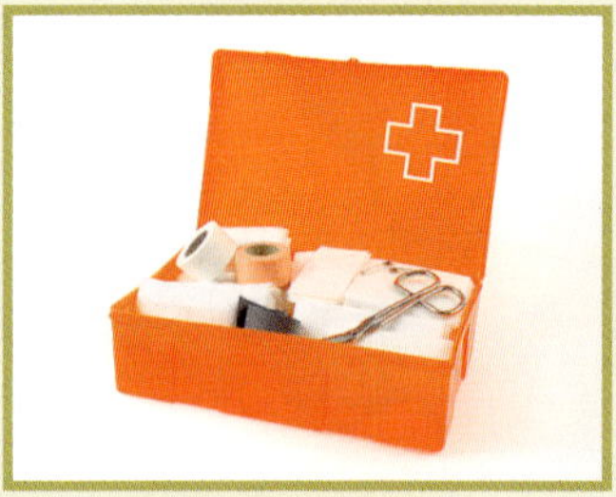

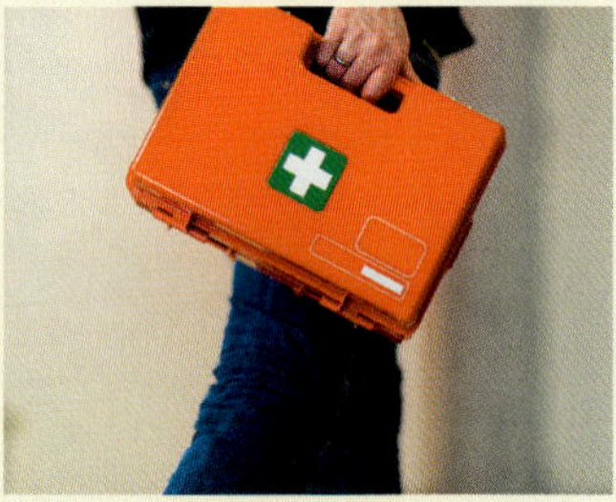

der **Verbandskasten**
die Verbandskästen

*first aid kit*

den Verbandskasten holen

Im Verbandskasten ist Material zur Ersten Hilfe bei einem Unfall.

„Bring mir schnell den Verbandskasten."

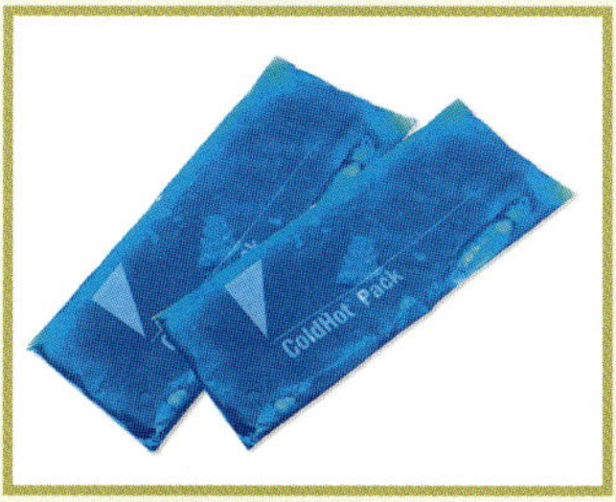

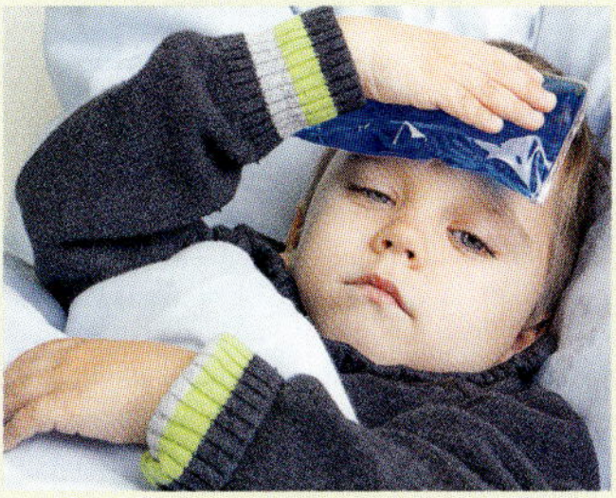

die **Kältepackung**
die Kältepackungen

*cold pack*

eine Kältepackung auflegen

Bei einer Verletzung unterstützt eine Kältepackung das Abschwellen.

„Bei Kopfschmerzen kannst du eine Kältepackung auf die Stirn legen."

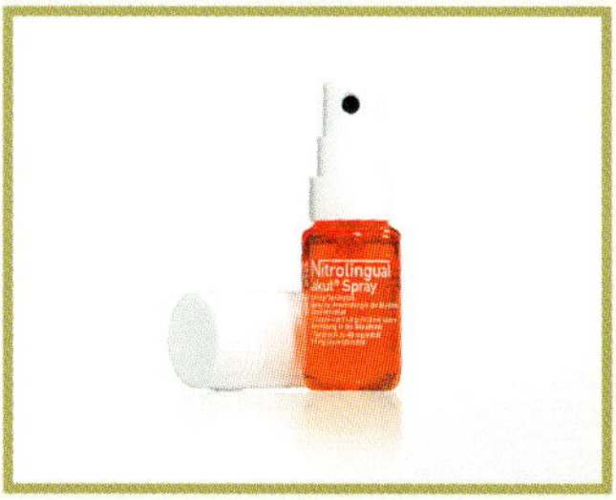


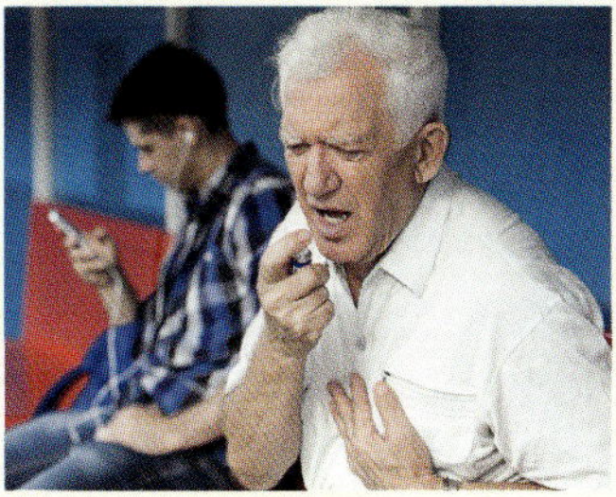

das **Nitro-Spray**
die Nitro-Sprays

*nitroglycerin spray*

das Nitro-Spray benutzen

Nitro-Spray (Nitroglycerin) wird bei Herzbeschwerden unter die Zunge gesprüht.

„Haben Sie Ihr Nitro-Spray in der Tasche?"

1 2 3 4 5 6 7 8

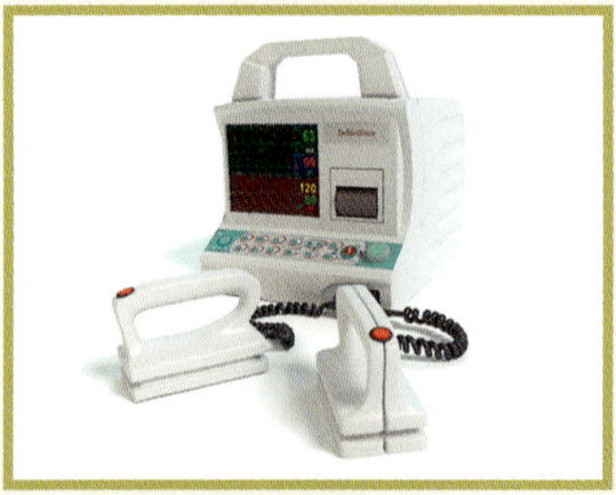

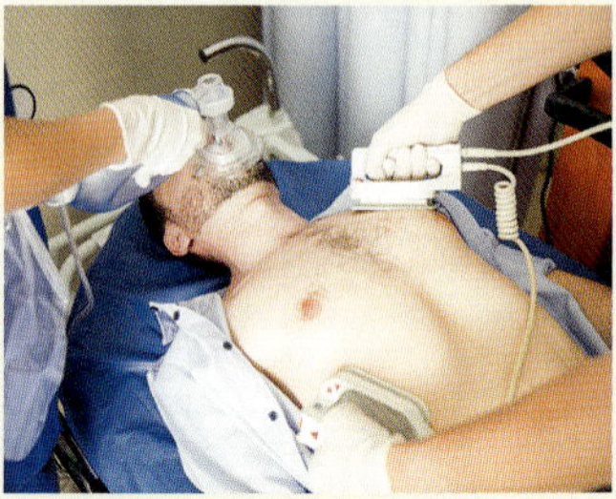

der **Defibrillator**
die Defibrillatoren

*defibrillator*

den Defibrillator benutzen

Der Defibrillator wird bei einem Herzstillstand gebraucht.

„Du darfst das Bett des Patienten nicht berühren, wenn der Defibrillator ausgelöst wird."

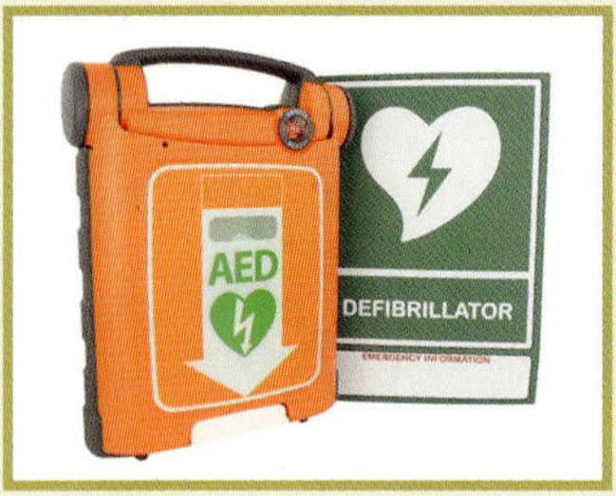


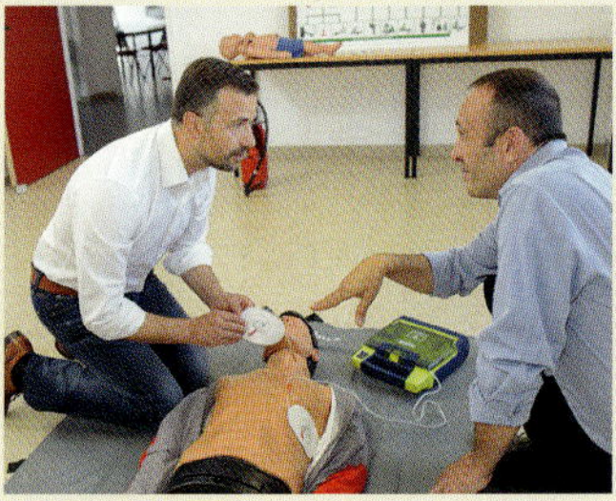

der **AED**
die AED

*AED*

den AED anlegen

Der AED ist auch ein Defibrillator. Die Abkürzung steht für Automatisierter Externer Defibrillator.

„Achte darauf, dass du den AED richtig am Oberkörper anlegst."

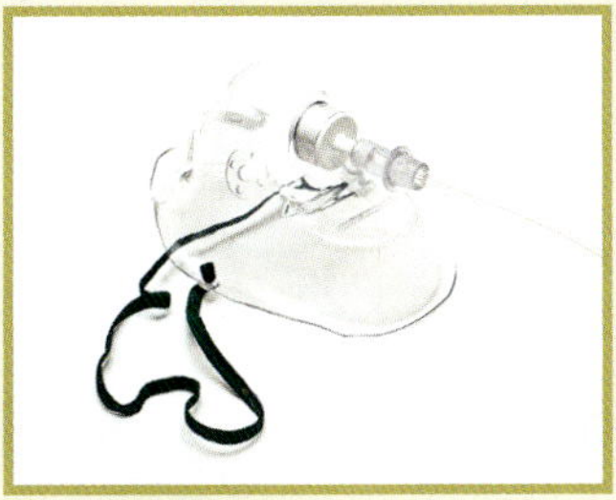

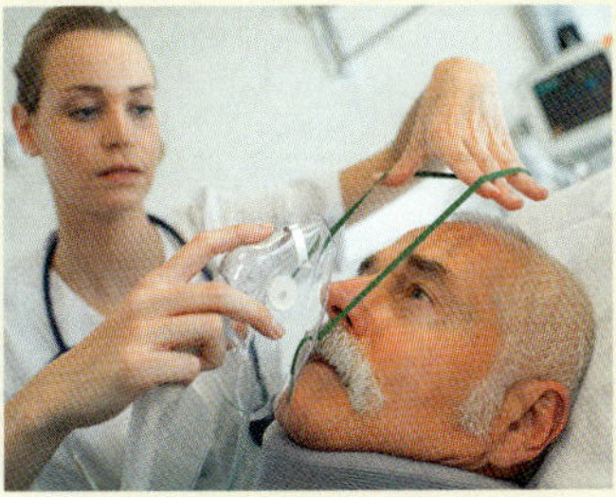

die **Atemmaske**
die Atemmasken

*oxygen mask*

die Atemmaske aufsetzen

Die Atemmaske muss Nase und Mund des Patienten fest umschließen.

„Bitte desinfizieren Sie die Atemmaske."

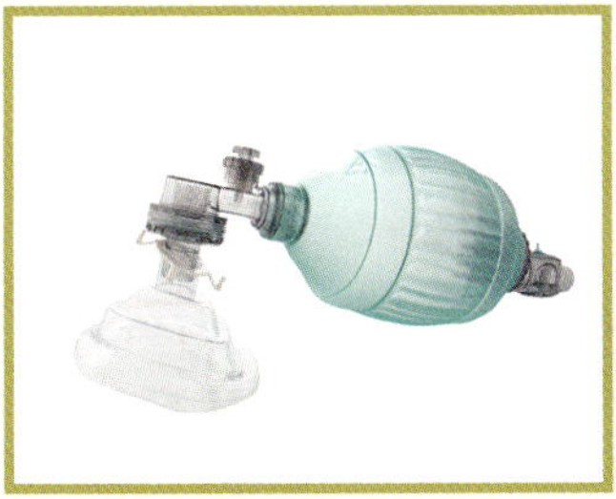

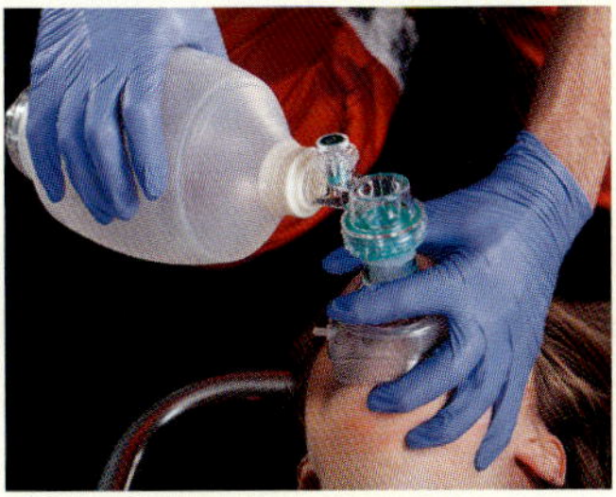

der **Beatmungs-Beutel**
die Beatmungs-Beutel

*resuscitator*

den Beatmungs-Beutel anschließen

Der Beatmungs-Beutel wird für die künstliche Beatmung eines Patienten gebraucht.

„Du kannst den Beatmungs-Beutel im Autoklav sterilisieren."

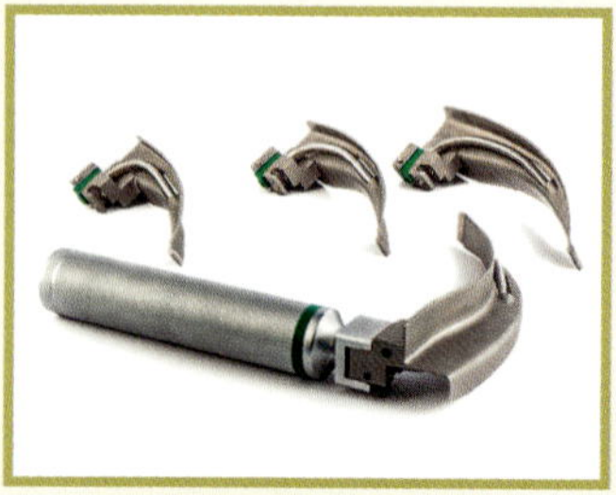

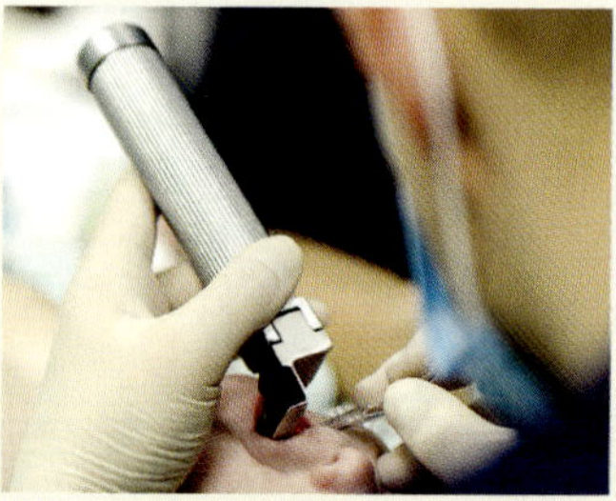

das **Laryngoskop**
die Laryngoskope

*laryngoscope*

das Laryngoskop einführen

Das Laryngoskop wird gebraucht, um einen Patienten zu intubieren.

„Ist ein Laryngoskop im Notfallkoffer?"

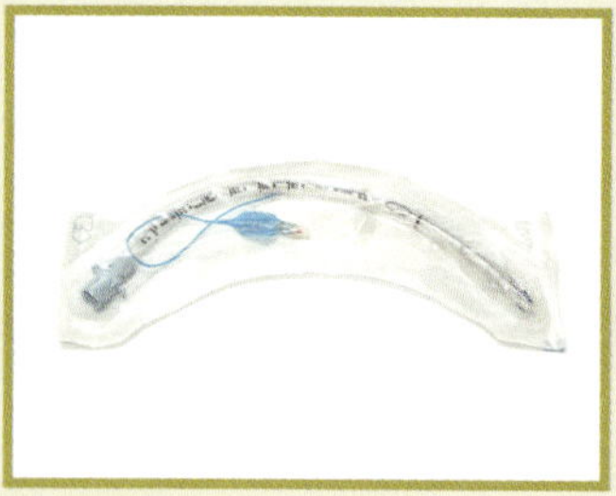

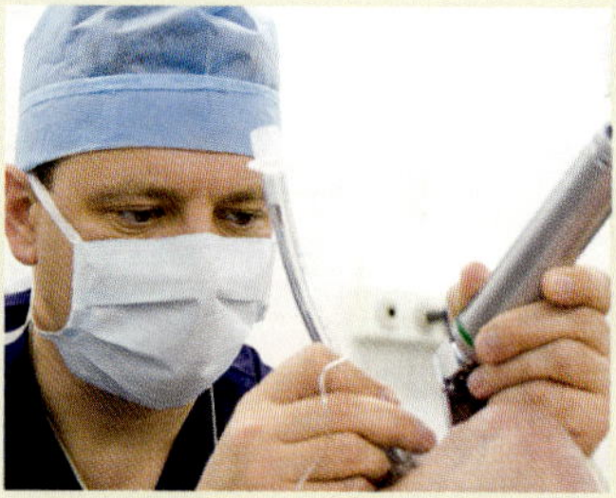

der **Tubus**
die Tuben, die Tubusse

*tube*

den Tubus einführen

Der Tubus wird mithilfe des Laryngoskops in die Luftröhre des Patienten geschoben.

„Haben wir einen Tubus in der richtigen Größe?"

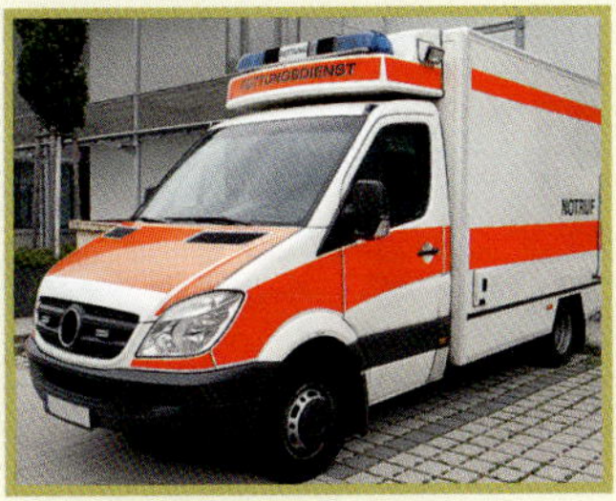

der **Krankenwagen**
die Krankenwagen

*ambulance*

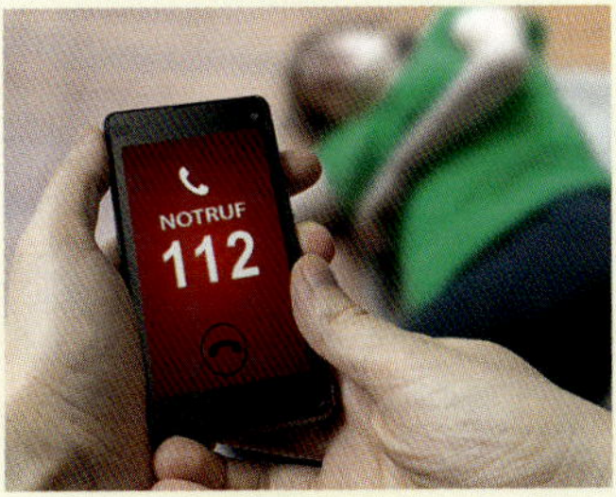


den Krankenwagen rufen

Der Krankenwagen transportiert den Patienten ins Krankenhaus.

„Bitte rufen Sie schnell einen Krankenwagen. Die Telefonnummer ist 112."

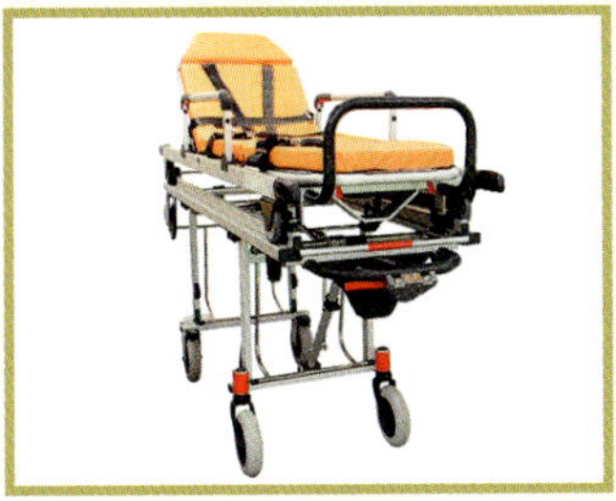

die **Trage**
die Tragen

*stretcher*

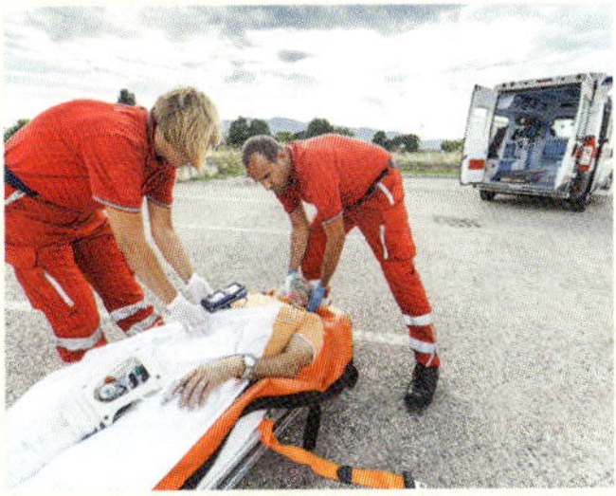

auf die Trage legen

Der Patient wird auf der Trage in das Krankenhaus gebracht.

„Passt die Trage in den Aufzug?"

1 2 3 4 5 6 7 8

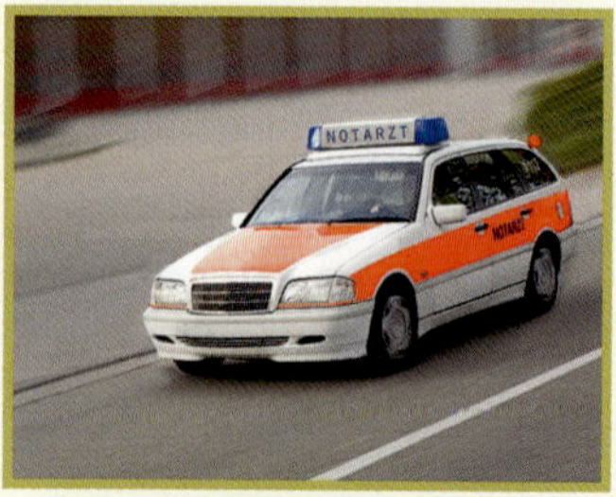


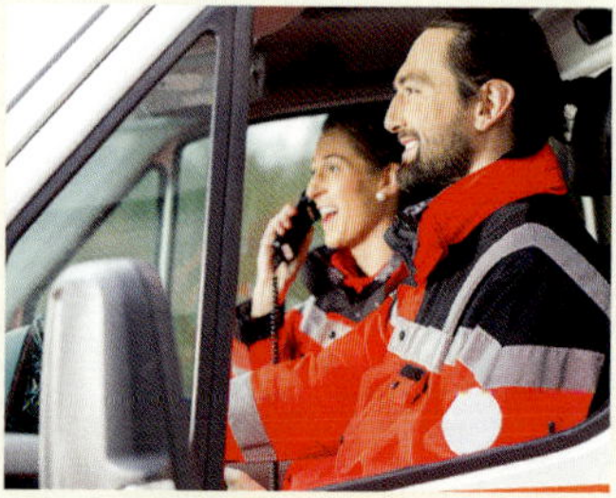

der **Notarztwagen**
die Notarztwagen

*(emergency) ambulance*

den Notarztwagen fahren

Im Notarztwagen wird der Patient von einem Notarzt begleitet.

„Bitte rufen Sie bei einem Herzinfarkt immer den Notarztwagen."

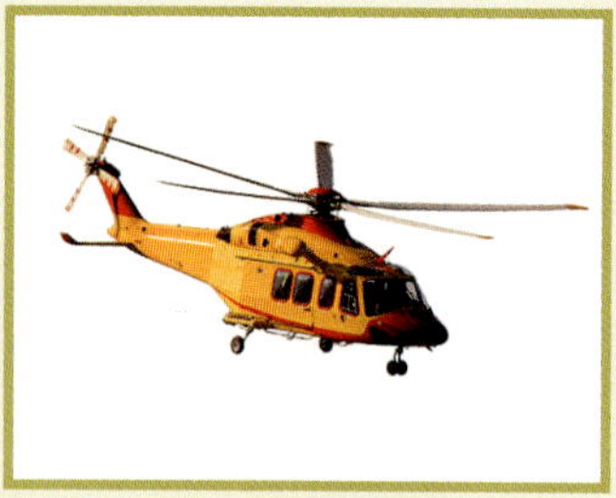

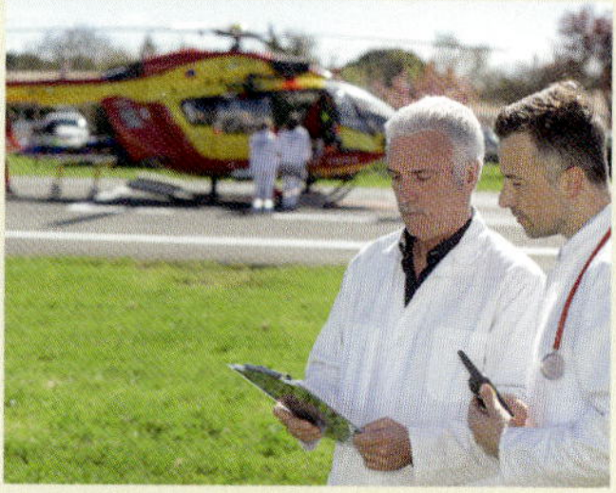

der **Rettungs-Hubschrauber**
die Rettungs-Hubschrauber

*rescue helicopter*

einen Rettungs-Hubschrauber anfordern

Der Rettungs-Hubschrauber landet neben dem Krankenhaus.

„Haben Sie den Rettungs-Hubschrauber gesehen?"

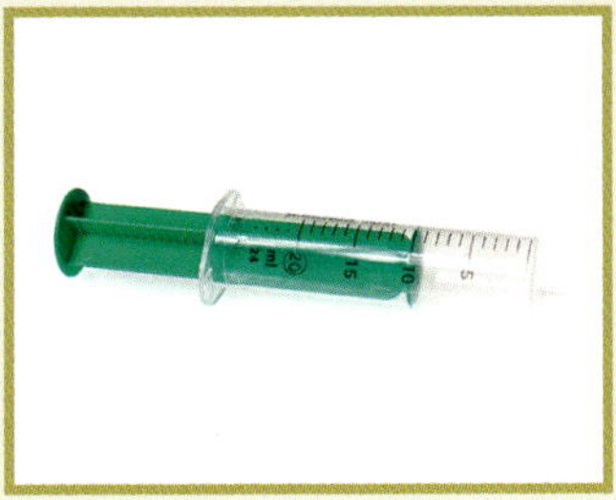

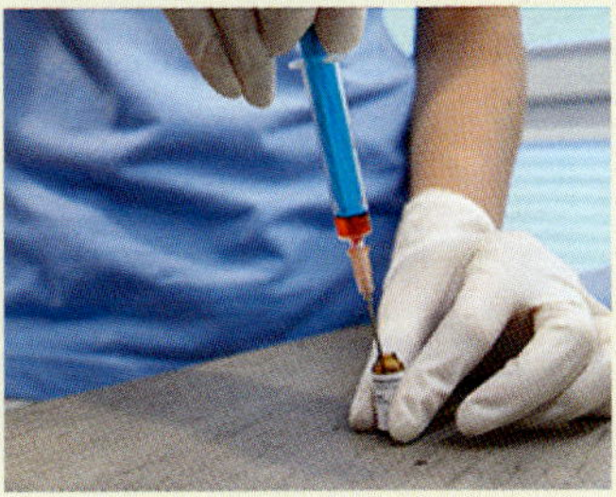

die **Spritze**
die Spritzen

*syringe*

✋ die Spritze aufziehen

ⓘ Mit einer Spritze werden flüssige Medikamente verabreicht.

💬 „Bitte nimm für die Impfung die 2-mL-Spritze."

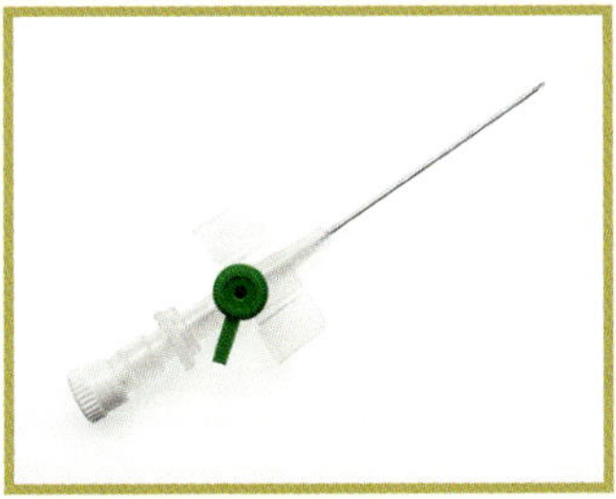

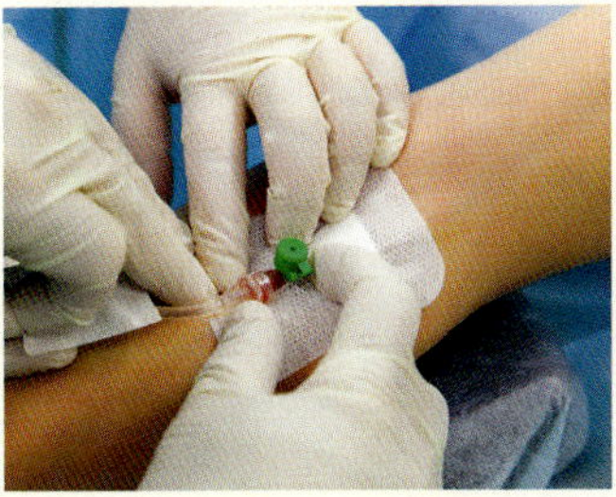

der **Venen-Katheter**
die Venen-Katheter

*venous catheter*

✋ einen Venen-Katheter legen

ⓘ Vor einer Infusion muss ein Venen-Katheter gelegt werden.

💬 „Bitte achte darauf, dass der Venen-Katheter richtig liegt."

1 2 3 4 5 6 7 8

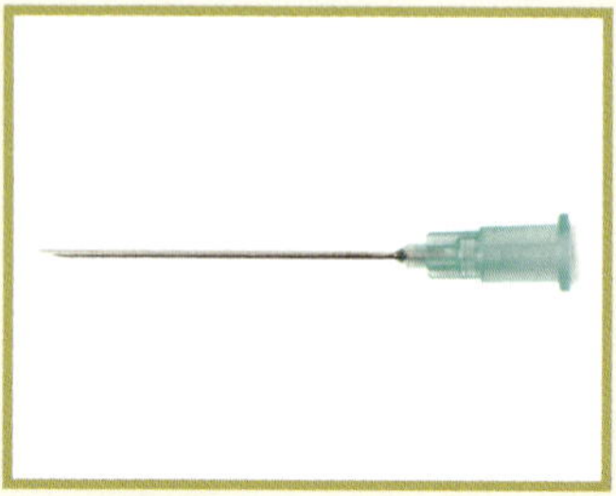

die **Kanüle**
die Kanülen

*cannula*

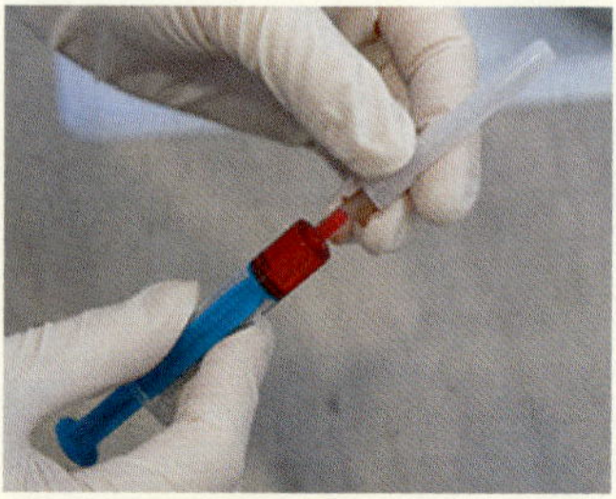

die Kanüle aufstecken

Die Kanüle wird auf die fertige Spritze gesteckt.

Bitte wählen Sie für die Injektion eine große Kanüle aus.“

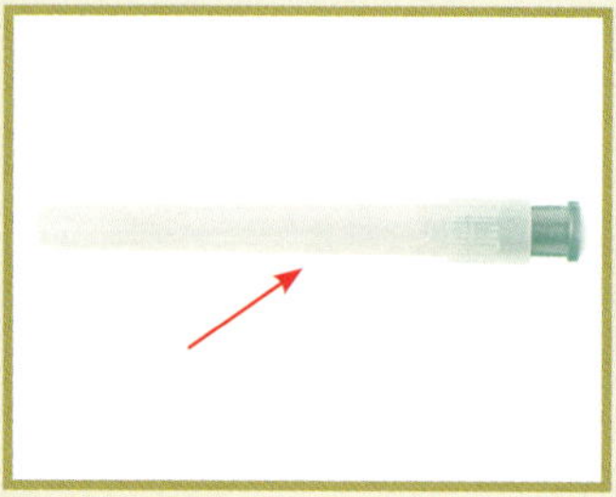

die **Kappe**
die Kappen

*cap*

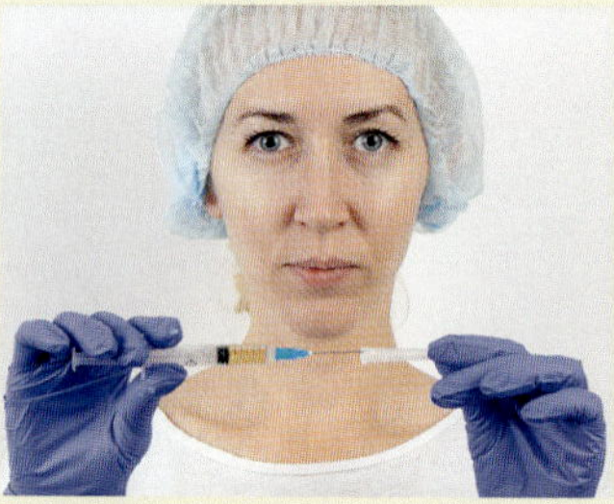

die Kappe abziehen

Vor der Injektion wird die Kappe von der Kanüle abgezogen.

Steck die Kappe nach der Injektion nicht wieder zurück auf die Kanüle.“

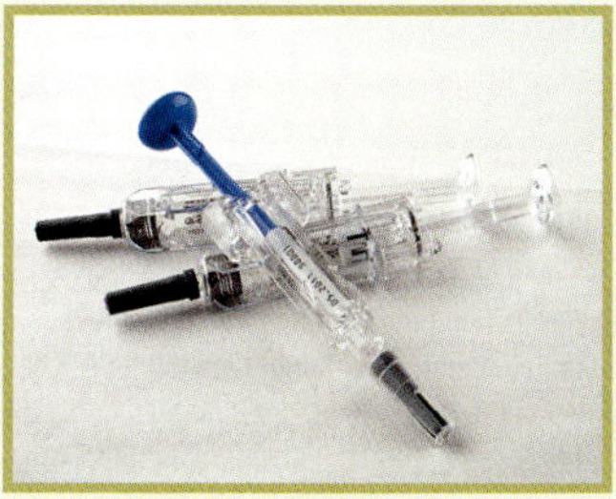

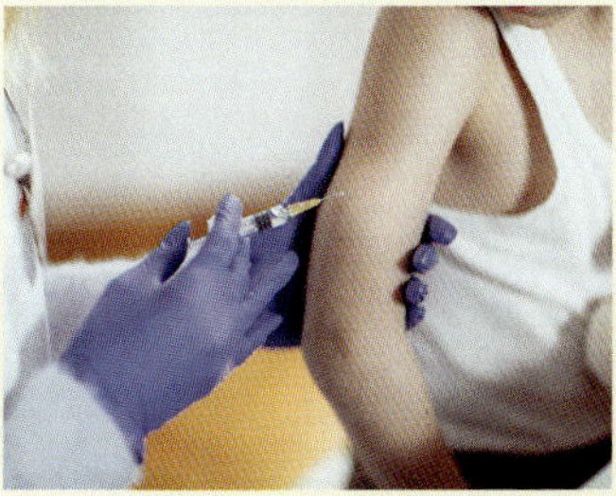

die **Fertig-Spritze**
die Fertig-Spritzen

*ready-to-use syringe*

eine Fertig-Spritze geben

Impfstoffe werden meistens in Fertig-Spritzen angeboten.

„Die Fertig-Spritzen zur Tetanus-Impfung lagern wir im Kühlschrank."

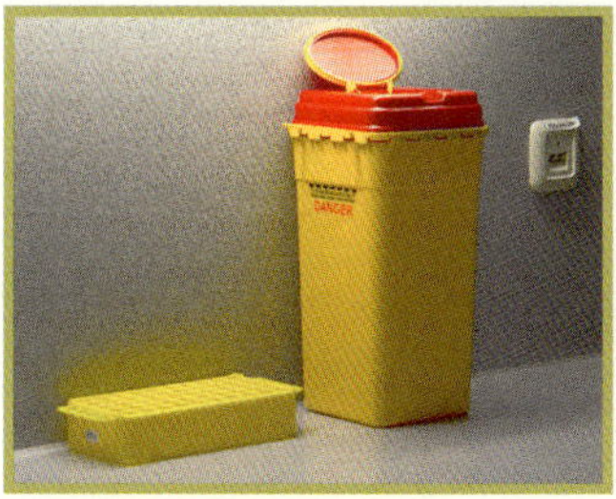

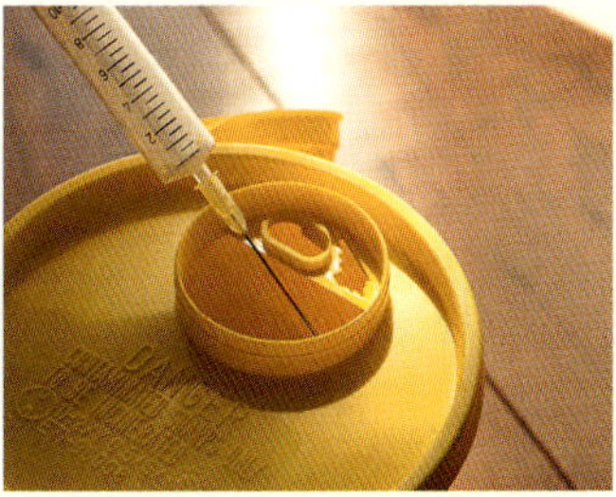

der **Abwurf-Behälter**
die Abwurf-Behälter

*sharps disposal container*

etwas im Abwurf-Behälter entsorgen

Gebrauchte Kanülen und Butterflys werden im stichfesten Abwurf-Behälter entsorgt.

„Bitte werfen Sie auch Fertig-Spritzen immer in den Abwurf-Behälter."

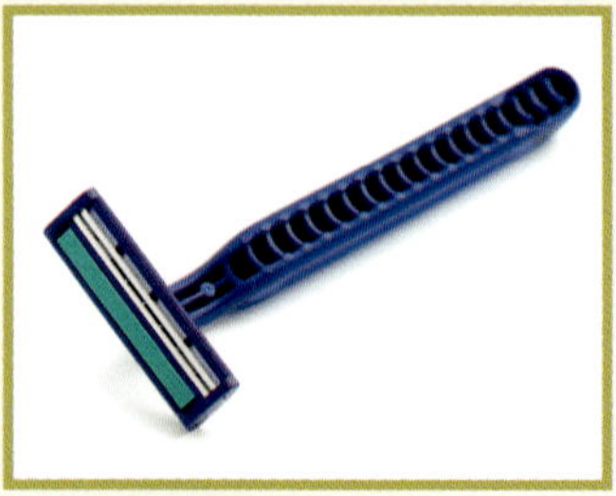

der **Einmal-Rasierer**
die Einmal-Rasierer

*disposable razor*

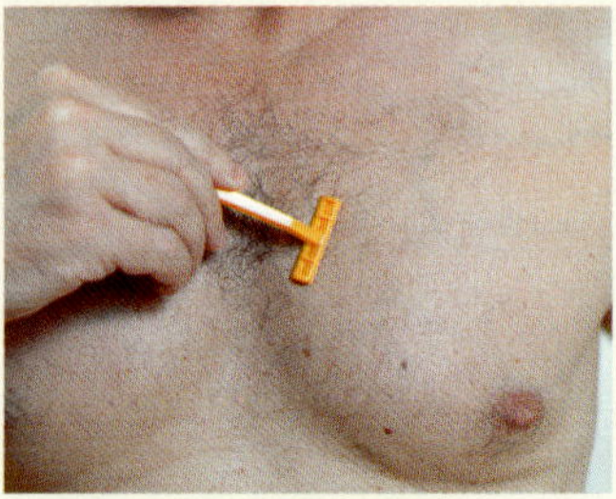

den Einmal-Rasierer benutzen

Mit dem Einmal-Rasierer werden Haare im Operationsgebiet entfernt.

„Du kannst den Einmal-Rasierer auch beim EKG benutzen, wenn Männer eine starke Brustbehaarung haben."

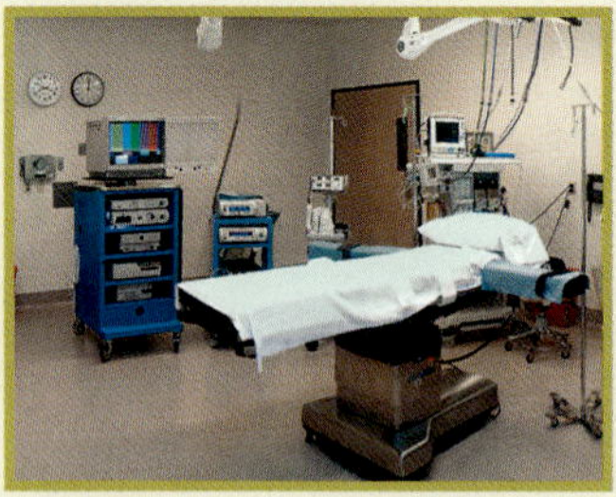

der **OP**
die OPs

*operating room,*
*operating theatre*

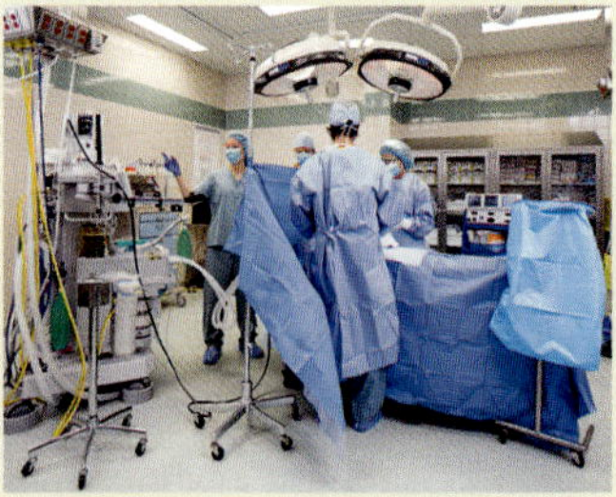

im OP operieren

OP ist die Abkürzung für den Operationssaal, in dem operiert wird.

„Der Patient ist schon im OP."

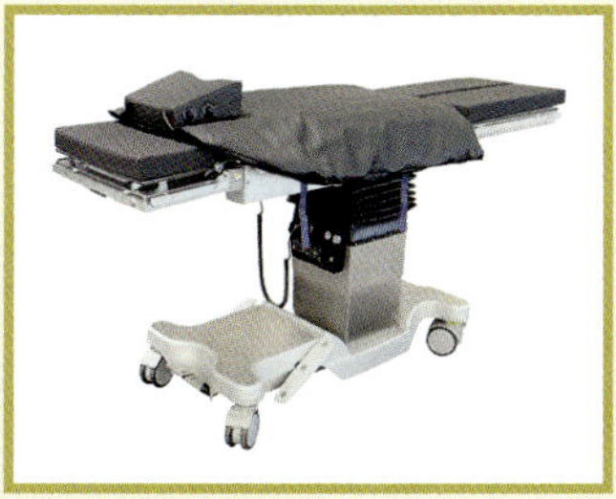

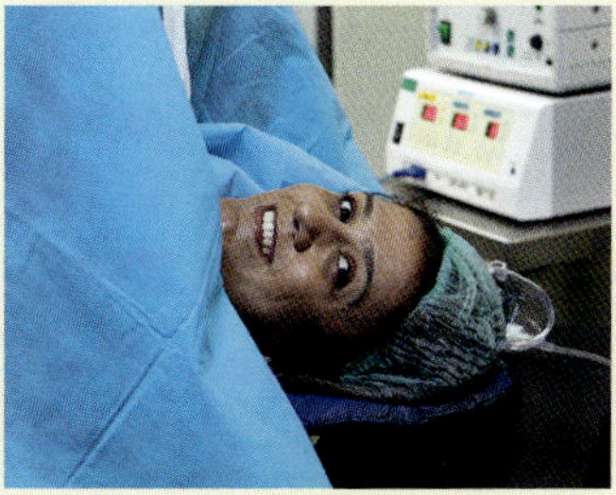

der **OP-Tisch**
die OP-Tische

*operating table*

auf dem OP-Tisch liegen

Bei einem chirurgischen Eingriff (Operation) wird der Patient auf dem OP-Tisch gelagert. OP bedeutet Operation.

„Sie werden auf dem OP-Tisch bequem liegen."

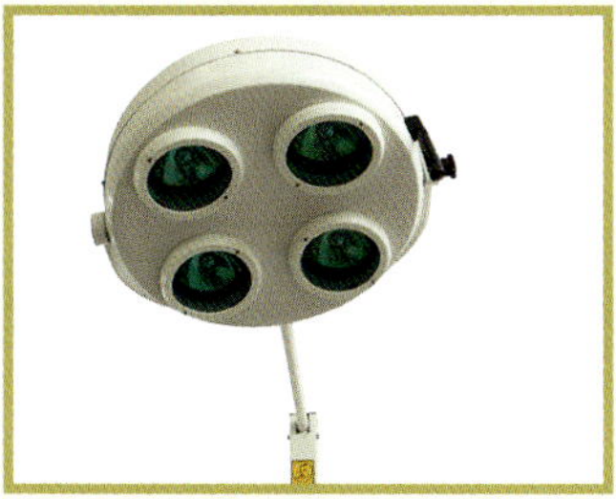

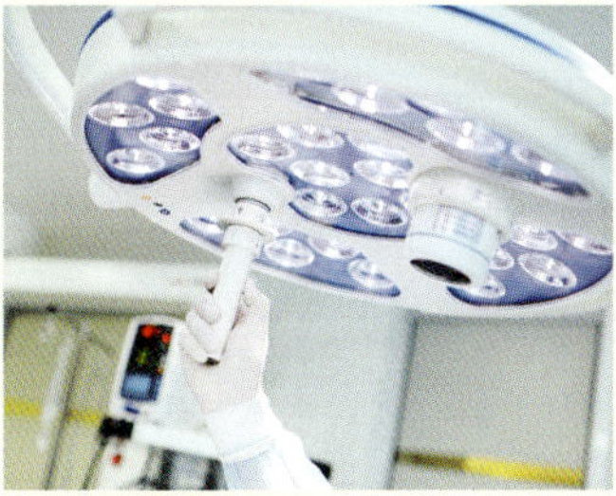

die **OP-Lampe**
die OP-Lampen

*operating lamp*

die OP-Lampe einstellen

Die OP-Lampe ist an der Decke des OP-Saals befestigt.

„Bitte berühren Sie nicht die OP-Lampe."

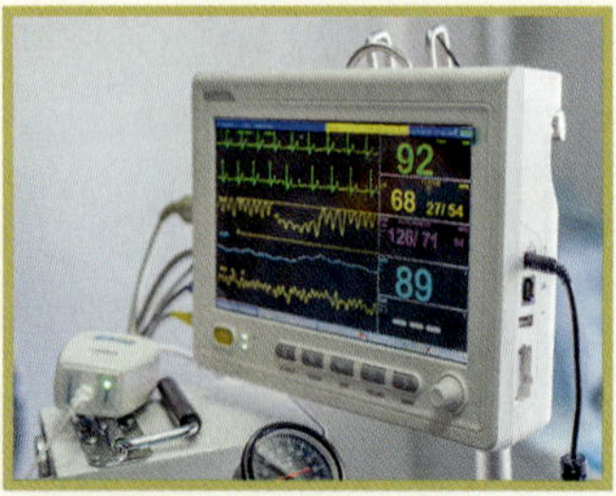


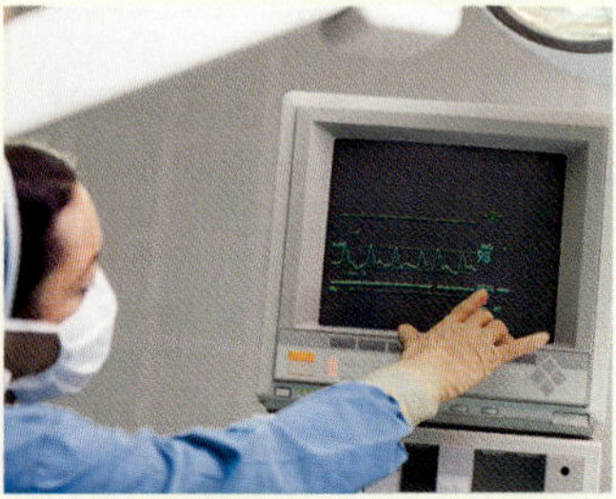

der **Monitor**
die Monitore

*monitor*

den Monitor beobachten

Der Monitor zeigt einige Körperfunktionen des Patienten an.

„Auf dem Monitor kannst du die Herztätigkeit des Patienten verfolgen."

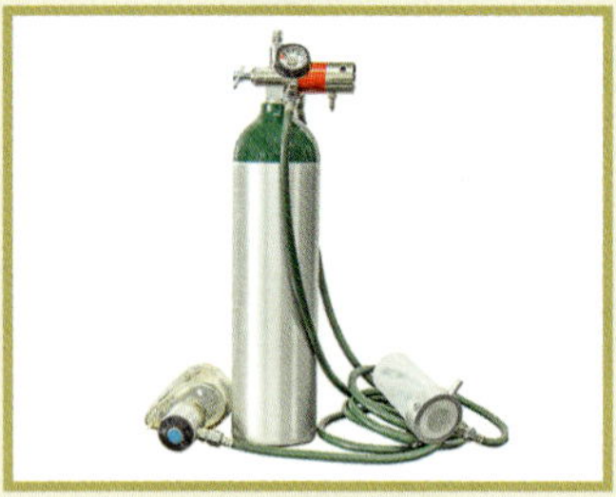

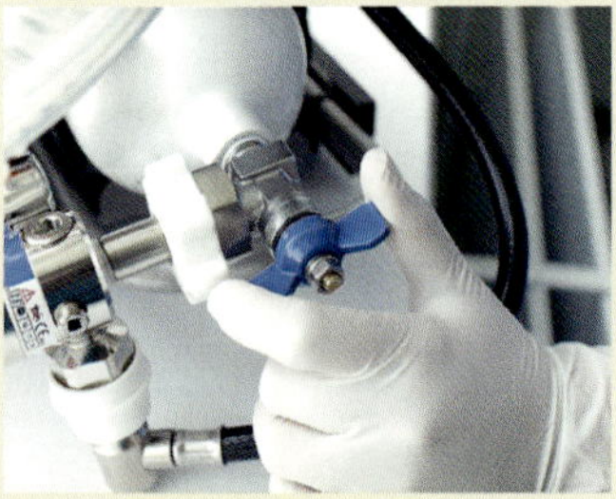

die **Sauerstoff-Flasche**
die Sauerstoff-Flaschen

*oxygen cylinder*

die Sauerstoff-Flasche aufdrehen

Sauerstoff-Flaschen stehen bereit für Patienten mit Atemnot.

„Bitte holen Sie schnell die Sauerstoff-Flasche und eine Atemmaske."

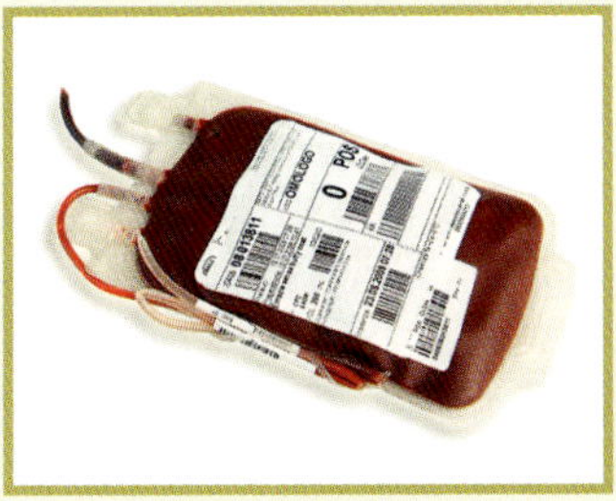

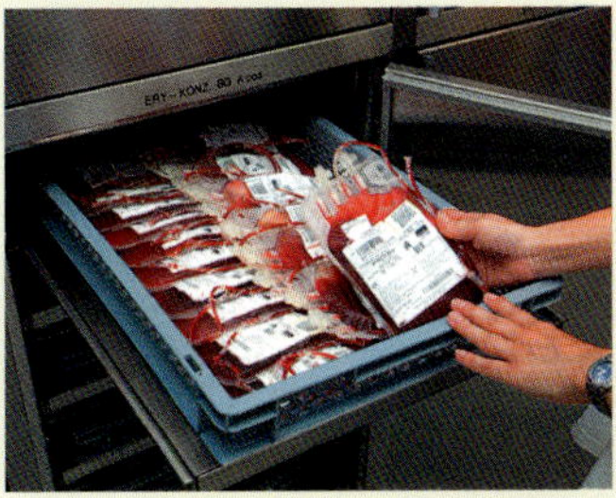

die **Blutkonserve**
die Blutkonserven

*blood bag*

eine Blutkonserve abholen

ⓘ Eine Blutkonserve enthält Blut zur Bluttransfusion.

„Hast du schon die Blutkonserven aus der Blutbank abgeholt?"

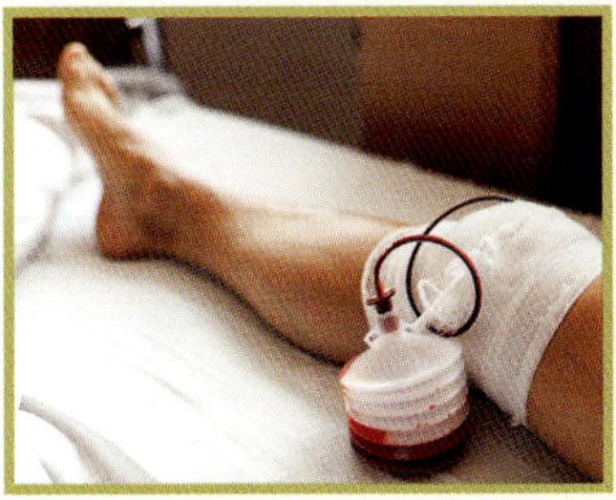

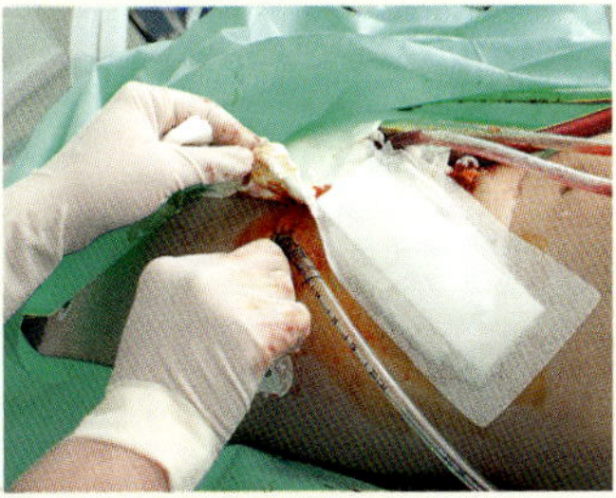

die **Drainage**
die Drainagen

*drainage, drain*

eine Drainage anlegen

ⓘ Eine Drainage leitet das Sekret aus einer Wunde ab.

„Wir müssen nachsehen, ob die Drainage noch richtig liegt."

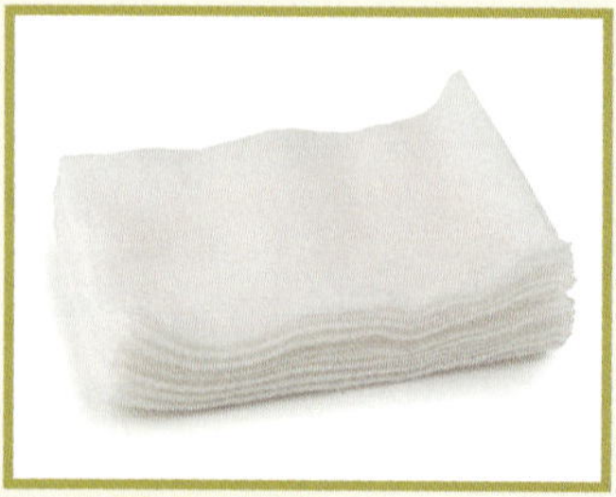

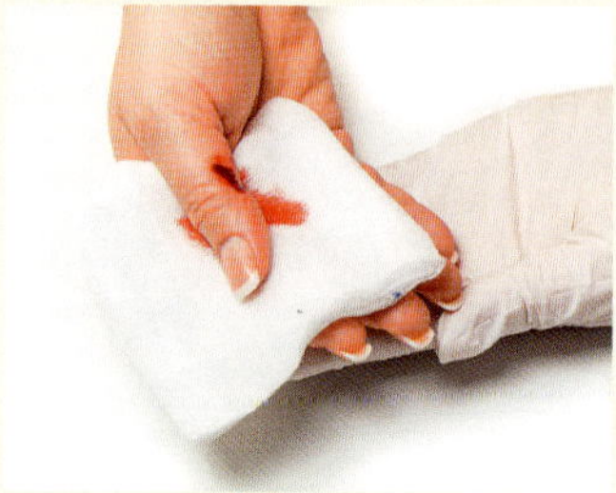

die **Kompresse**
die Kompressen

*gauze pad*

eine Kompresse unterlegen

Die Kompresse wird auf die gereinigte Wunde gelegt.

„Bitte reichen Sie mir die sterile Kompresse."

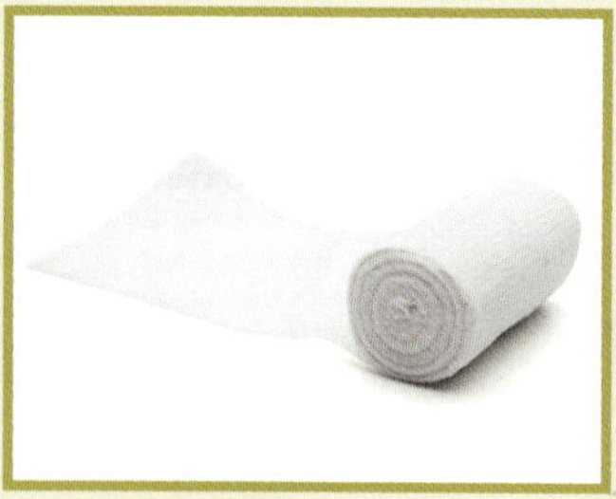

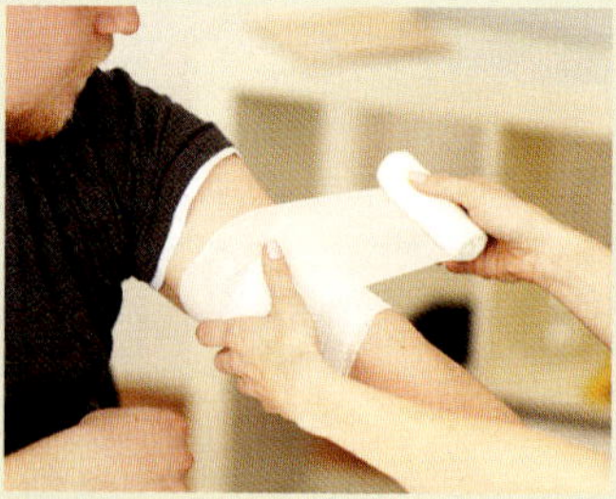

die **Mullbinde**
die Mullbinden

*gauze bandage*

eine Mullbinde anlegen

Mit der Mullbinde wird die Kompresse festgewickelt.

„Für diesen Verband brauchst du eine breite Mullbinde."

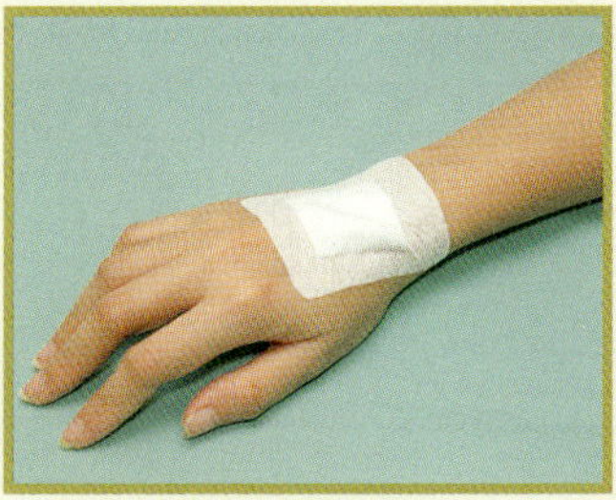

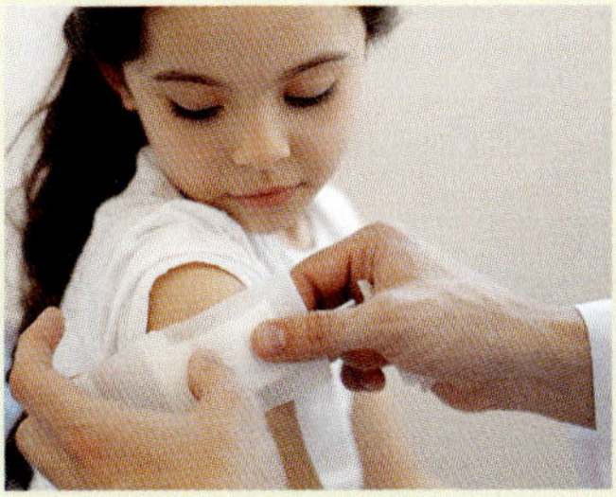

der **Wund-Verband**
die Wund-Verbände

*wound dressing*

den Wund-Verband aufkleben

Ein Wund-Verband ist ein großes steriles Pflaster.

„Versorgen Sie die kleine Wunde lieber mit einem Wund-Verband als mit einer Kompresse."

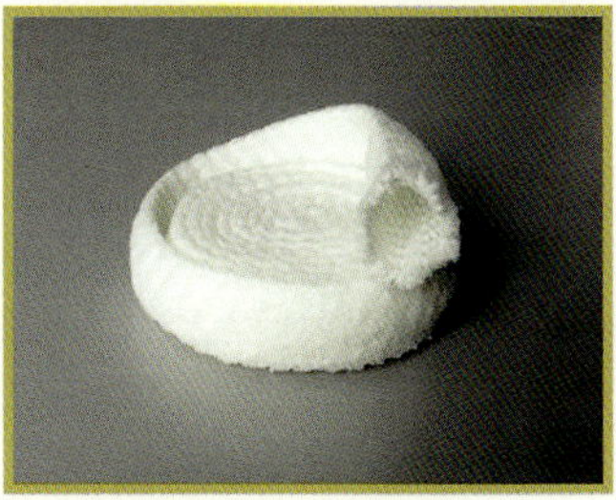

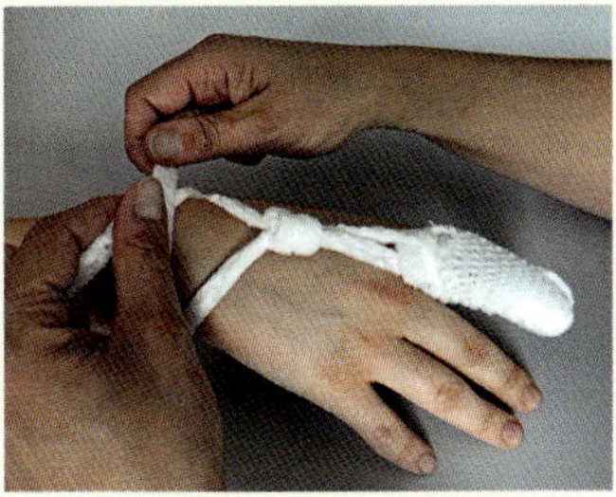

der **Schlauch-Verband**
die Schlauch-Verbände

*tubular bandage*

einen Schlauch-Verband anlegen

Bei Verletzungen der Finger wird ein Schlauch-Verband angelegt.

„Wenn du den Schlauch-Verband angelegt hast, musst du ihn am Handgelenk verknoten."

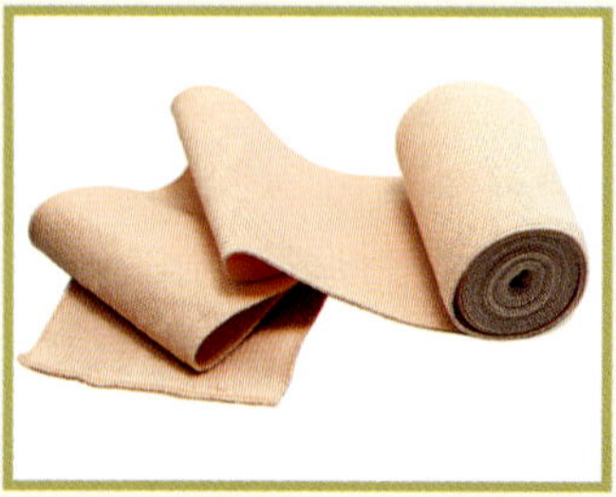

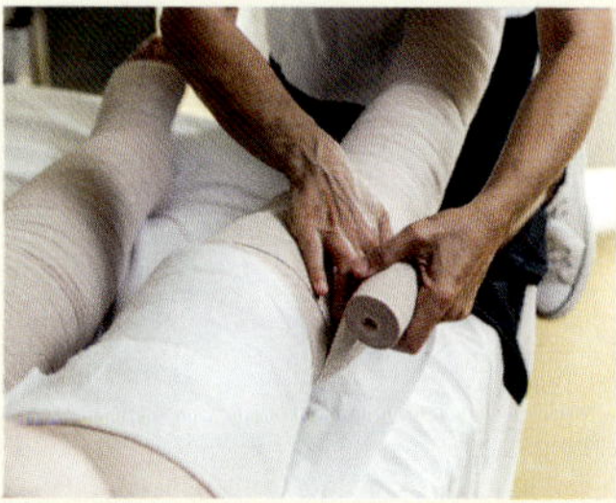

der **Kompressions-Verband**
die Kompressions-Verbände

einen Kompressions-Verband anlegen

*compression bandage*

Bei Venenleiden wird ein Kompressions-Verband angelegt.

„Achte darauf, den Kompressions-Verband von unten nach oben zu wickeln."

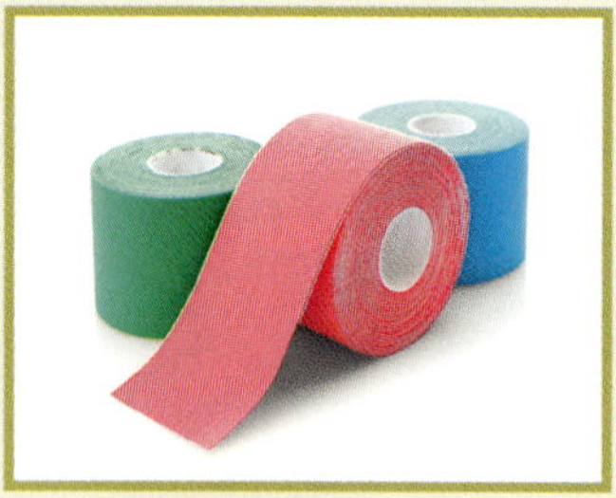

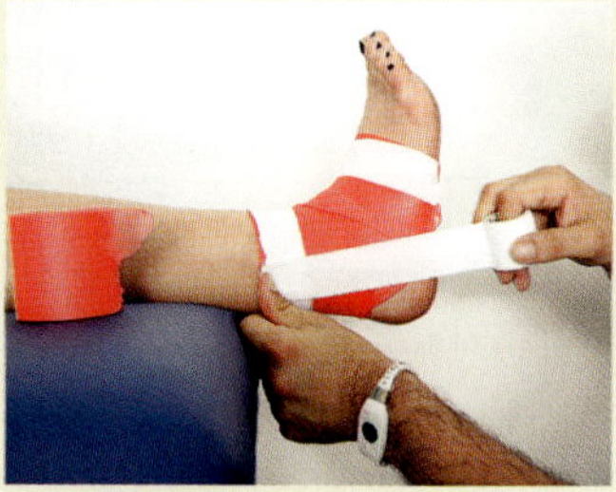

der **Tape-Verband**
die Tape-Verbände

einen Tape-Verband anlegen

*tape bandage*

Ein Tape-Verband entlastet die Gelenke.

„Bevor Sie einen Tape-Verband anlegen, muss die Haut des Patienten gereinigt werden."

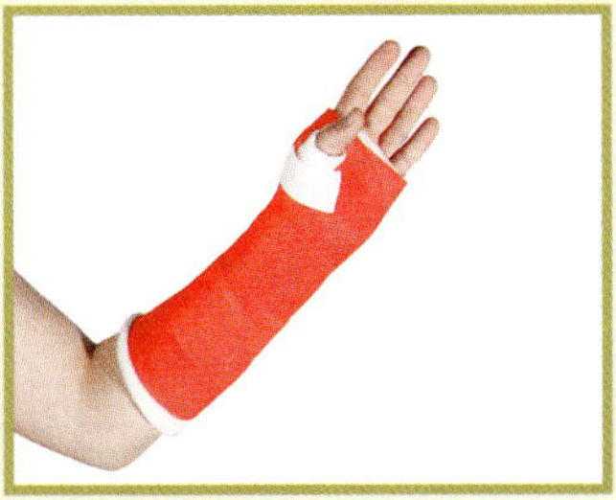

der **Cast-Verband**
die Cast-Verbände

*cast bandage*

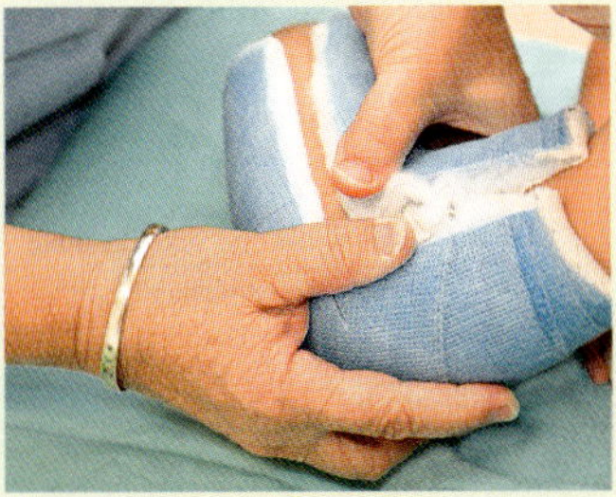

einen Cast-Verband abnehmen

Der Cast-Verband besteht aus Kunststoff-Gips.

„Bitte erklären Sie dem Patienten die Vorteile eines Cast-Verbandes."

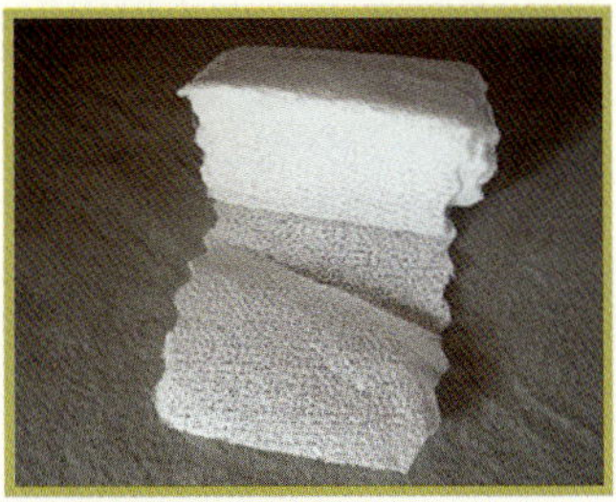

der **Gips-Verband**
die Gips-Verbände

*plaster cast*

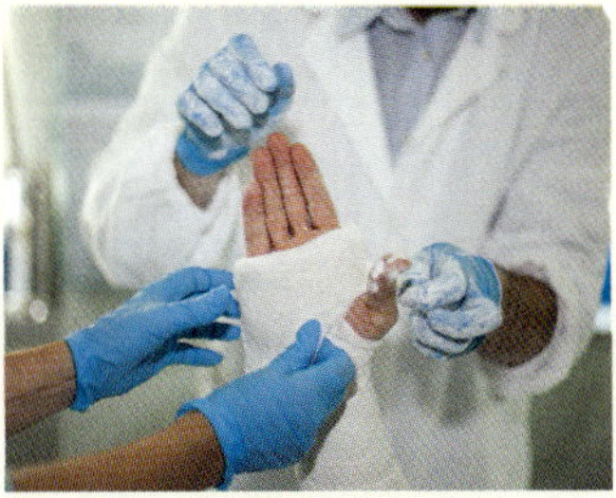

einen Gips-Verband anlegen

Ein Gips-Verband wird bei einem Knochenbruch angelegt.

„Bitte machen Sie einen Termin für die Kontrolle des Gips-Verbandes."

1 2 3 4 5 6 7 8

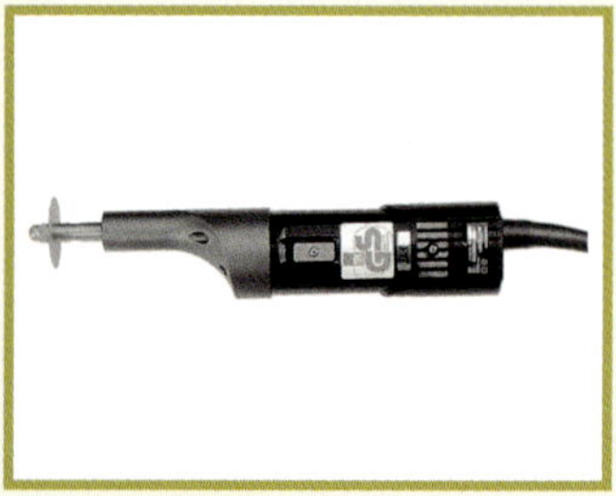

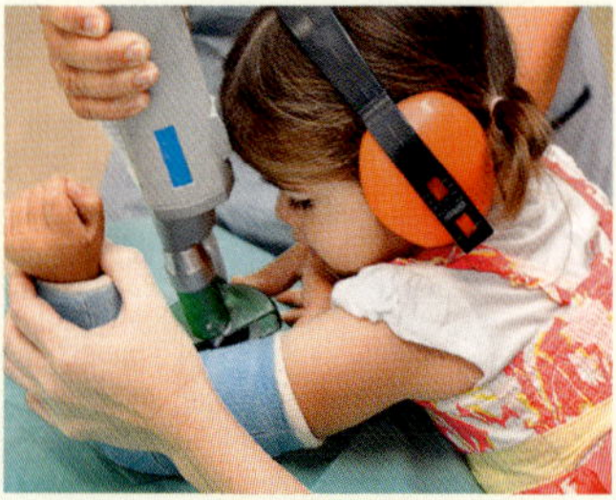

die **Gips-Säge**
die Gips-Sägen

*plaster saw*

mit der Gips-Säge schneiden

Mit der Gips-Säge wird ein Gips-Verband aufgeschnitten.

„Haben Sie keine Angst. Die Gips-Säge kann Sie nicht verletzen."

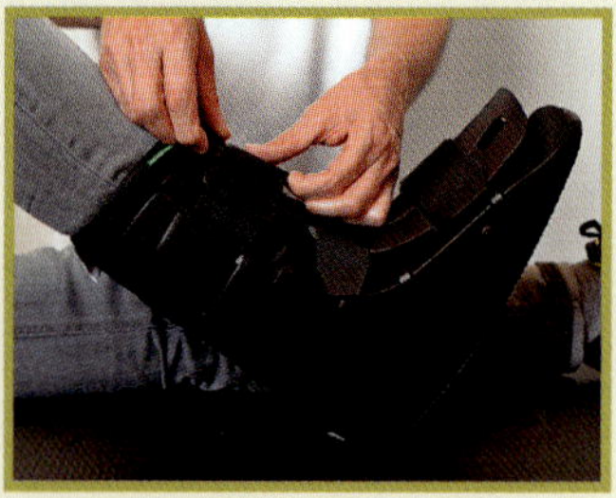

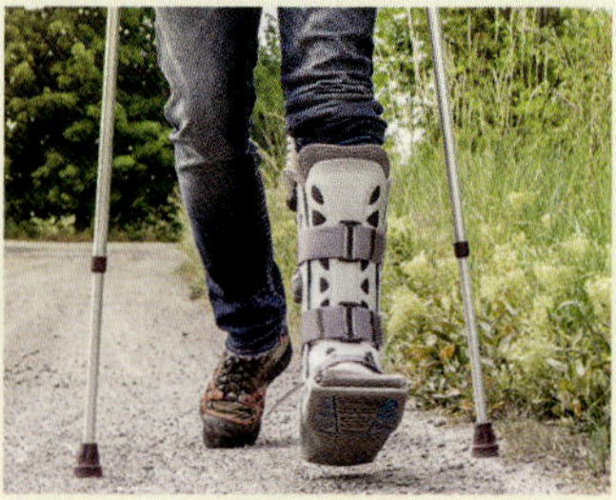

die **Schiene**
die Schienen

*splint*

mit einer Schiene gehen

Verletzte Arme und Beine können in einer Schiene langsam ausheilen.

„Achten Sie darauf, das Bein in der Schiene nicht zu belasten."

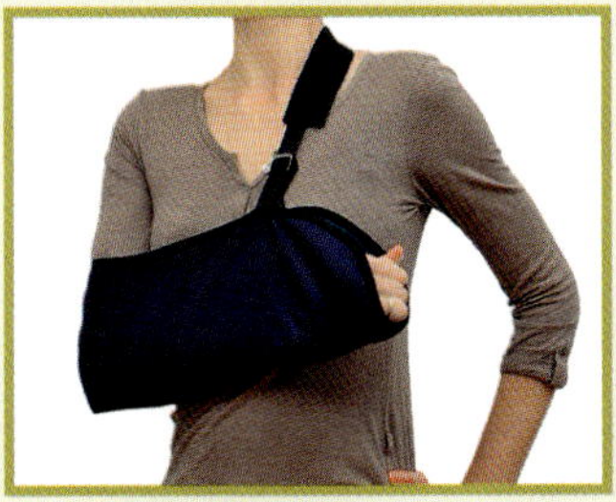

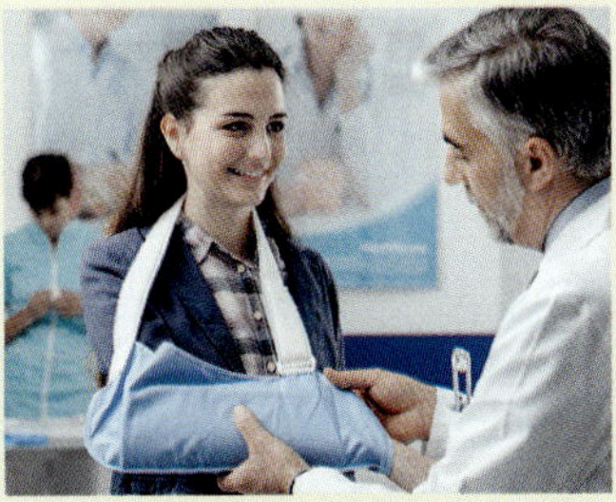

die **Armschlinge**
die Armschlingen

*arm sling*

die Armschlinge anpassen

Die Armschlinge soll einen verletzten Arm ruhigstellen.

„Tragen Sie den Arm mit Gips-Verband tagsüber in der Armschlinge."

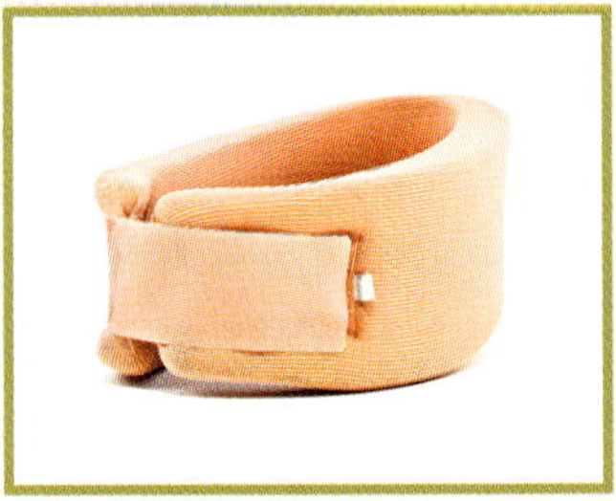

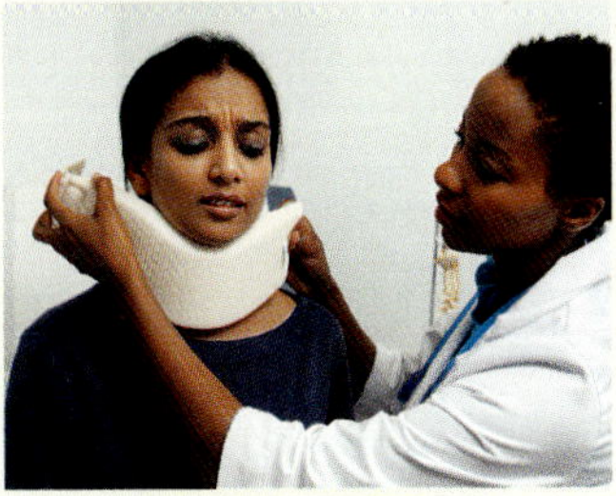

die **Cervicalstütze**
die Cervicalstützen

*neck brace*

eine Cervicalstütze anlegen

Die Cervicalstütze soll den Nacken bei Verletzungen stützen.

„Manchmal wird die Cervicalstütze von Patienten als Halskrause bezeichnet. "

# 6

# Versorgen und Pflegen

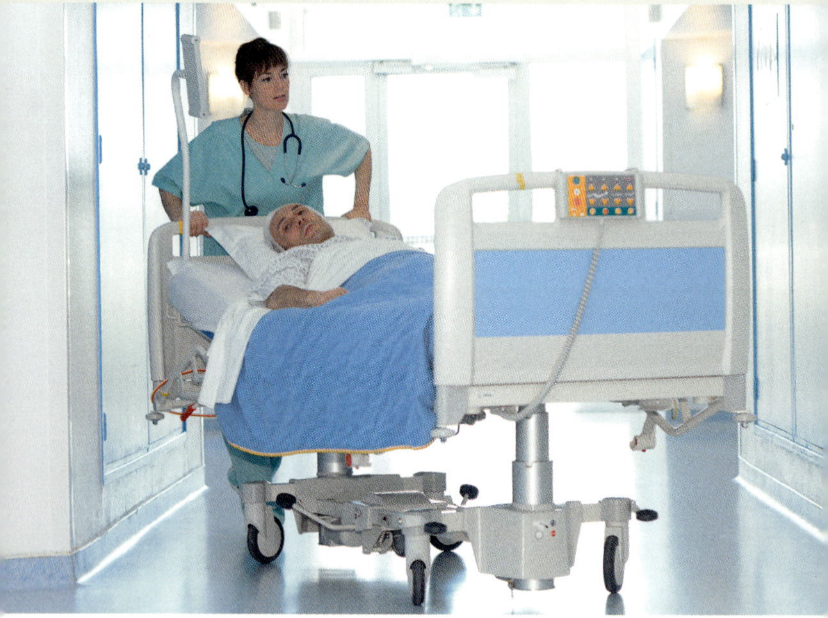

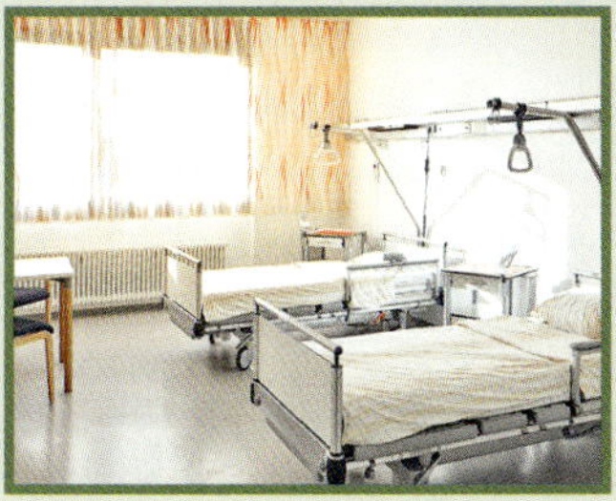

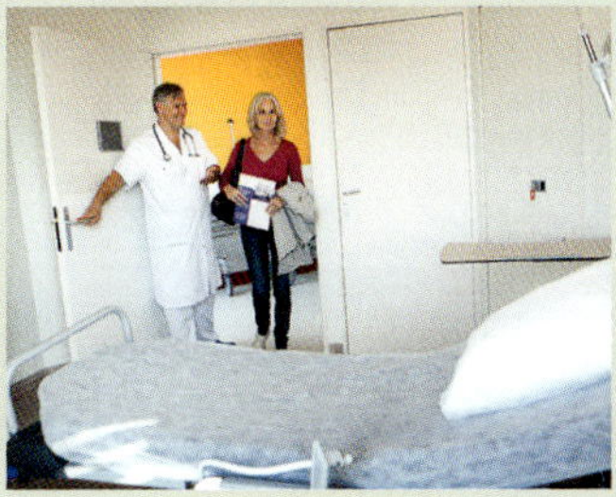

das **Patientenzimmer**
die Patientenzimmer

*patient room*

das Patientenzimmer betreten

In den meisten Patientenzimmern stehen zwei Betten.

„Bitte begleiten Sie die Patientin in ihr Patientenzimmer."

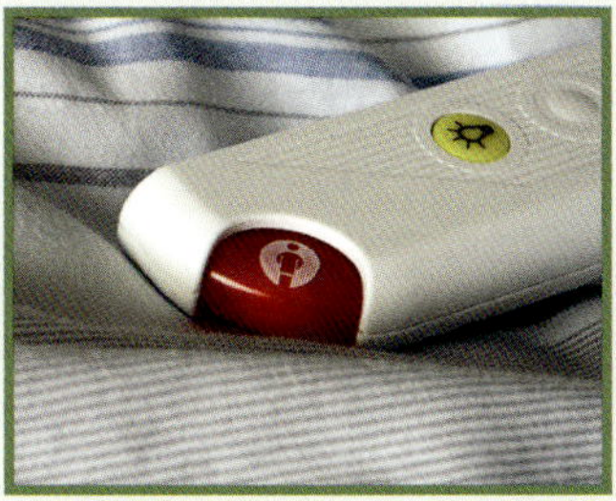

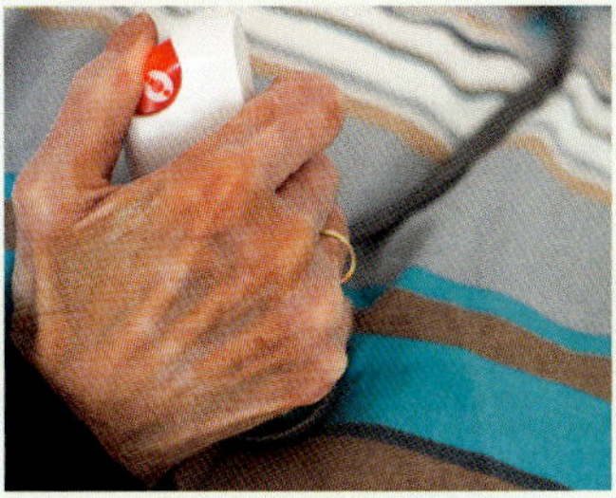

der **Patientenruf**
–

*nurse call*

den Patientenruf drücken

Mit dem Patientenruf kann der Patient einen Krankenpfleger rufen.

„Können Sie den Patientenruf gut erreichen?"

1 2 3 4 5 6 7 8

1 2 3 4 5 6 7 8

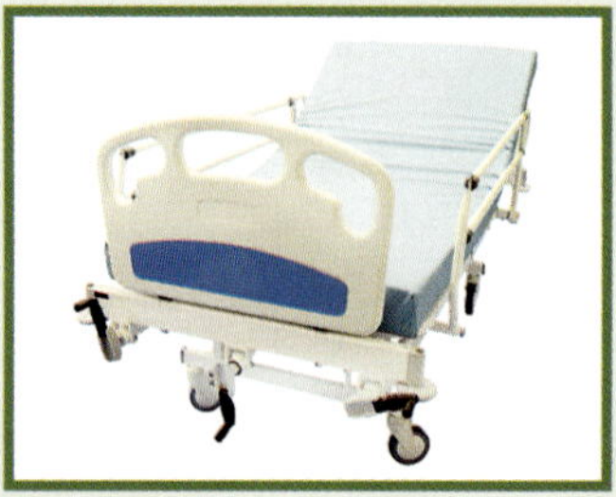

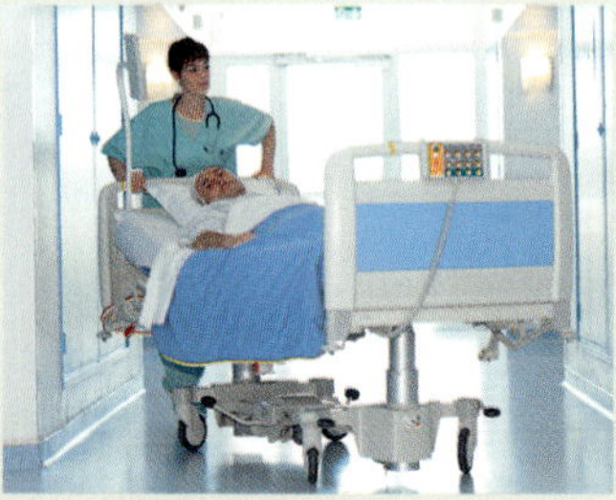

das **Bett**
die Betten

*bed*

das Bett schieben

Die Betten in Krankenhäusern sind in der Höhe verstellbar.

„Darf ich Ihr Bett machen?"

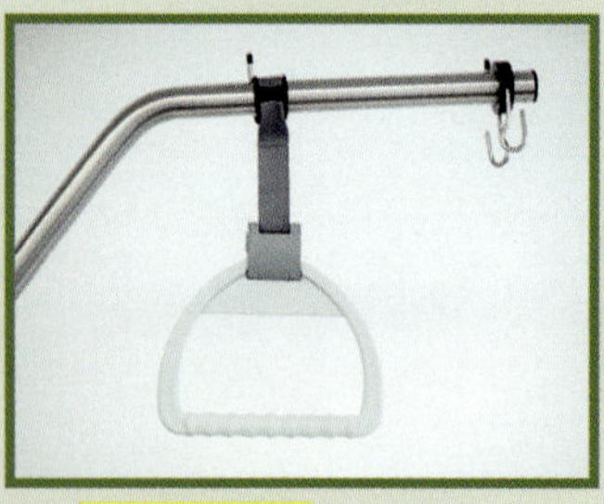

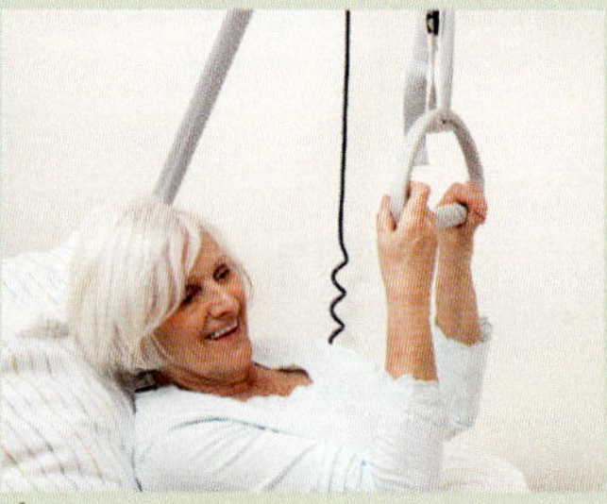

der **Bettgalgen**
die Bettgalgen

*bed trapeze*

am Bettgalgen festhalten

Der Bettgalgen erleichtert das Aufrichten im Bett.

„Sie können sich am Bettgalgen hochziehen."

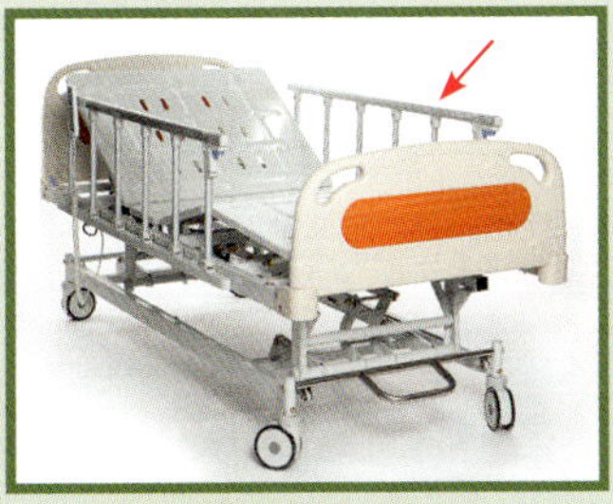

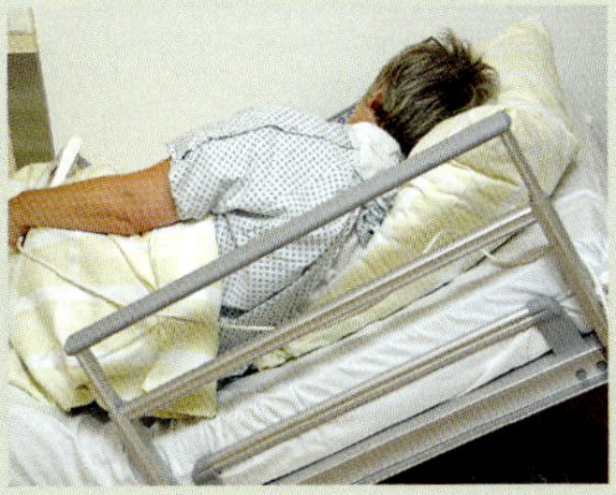

das **Bettgitter**
die Bettgitter

*bed rail*

das Bettgitter anbringen

Das Bettgitter schützt vor dem Herausfallen.

„Für die Nacht werden wir das Bettgitter hochstellen."

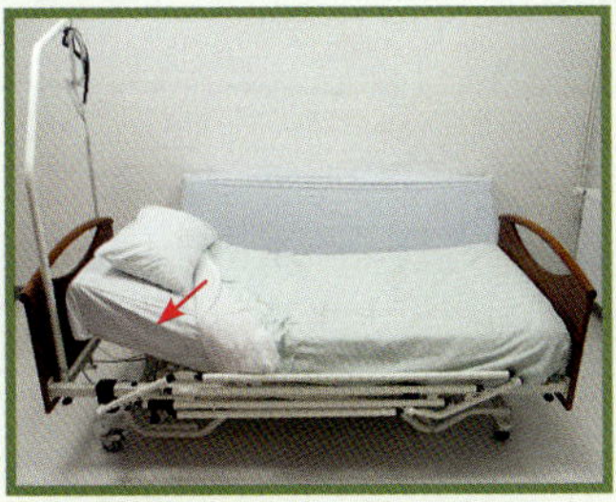

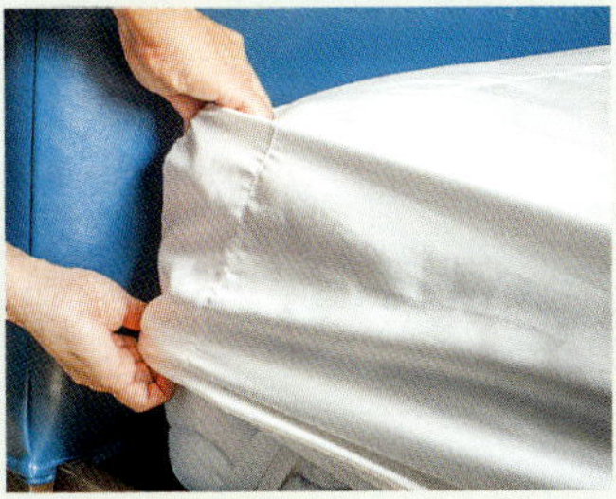

das **Bettlaken**
die Bettlaken

*bedsheet*

das Bettlaken wechseln

Das Bettlaken wird bei Bedarf gewechselt.

„Möchten Sie ein neues Bettlaken für Ihr Bett?"

1 2 3 4 5 6 7 8

1
2
3
4
5
6
7
8

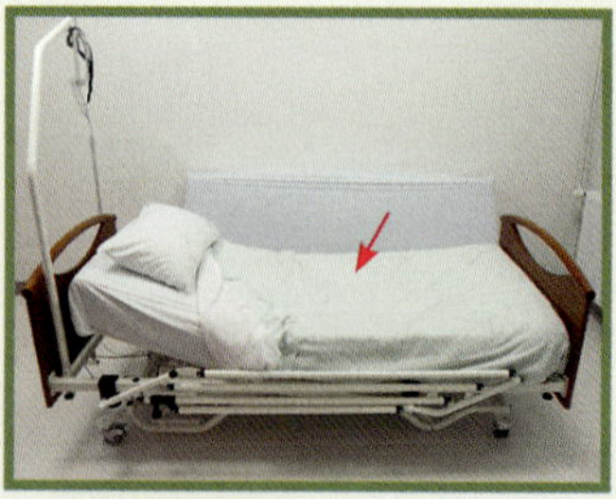

die **Bettdecke**
die Bettdecken

*blanket*

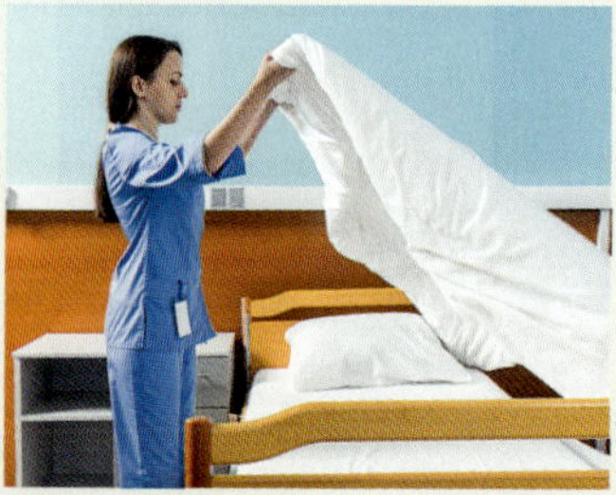

die Bettdecke ausschütteln

Bettdecken in Krankenhäusern enthalten synthetisches Füllmaterial.

„Brauchen Sie eine zweite Bettdecke?"

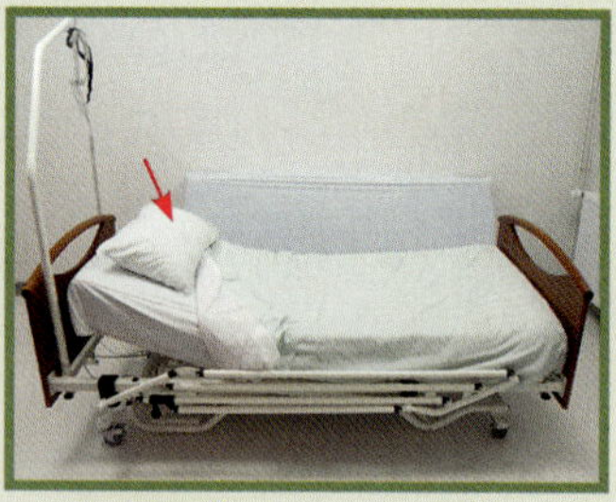

das **Kissen**
die Kissen

*pillow*

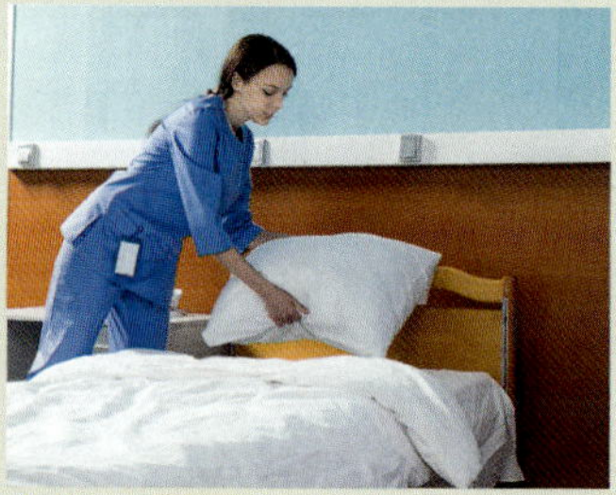

das Kissen richten

Im Krankenhaus gibt es auch spezielle Kissen zur Lagerung von Patienten.

„Ich lege Ihnen das Kissen unter die Ferse."

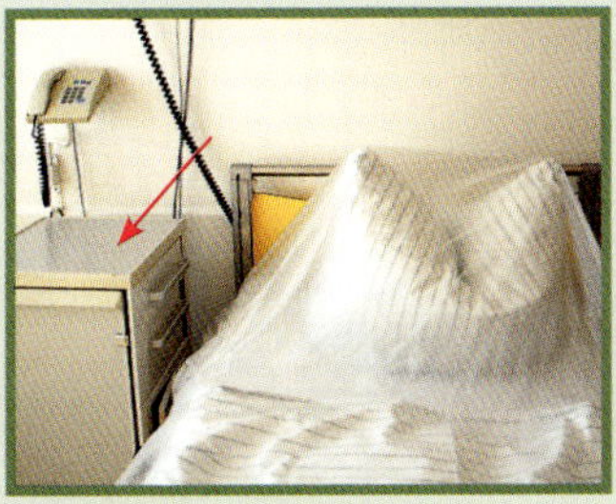

der **Nachttisch**
die Nachttische

*nightstand*

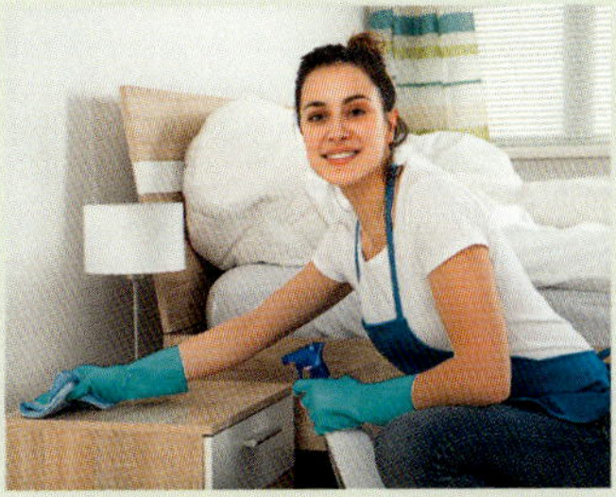

den Nachttisch abwischen

Im Nachttisch können persönliche Gegenstände aufbewahrt werden.

„Das Telefon steht auf Ihrem Nachttisch."

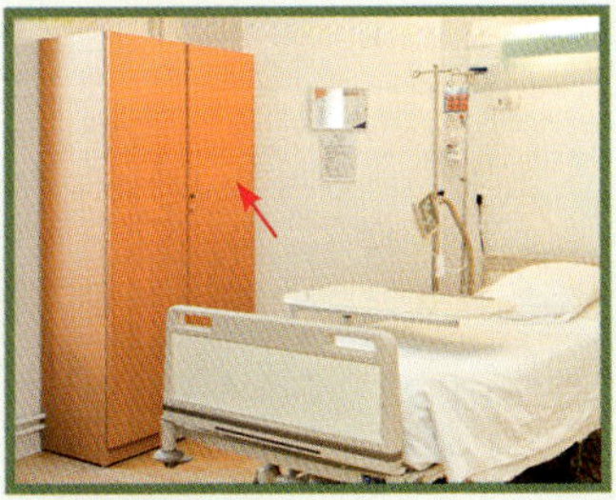

der **Schrank**
die Schränke

*wardrobe*

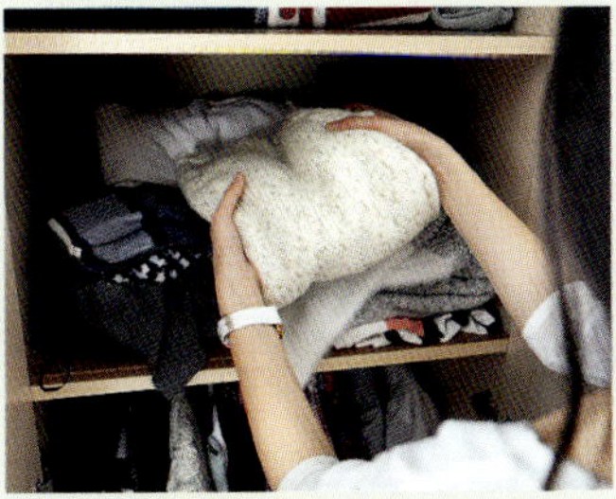

den Schrank einräumen

Jeder Patient hat einen eigenen Schrank im Zimmer.

„Soll ich Ihre Jacke in den Schrank hängen?"

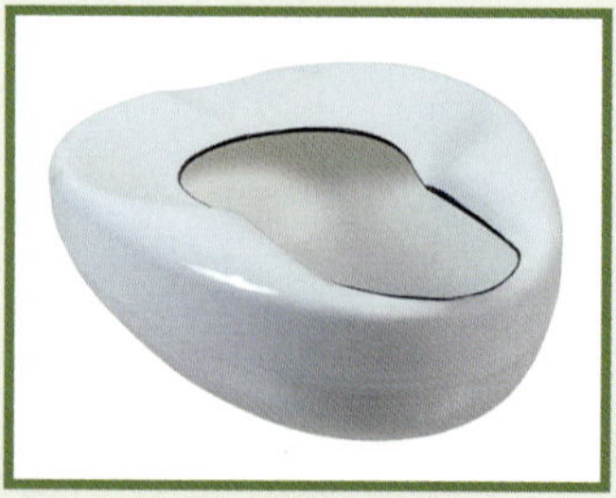

die **Bettpfanne**
die Bettpfannen

*bedpan*

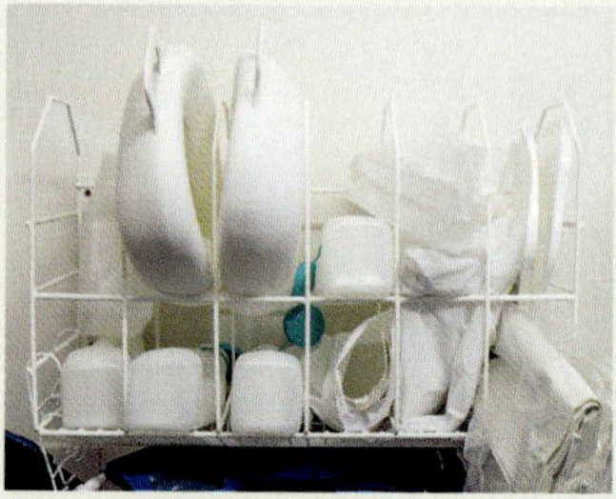

die Bettpfannen aufbewahren

ⓘ Die Bettpfanne wird auch Steckbecken genannt.

„Soll ich Ihnen eine Bettpfanne bringen?"

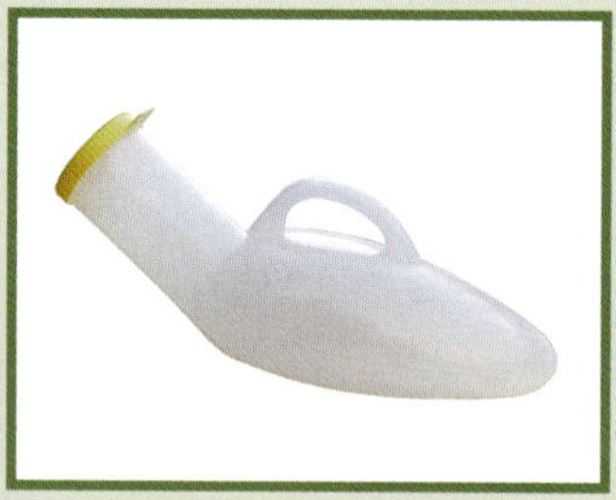

die **Urinflasche**
die Urinflaschen

*urine bottle*

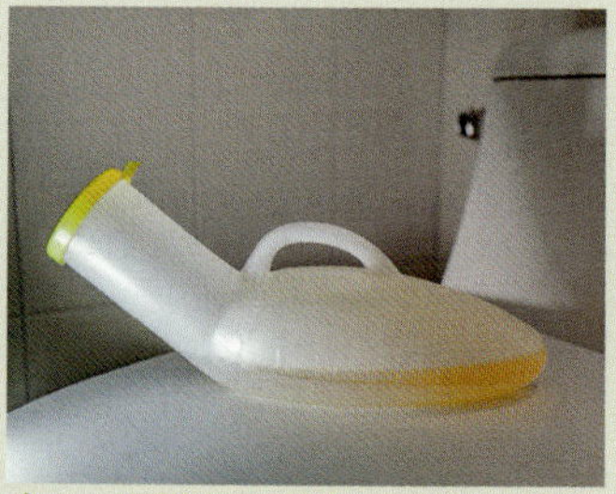

die Urinflasche leeren

ⓘ Wenn Patienten nicht zur Toilette gehen können, brauchen sie eine Urinflasche.

„Die Urinflasche wird jeden Morgen geleert."

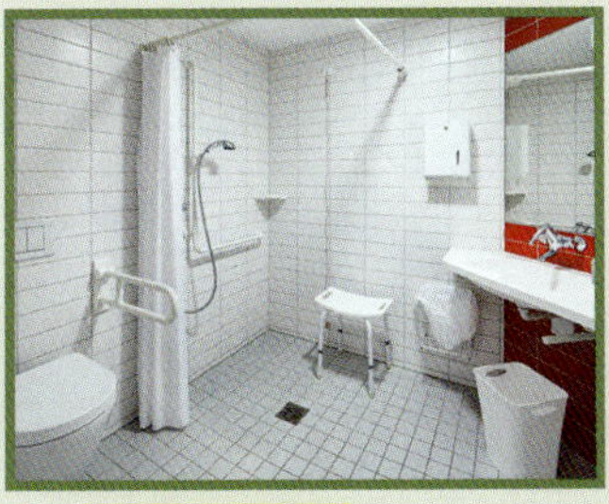

das **Badezimmer**
die Badezimmer

*bathroom*

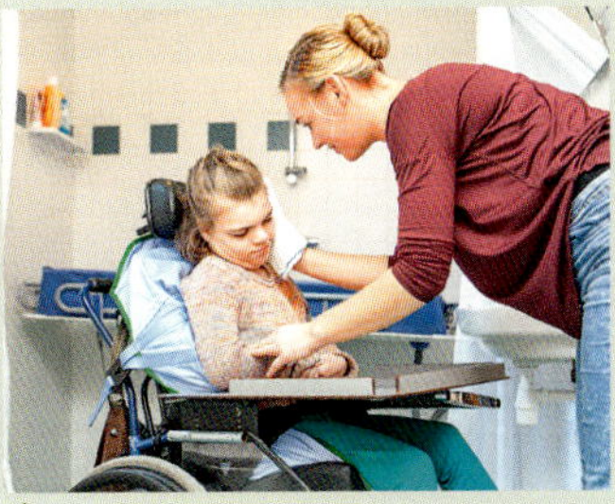

im Badezimmer waschen

Das Badezimmer ist auf dem Flur oder direkt im Patientenzimmer.

„Ich fahre Sie mit dem Rollstuhl ins Badezimmer."

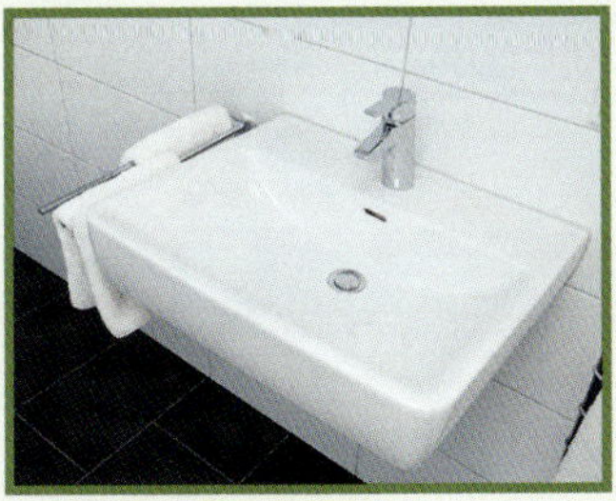

das **Waschbecken**
die Waschbecken

*sink, washbasin*

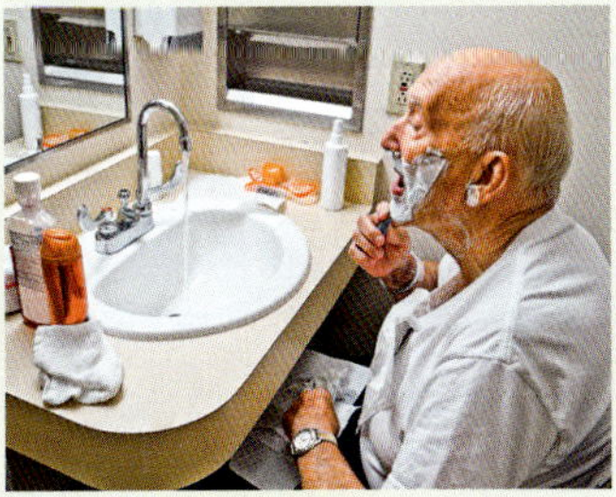

am Waschbecken sitzen

Die Waschbecken in Krankenhäusern sind meistens groß.

„Ihre Zahnbürste liegt auf dem Waschbecken."

1
2
3
4
5
6
7
8

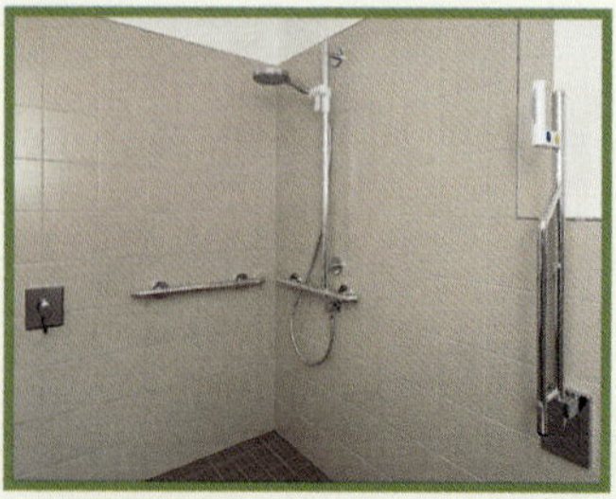

die **Dusche**
die Duschen

*shower*

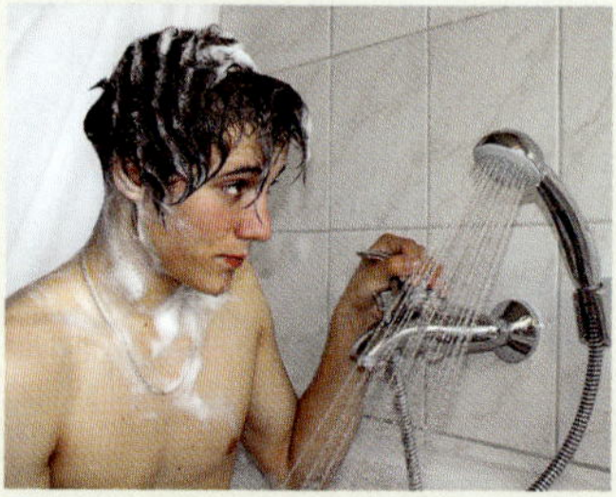

die Dusche anstellen

Die Duschen in Krankenhäusern sind behindertengerecht.

„In der Dusche steht ein Duschhocker für Sie."

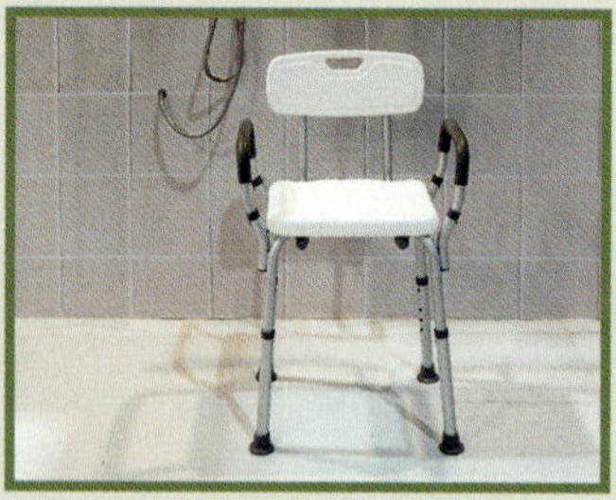

der **Duschhocker**
die Duschhocker

*shower stool, shower chair*

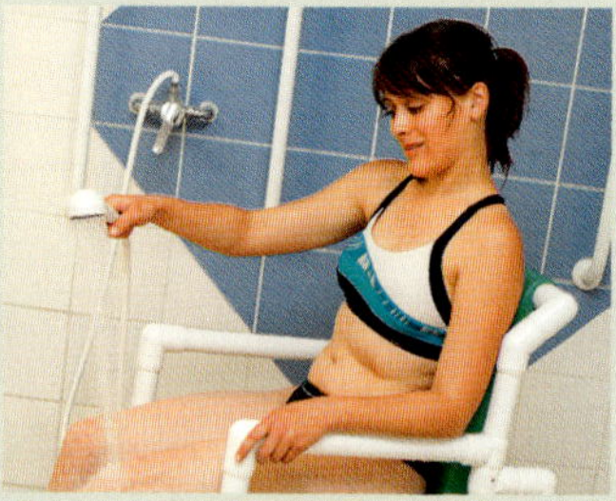

auf dem Duschhocker sitzen

Auf dem Duschhocker können ältere oder behinderte Patienten beim Duschen sitzen.

„Möchten Sie auf dem Duschhocker sitzen?"

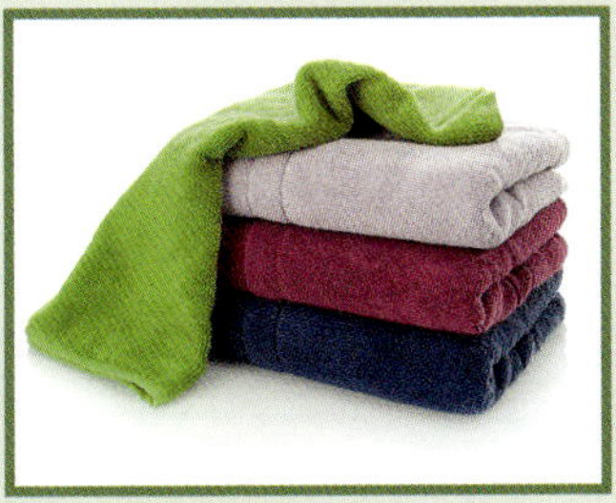

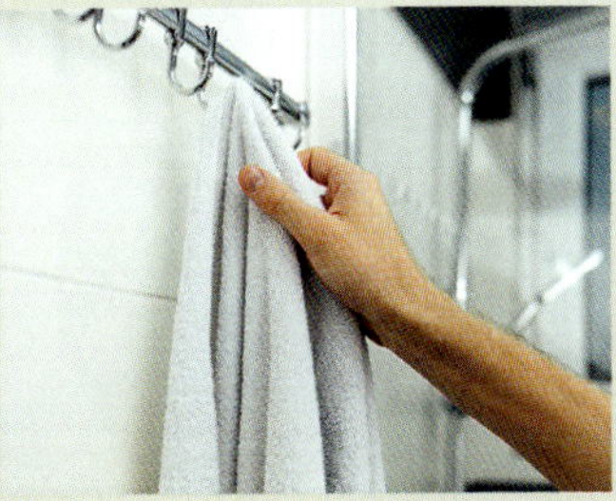

das **Handtuch**
die Handtücher

das Handtuch nehmen

*towel*

Die Handtücher liegen im Badezimmer.

„Ich hänge das Handtuch an den Haken."

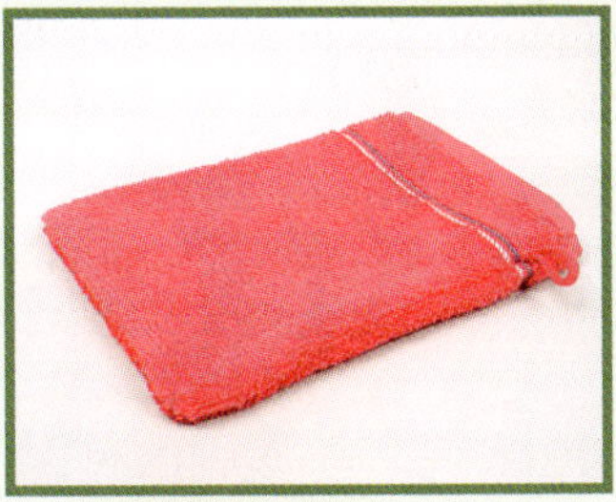

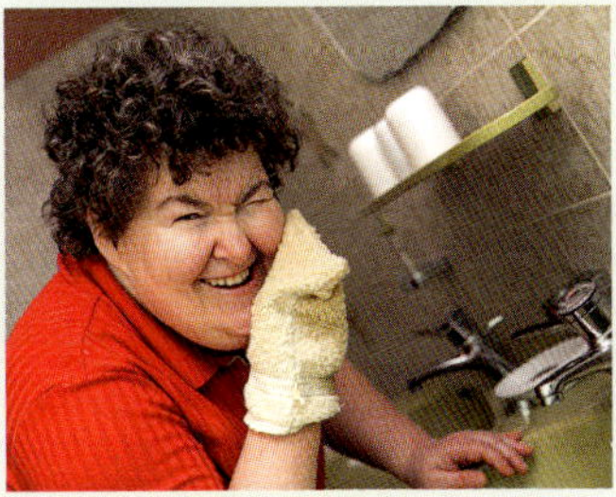

der **Waschlappen**
die Waschlappen

den Waschlappen benutzen

*face cloth*

Für den Intimbereich wird ein eigener Waschlappen benutzt.

„Das hier ist der Waschlappen für das Gesicht."

1 2 3 4 5 6 7 8

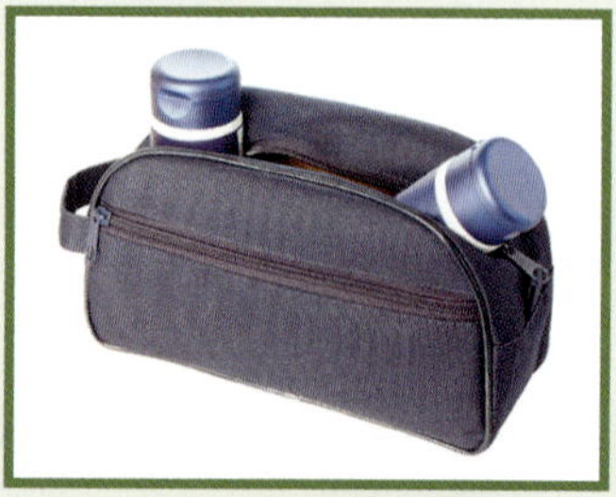

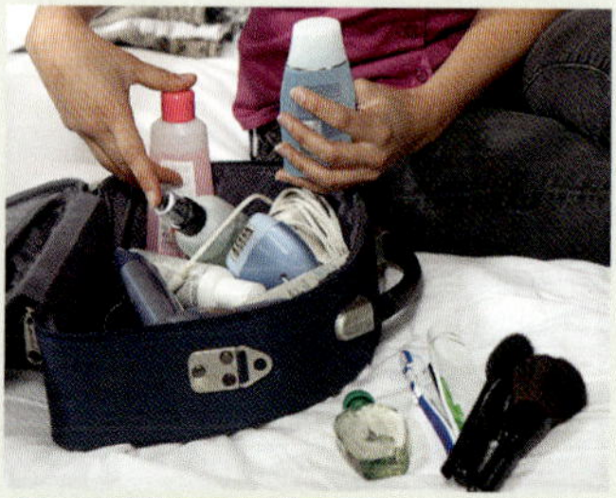

die **Kulturtasche**
die Kulturtaschen

*toilet bag*

die Kulturtasche packen

ⓘ In der Kulturtasche bringen Patienten ihre persönlichen Gegenstände zur Körperpflege mit.

„Holen Sie mir bitte die Hautcreme aus meiner Kulturtasche?"

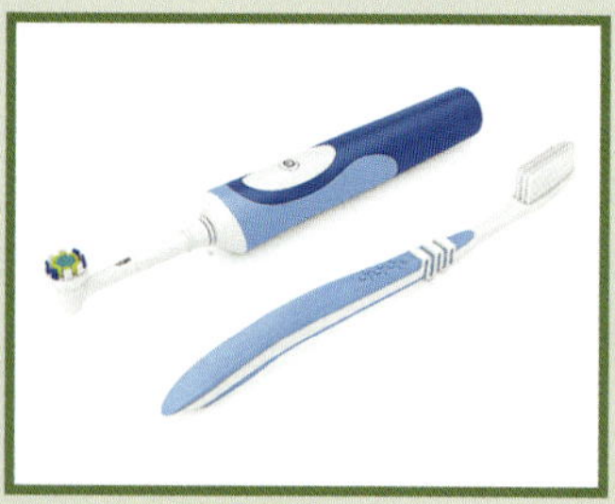

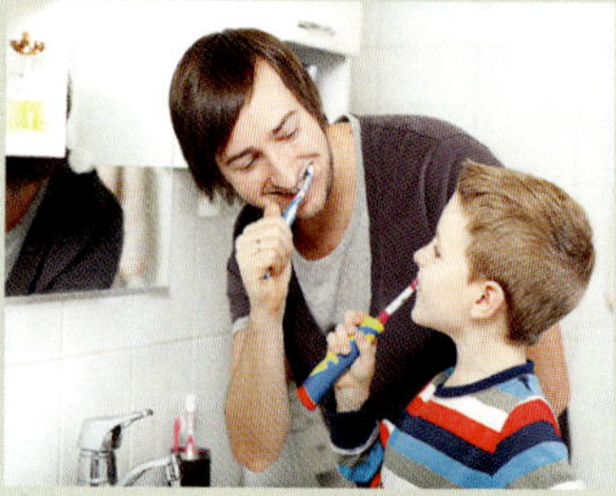

die **Zahnbürste**
die Zahnbürsten

*toothbrush*

mit der Zahnbürste putzen

ⓘ Es gibt normale und elektrische Zahnbürsten.

„Gehört die elektrische Zahnbürste Ihnen?"

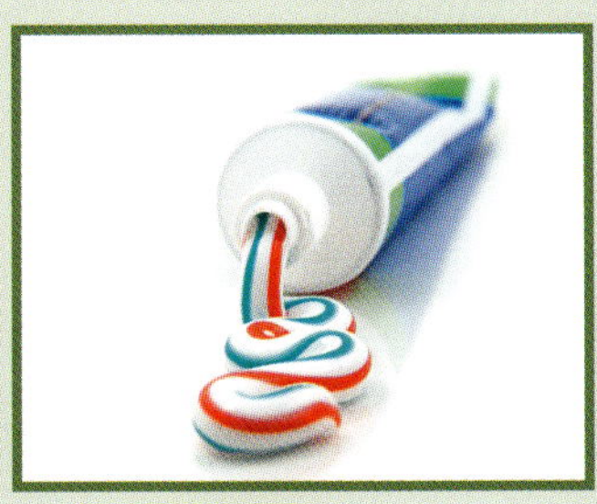

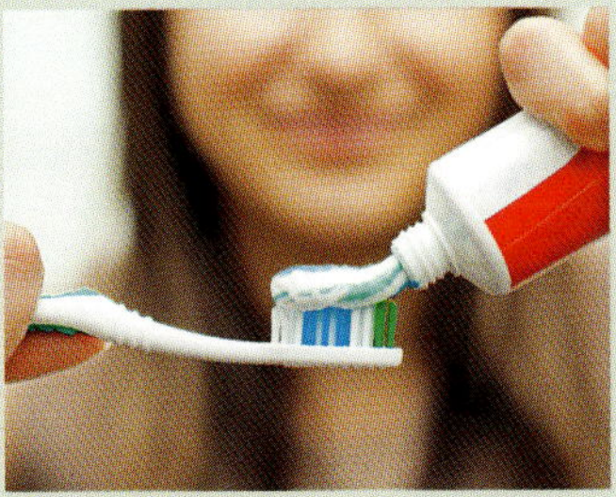

die **Zahnpasta**
die Zahnpasten

*toothpaste*

die Zahnpasta ausdrücken

Zum Zähneputzen wird Zahnpasta aus der Tube auf die Zahnbürste gedrückt.

„Soll ich Ihnen die Zahnpasta reichen?"

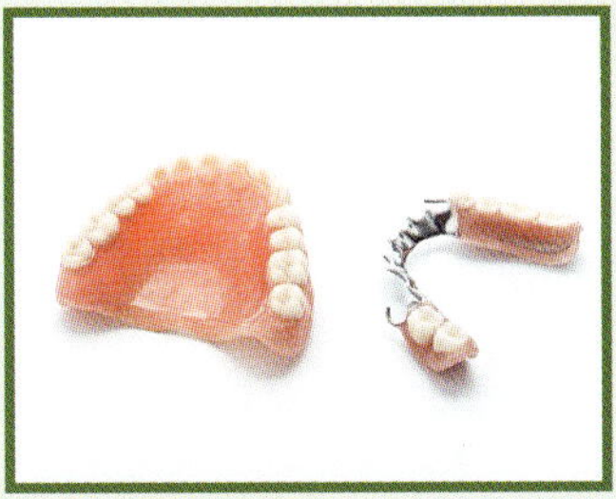

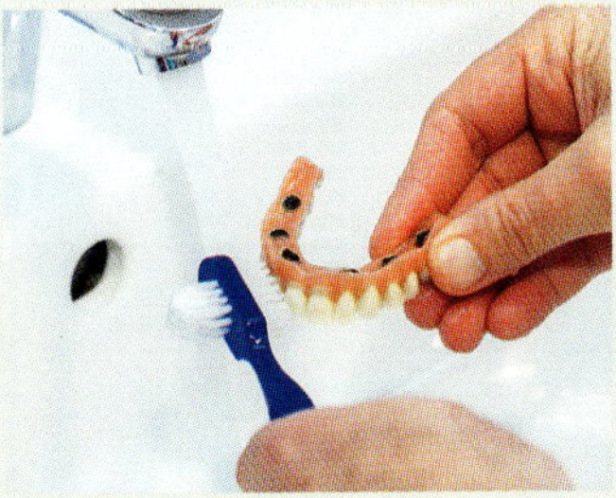

die **Zahnprothese**
die Zahnprothesen

*dentures*

die Zahnprothese reinigen

Zahnprothesen werden nachts herausgenommen.

„Brauchen Sie Hilfe beim Einsetzen der Zahnprothese?"

1
2
3
4
5
6
7
8

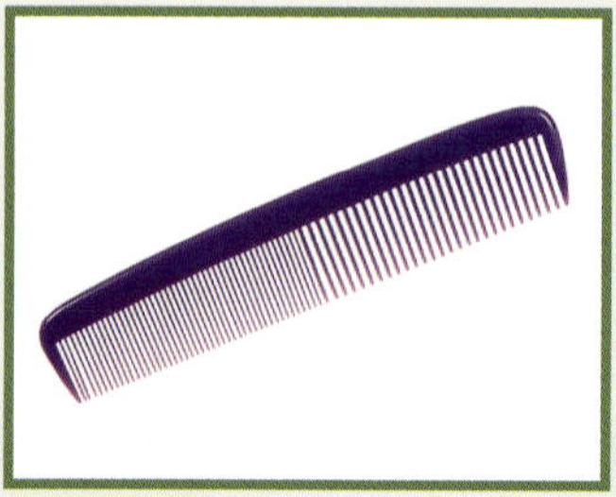

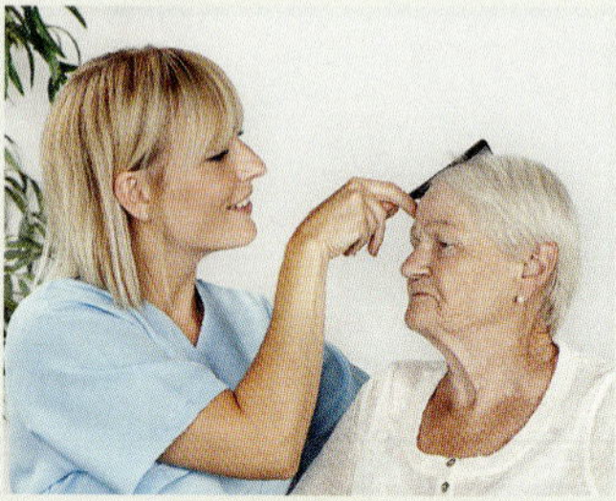

der **Kamm**
die Kämme

*comb*

mit dem Kamm kämmen

Der Kamm wird zur Pflege der Haare verwendet.

„Können Sie mir den Kamm aus der Kulturtasche geben?"

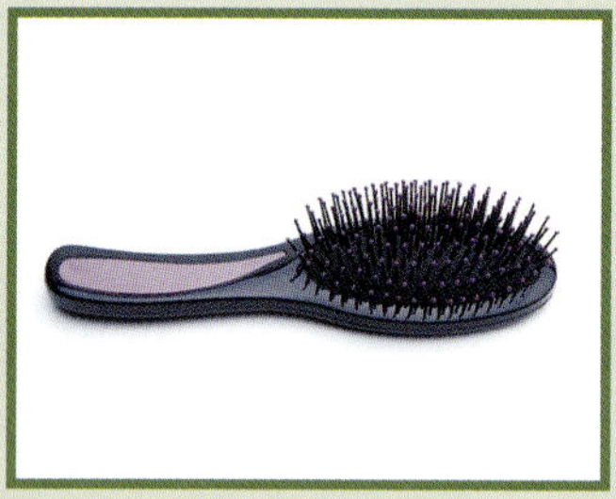

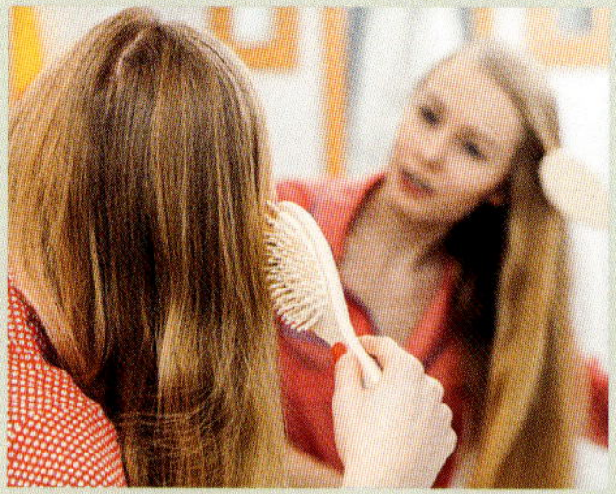

die **Haarbürste**
die Haarbürsten

*hairbrush*

die Haarbürste benutzen

Die Borsten der Haarbürste sind aus Kunststoff oder Metall.

„Zum Kämmen können Sie einen Kamm oder eine Haarbürste benutzen."

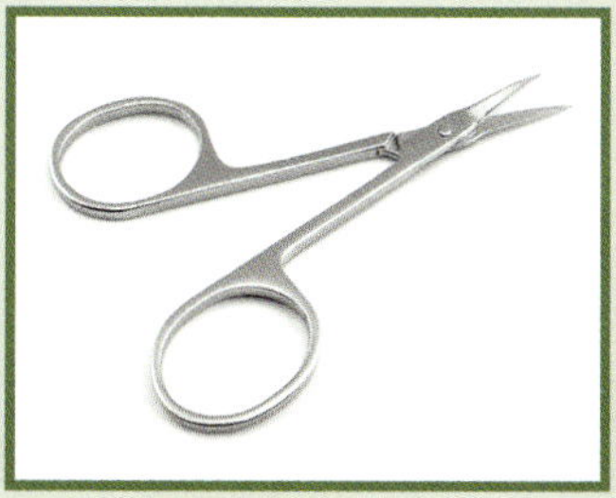

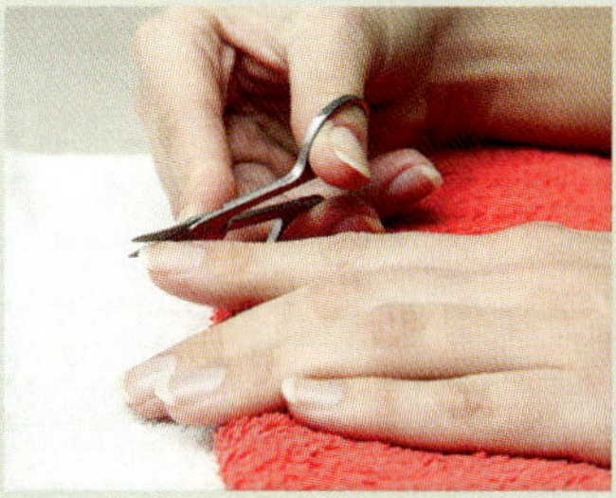

die **Nagelschere**
die Nagelscheren

*nail scissors*

mit der Nagelschere schneiden

Die Nagelschere braucht man zum Kürzen der Fingernägel.

„Bitte benutzen Sie bei Diabetikern keine Nagelschere."

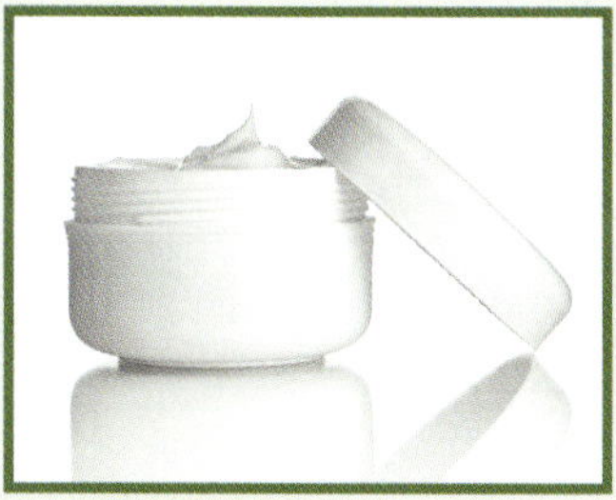

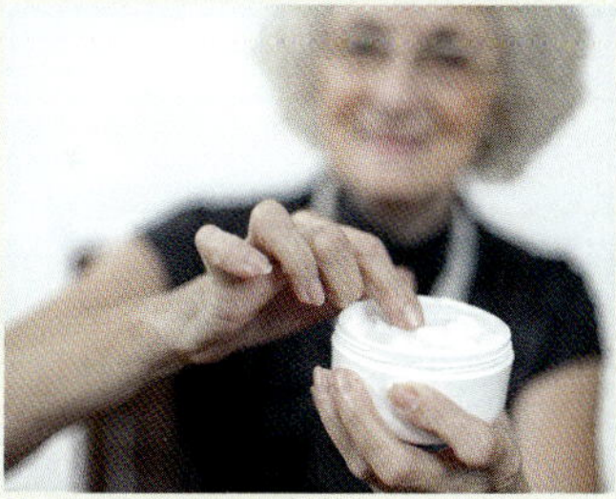

die **Hautcreme**
die Hautcremes

*skin cream*

die Hautcreme auftragen

Hautcremes pflegen das Gesicht und den Körper.

„Achten Sie darauf, die Hautcreme gut einzumassieren."

## 6.2 Hilfsmittel für Patienten

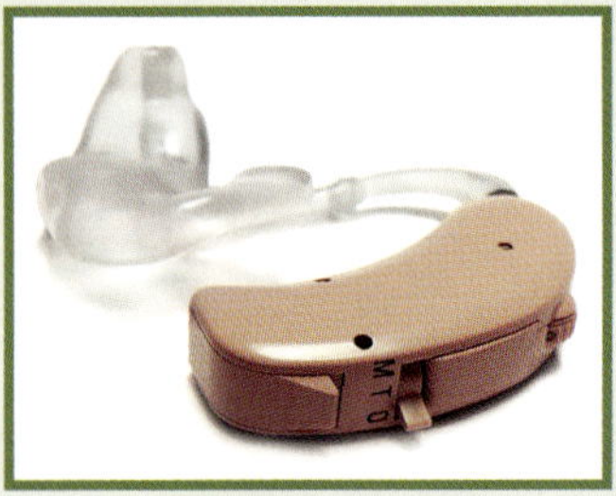

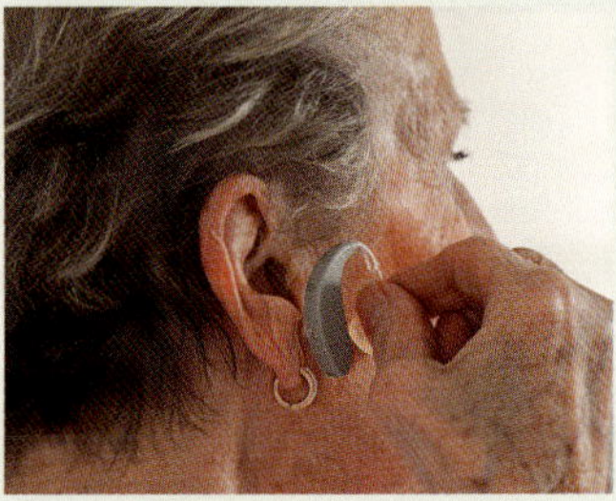

das **Hörgerät**
die Hörgeräte

*hearing aid*

das Hörgerät einsetzen

Es gibt verschiedene Arten von Hörgeräten.
Alle Geräte funktionieren mit Batterien.

„Ist Ihr Hörgerät richtig eingestellt?“

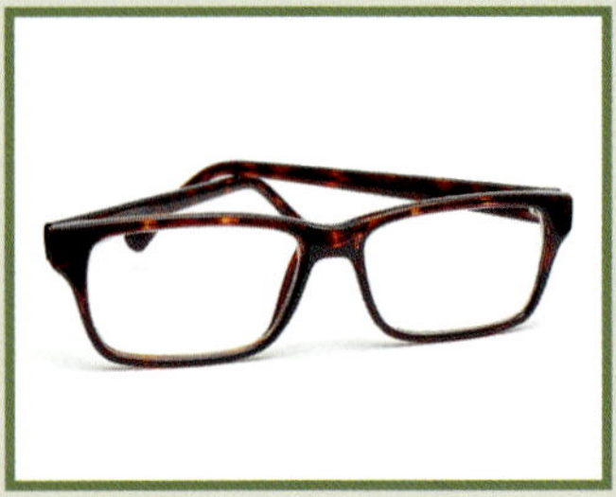

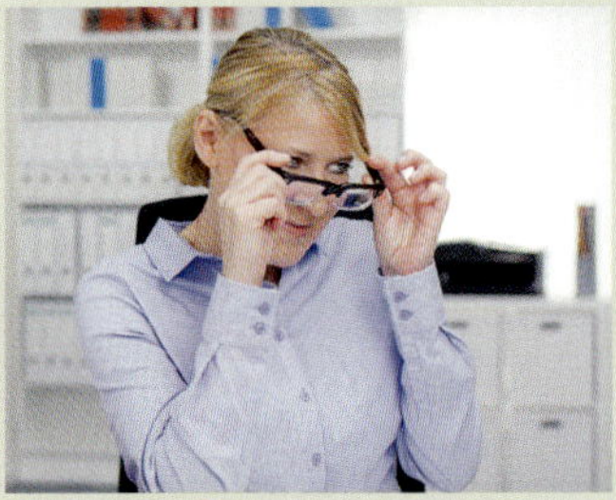

die **Brille**
die Brillen

*glasses*

die Brille aufsetzen

Eine Brille ist eine Sehhilfe. Eine andere Sehhilfe sind Kontaktlinsen.

„Würdest du bitte die Brille der Patientin putzen?“

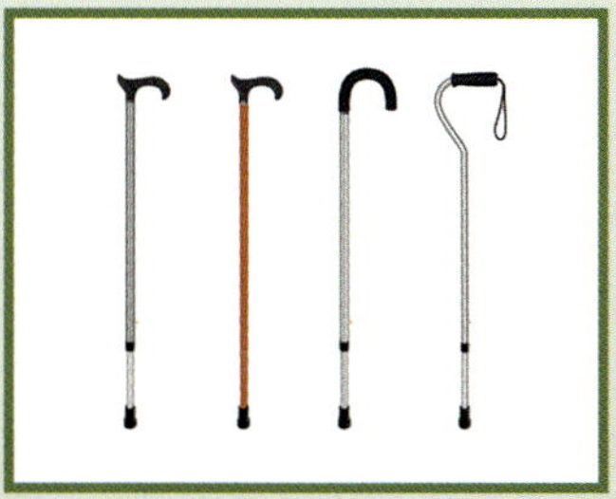

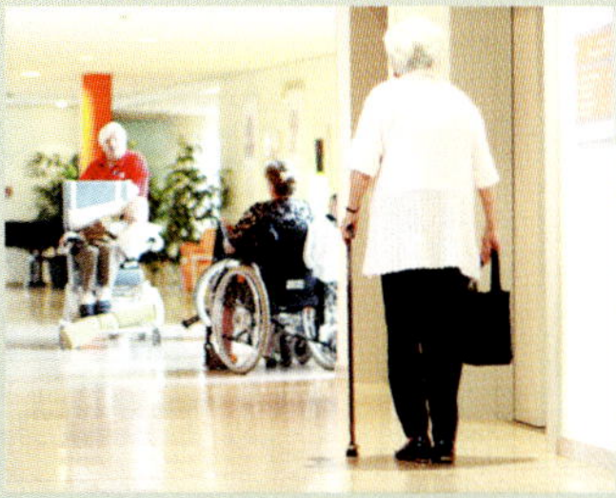

der **Gehstock**
die Gehstöcke

✋ mit dem Gehstock gehen

*cane, walking stick*

ⓘ Gehstöcke sind aus Holz oder aus Kunststoff gemacht.

„Brauchen Sie zum Gehen einen Gehstock?"

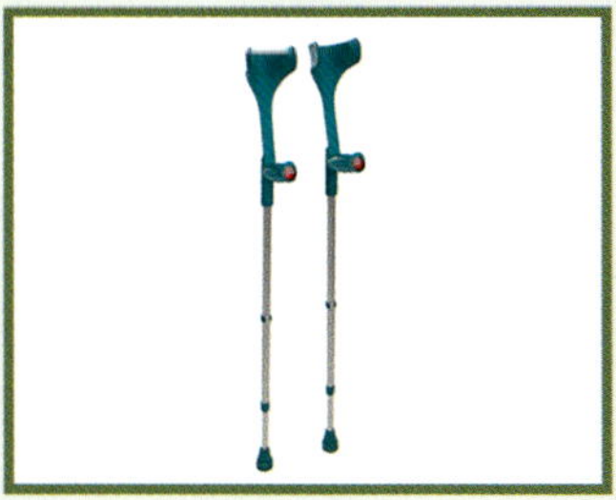

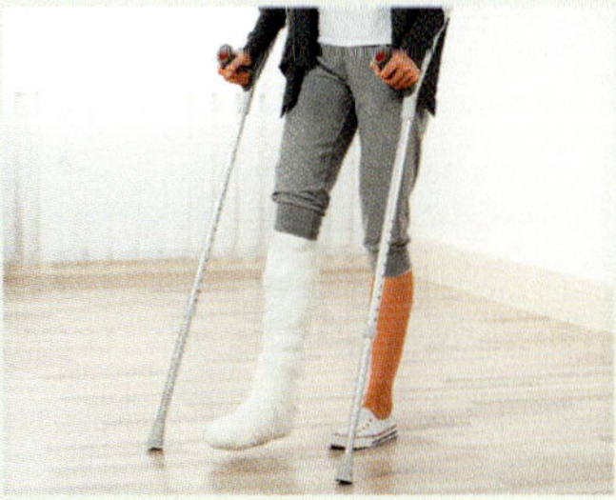

die **Krücke**
die Krücken

✋ mit Krücken gehen

*crutch*

ⓘ Menschen mit einem Gips-Verband am Bein brauchen Krücken zum Gehen.

„Für die Krücken brauchen Sie ein Rezept."

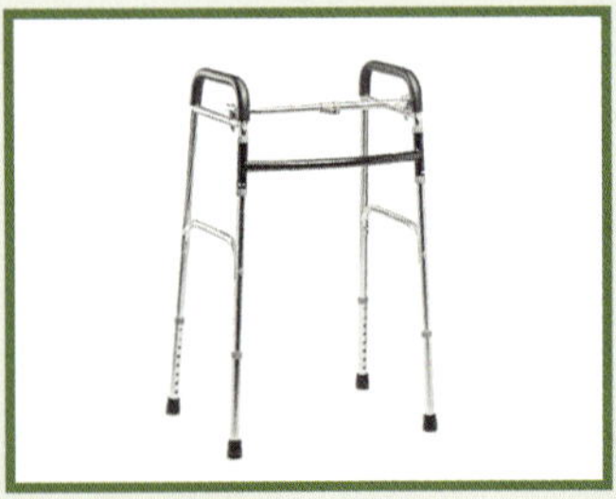

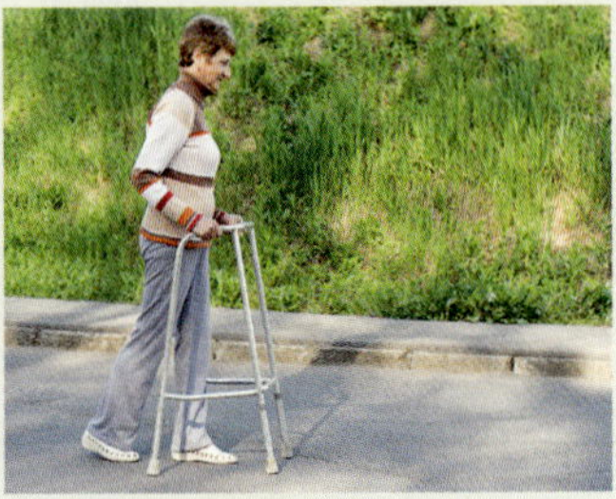

die **Gehhilfe**
die Gehhilfen

*walker*

die Gehhilfe benutzen

Gehhilfen unterstützen beim Gehen. Sie werden in der Physiotherapie genutzt.

„Bitte stellen Sie die Gehhilfen in den Geräteraum."

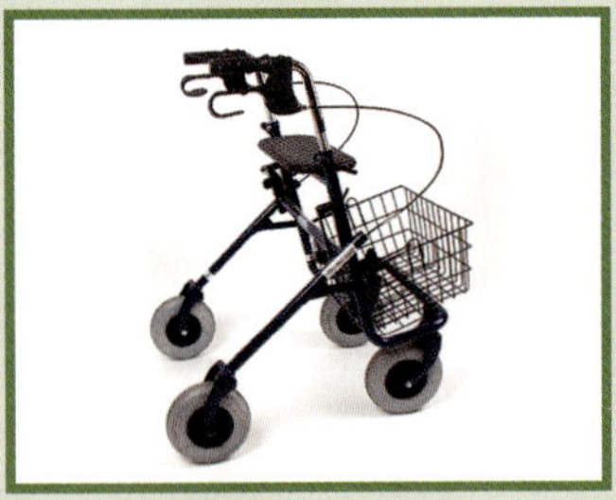

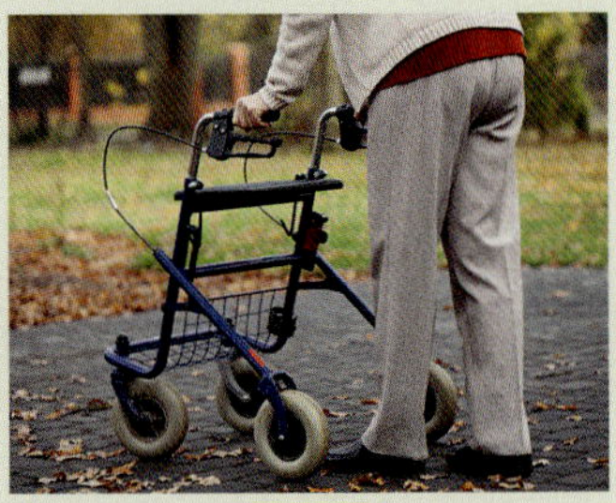

der **Rollator**
die Rollatoren

*rollator walker*

mit dem Rollator gehen

Der Rollator ist eine Gehhilfe mit Rädern.

„Der Rollator muss noch an Ihre Größe angepasst werden."

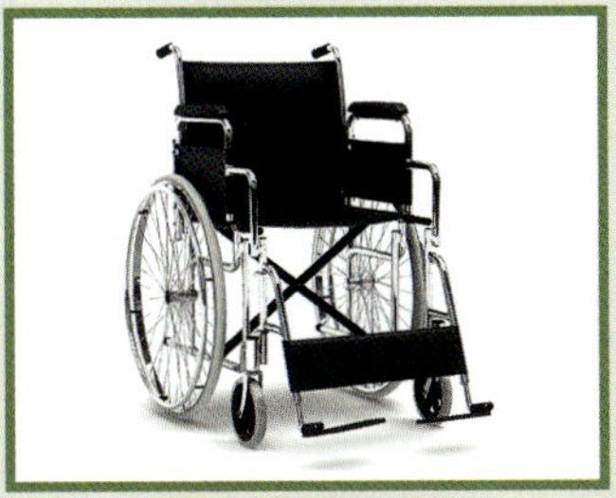

der **Rollstuhl**
die Rollstühle

*wheelchair*

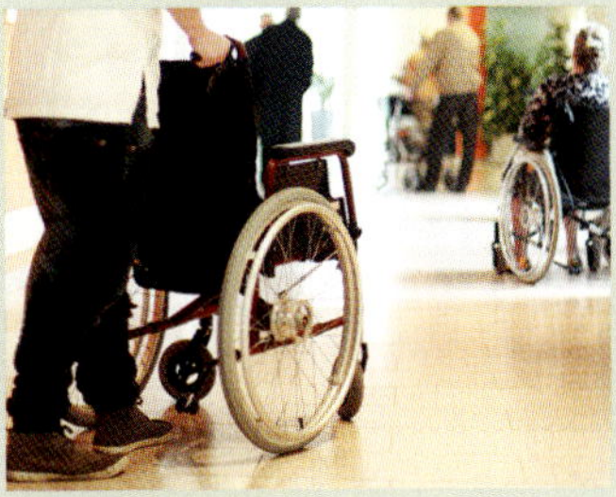

den Rollstuhl schieben

ⓘ Alle Rollstühle haben eine Bremse zum Feststellen.

„Kann ich mit dem Rollstuhl in den Park fahren?"

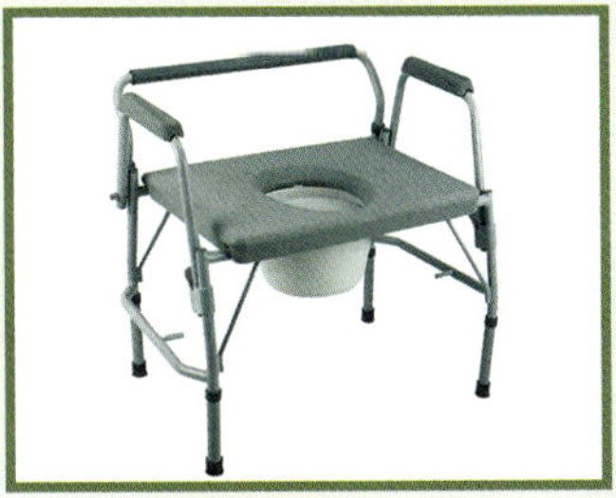

der **Toilettenstuhl**
die Toilettenstühle

*commode chair*

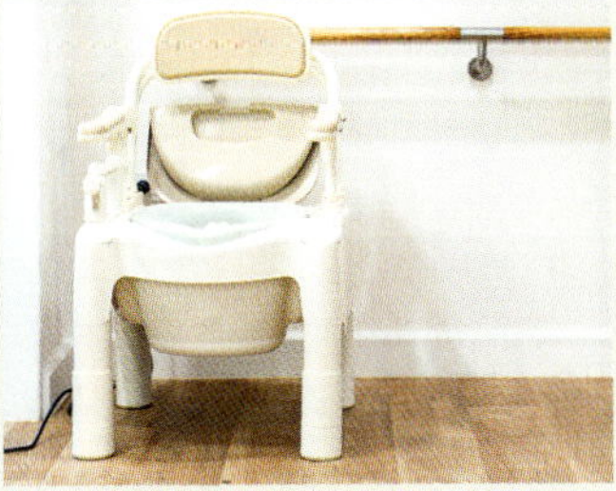

den Toilettenstuhl bereitstellen

ⓘ Toilettenstühle werden bei der Pflege von älteren Menschen gebraucht.

„Ich helfe Ihnen auf den Toilettenstuhl."

1
2
3
4
5
6
7
8

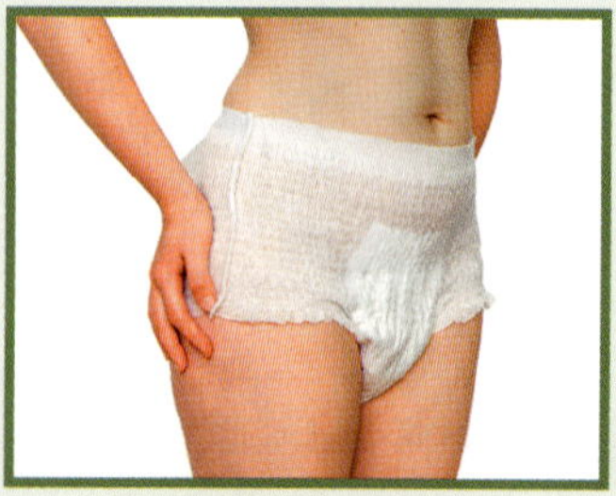

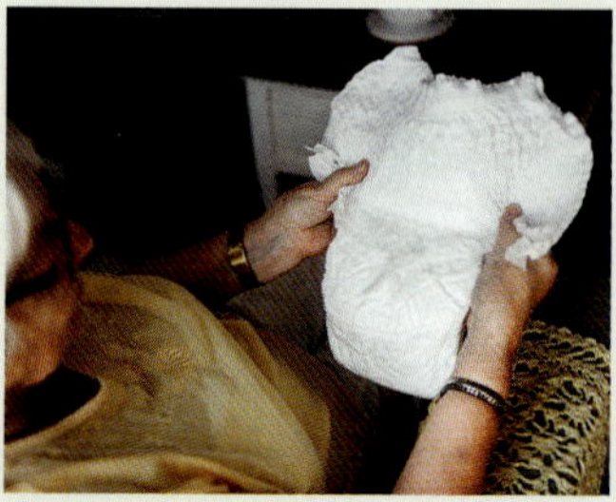

die **Windelhose**
die Windelhosen

*adult diaper, nappy*

die Windelhose auspacken

Windelhosen gibt es für Babys und auch für Erwachsene.

„Die Windelhose muss regelmäßig gewechselt werden."

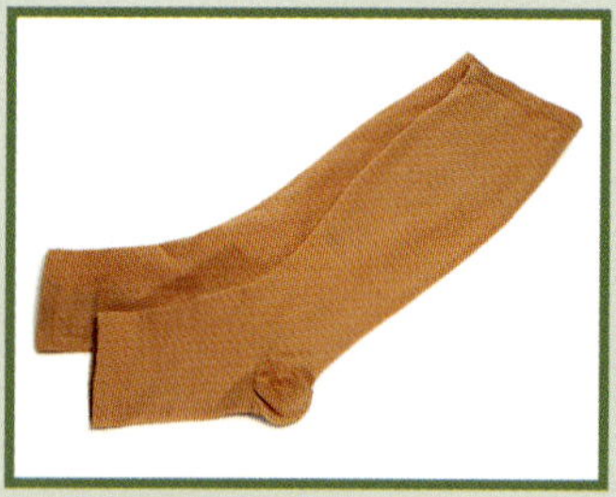

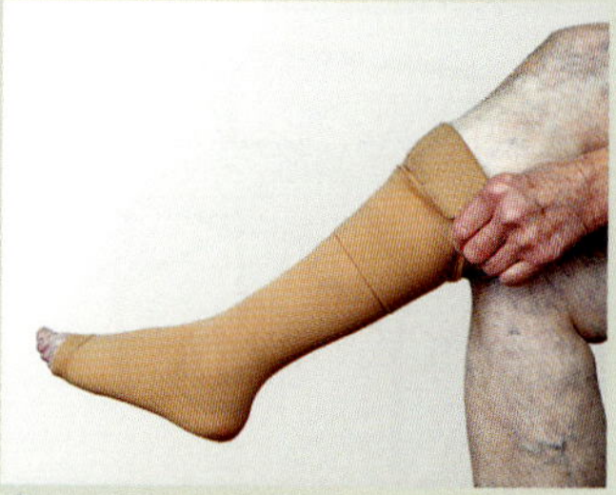

der **Kompressions-Strumpf**
die Kompressions-Strümpfe

*compression stockings*

den Kompressions-Strumpf anziehen

Kompressions-Strümpfe müssen für jeden Patienten abgemessen werden.

„Die Haut unter dem Kompressions-Strumpf juckt."

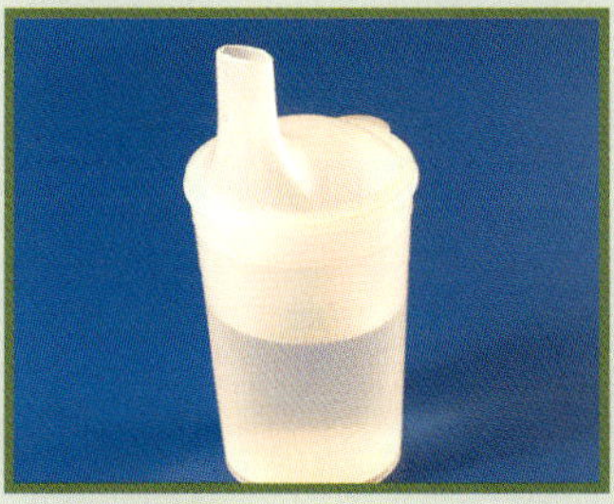

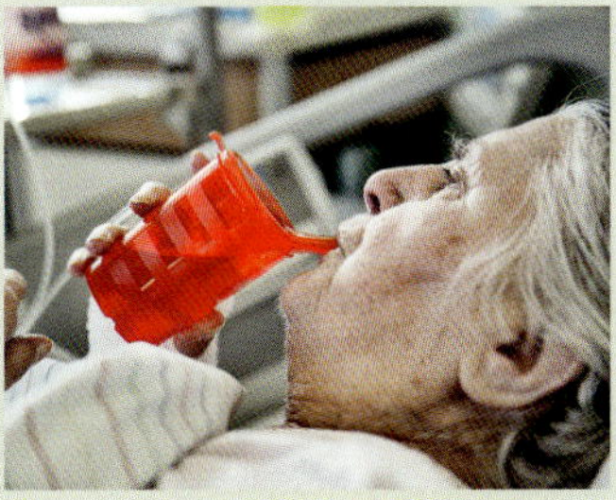

der **Schnabelbecher**
die Schnabelbecher

*feeding cup*

aus dem Schnabelbecher trinken

Der Schnabelbecher hat ein besonderes Mundstück.

„Du musst dem Patienten den Schnabelbecher anreichen."

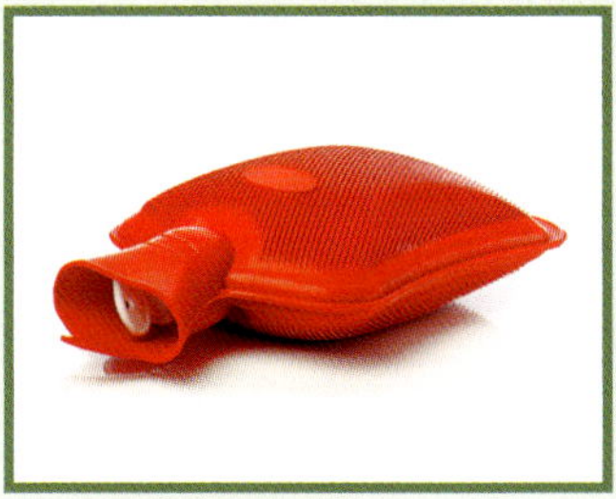

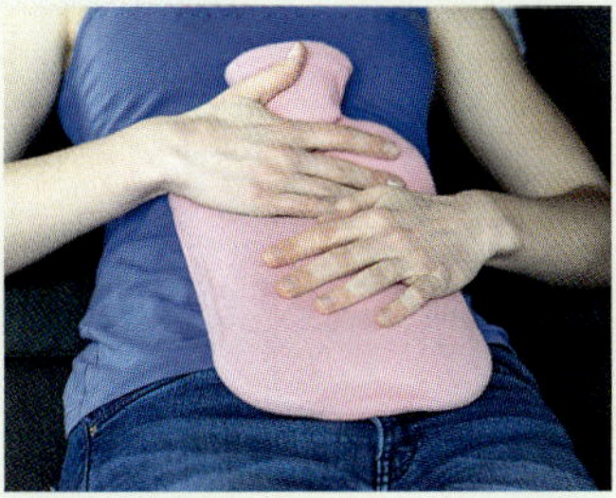

die **Wärmflasche**
die Wärmflaschen

*hot-water bottle*

die Wärmflasche festhalten

Eine aufgelegte Wärmflasche kann Schmerzen lindern.

„Legen Sie mir die Wärmflasche bitte in den Rücken."

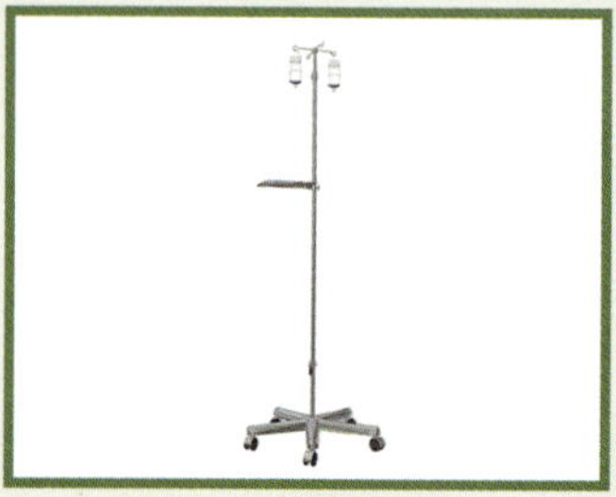

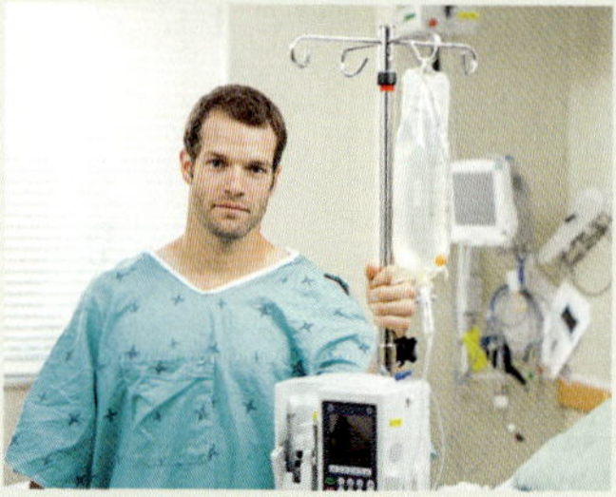

der **Infusions-Ständer**
die Infusions-Ständer

*i.v. pole, infusion stand*

den Infusions-Ständer festhalten

An den Infusions-Ständer wird die Infusions-Flasche gehängt.

„Bitte stellen Sie den Infusions-Ständer neben das Bett."

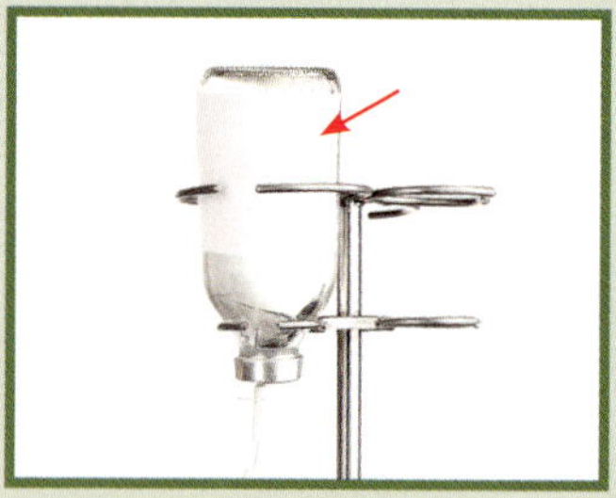

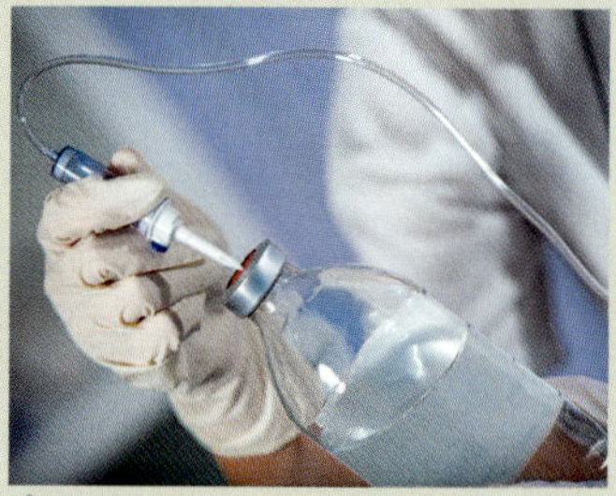

die **Infusions-Flasche**
die Infusions-Flaschen

*i.v. bottle*

die Infusions-Flasche durchstechen

Die Infusions-Flasche wird durch ein Infusions-Besteck mit einem Venen-Katheter verbunden.

„Wie viele von diesen Infusions-Flaschen sind noch im Lager?"

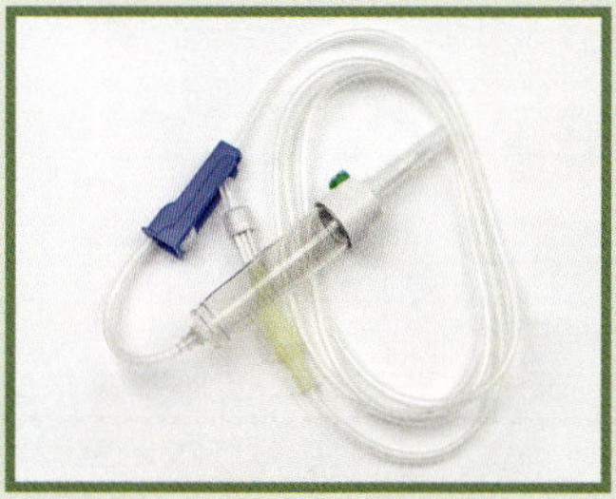

das **Infusions-Besteck**
die Infusions-Bestecke

*infusion set, i.v. set*

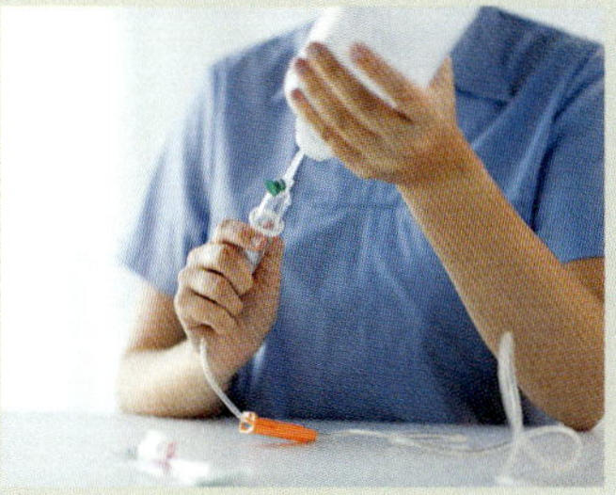

das Infusions-Besteck anschließen

Das Infusions-Besteck ist steril verpackt.

„Kannst du mir bitte ein Infusions-Besteck geben?"

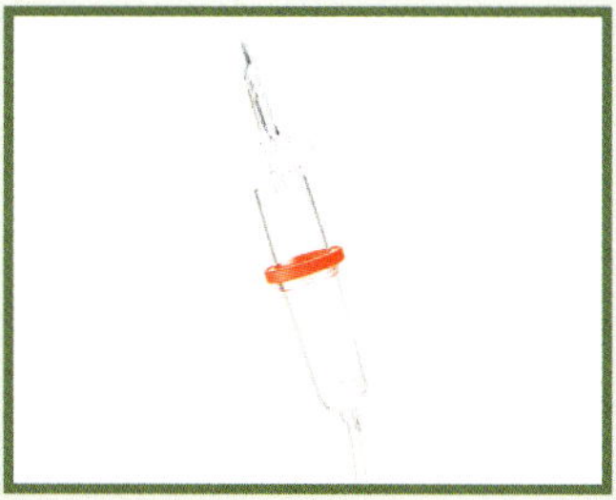

die **Tropfkammer**
die Tropfkammern

*drip chamber*

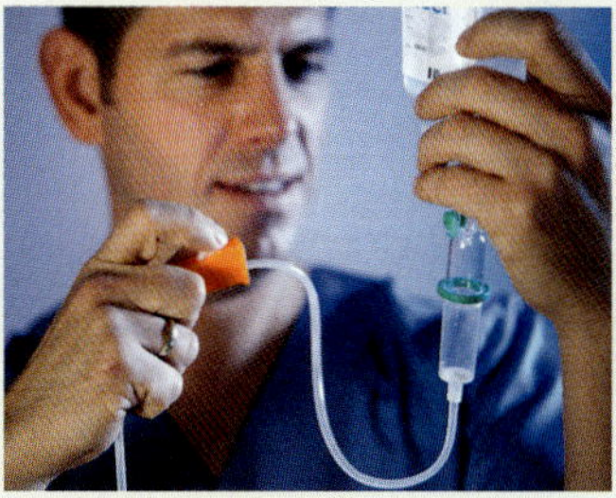

die Tropfkammer beobachten

In der Tropfkammer ist die Tropf-Geschwindigkeit sichtbar. Mit dem kleinen Rad am Infusions-Besteck kann man sie ändern.

„Bitte prüfen Sie in der Tropfkammer die Geschwindigkeit."

1
2
3
4
5
6
7
8

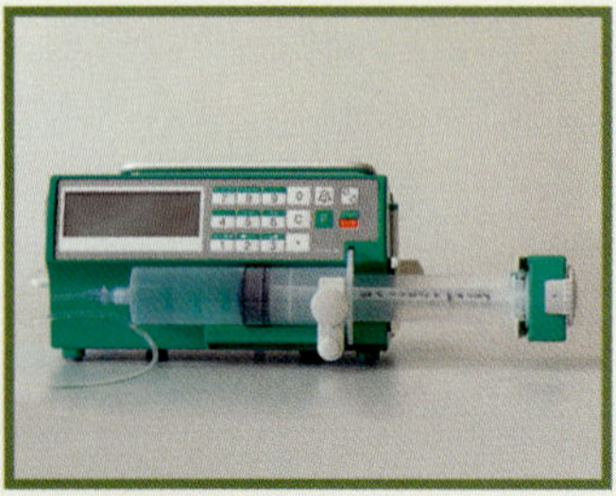

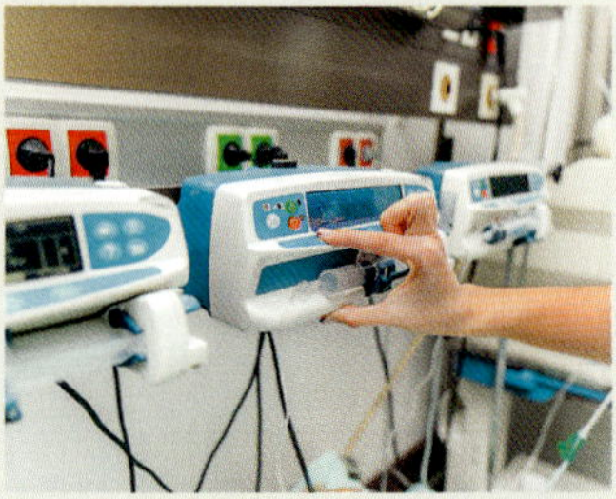

der **Perfusor**
die Perfusoren

*perfusor*

den Perfusor einstellen

Der Perfusor ist eine automatische Spritzen-Pumpe.
Damit werden Medikamente gegeben.

„Ist der Perfusor noch in Gebrauch?“

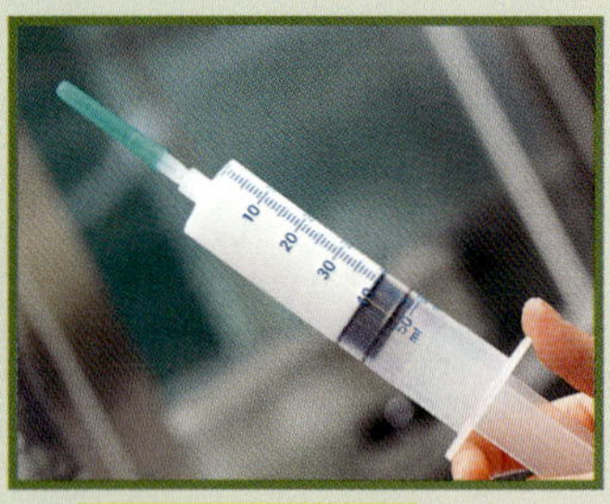


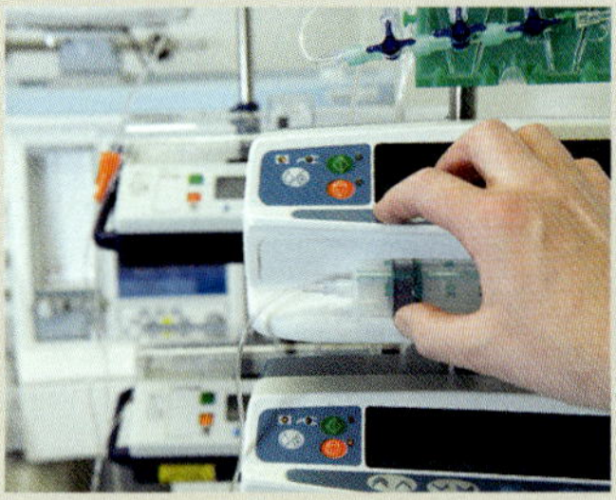

die **Perfusor-Spritze**
die Perfusor-Spritzen

*perfusor syringe*

die Perfusor-Spritze einsetzen

Perfusor-Spritzen werden in den Perfusor eingesetzt.
Sie sind sehr leichtgängig.

„Können Sie die Perfusor-Spritze mit 50 mL vorbereiten?“

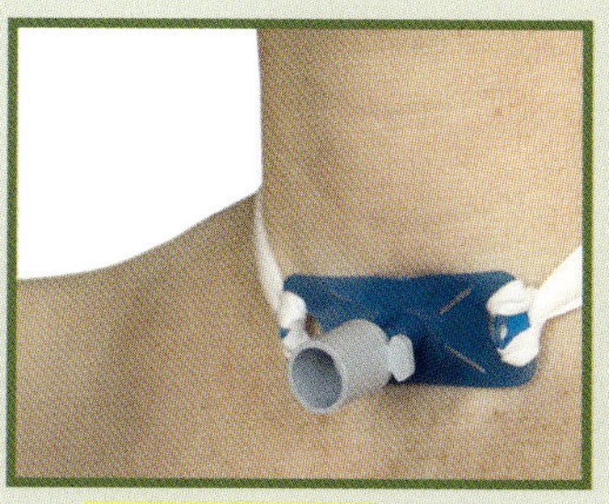

das **Tracheostoma**
die Tracheostomen

*tracheostoma*

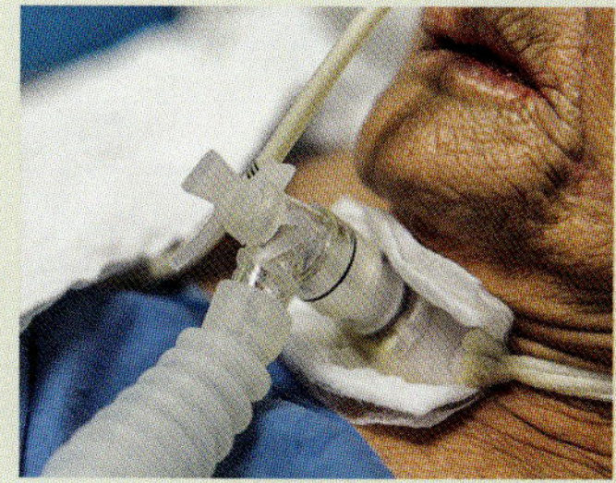

ein Tracheostoma anschließen

Ein Tracheostoma ist ein äußerlicher Zugang zur Luftröhre. Es wird operativ angelegt.

„Ein Tracheostoma ist eine Wunde, die gepflegt werden muss."

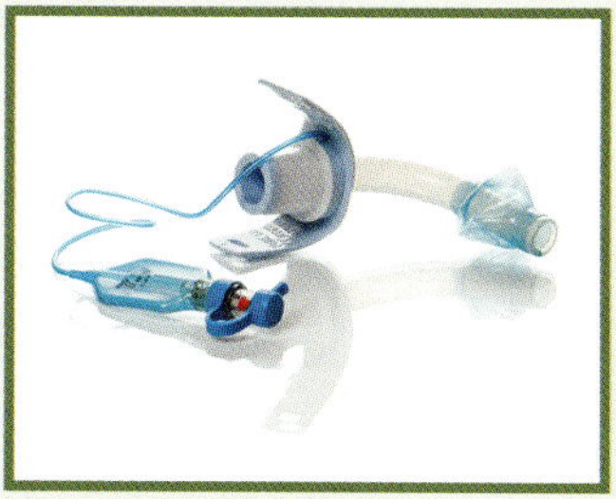

die **Tracheal-Kanüle**
die Tracheal-Kanülen

*tracheal tube*

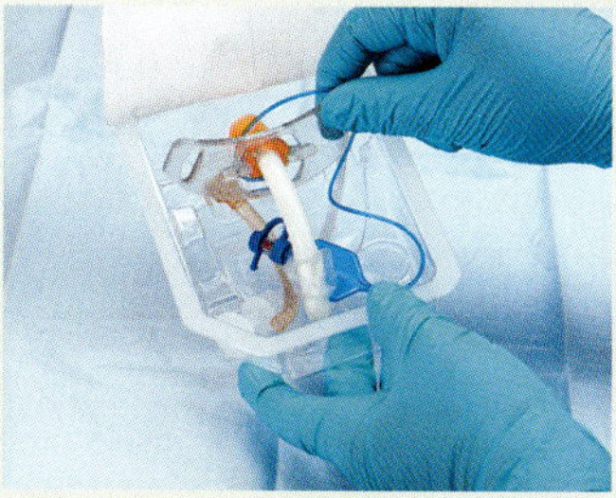

die Tracheal-Kanüle auspacken

Patienten mit einem Tracheostoma werden über die Tracheal-Kanüle mit Atemluft versorgt.

„Die Tracheal-Kanüle wird vom Pflegepersonal gereinigt."

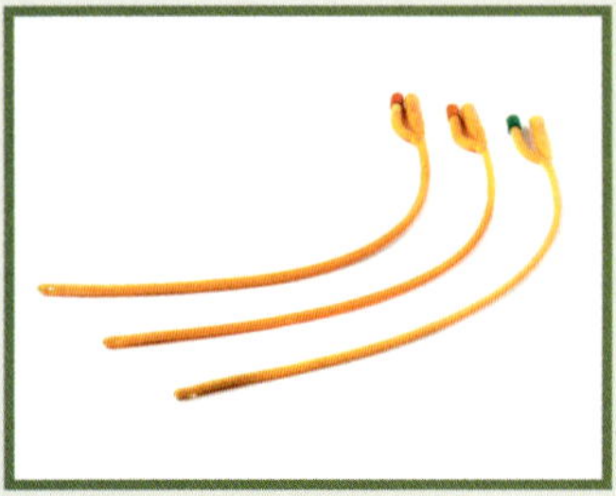

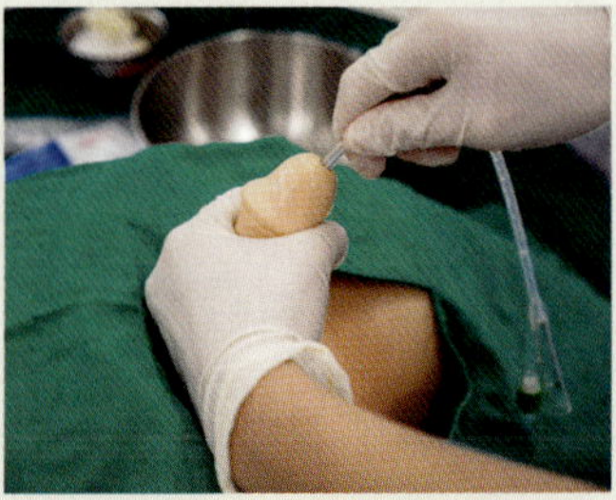

der **Blasen-Katheter**
die Blasen-Katheter

*urinary catheter*

den Blasen-Katheter legen

Über einen Blasen-Katheter wird die Blase entleert.

„Achten Sie darauf, dass der Blasen-Katheter die richtige Größe hat."

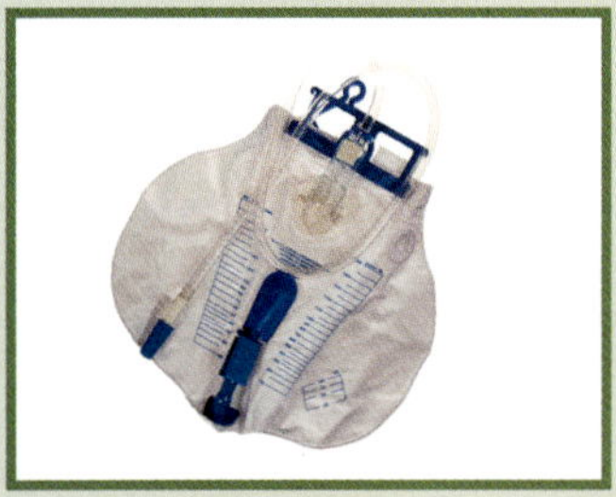

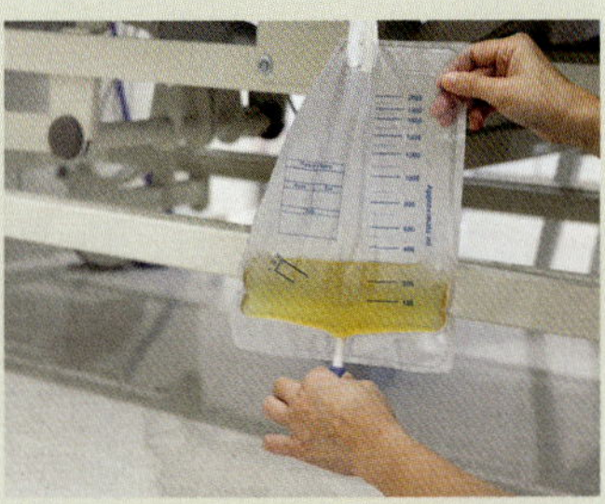

der **Katheter-Beutel**
die Katheter-Beutel

*catheter bag*

den Katheter-Beutel leeren

Katheter-Beutel werden an den Blasen-Katheter angeschlossen und fangen den Urin auf.

„Entleere den Katheter-Beutel in eine Urinflasche."

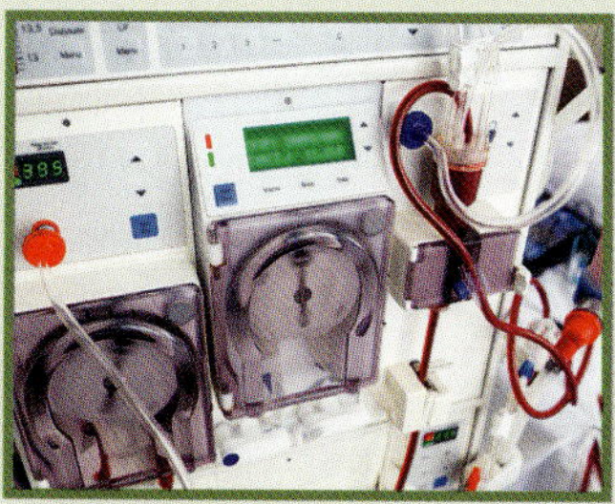

das **Dialyse-Gerät**
die Dialyse-Geräte

*dialysis machine*

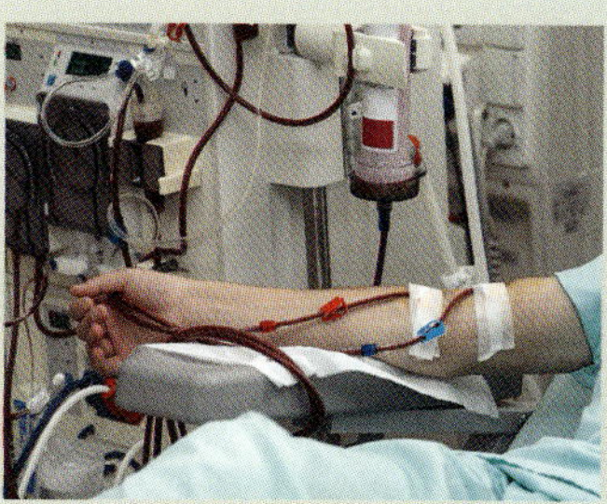

an das Dialyse-Gerät anschließen

Das Dialyse-Gerät filtert Giftstoffe aus dem Blut.

„Die Patientin muss an ein Dialyse-Gerät angeschlossen werden."

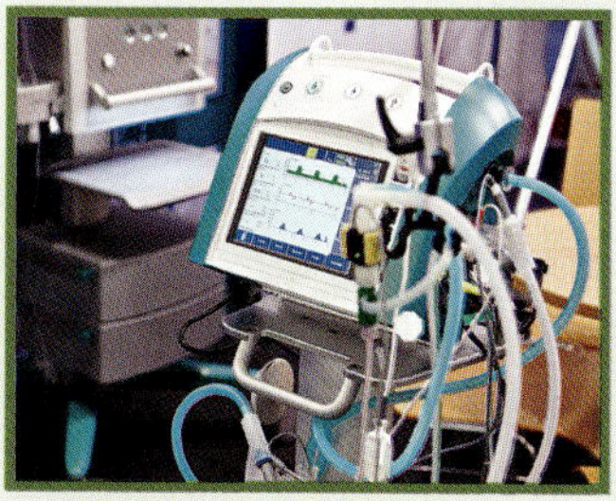

das **Beatmungs-Gerät**
die Beatmungs-Geräte

*lung ventilator, respirator*

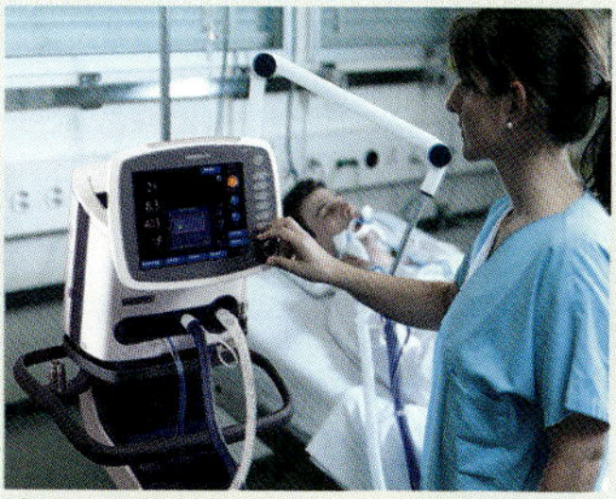

das Beatmungs-Gerät bedienen

Das Beatmungs-Gerät ist eine Maschine zur automatischen Beatmung von Patienten.

„Sag mir sofort Bescheid, wenn der Alarm am Beatmungs-Gerät ertönt."

1 2 3 4 5 6 7 8

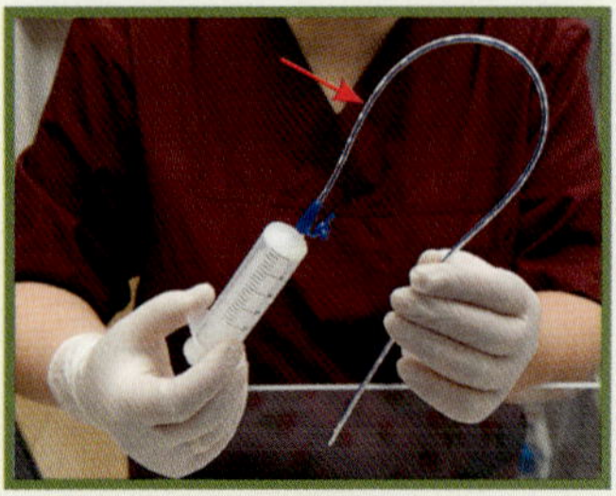

die **Nasensonde**
die Nasensonden

*nasogastric tube*

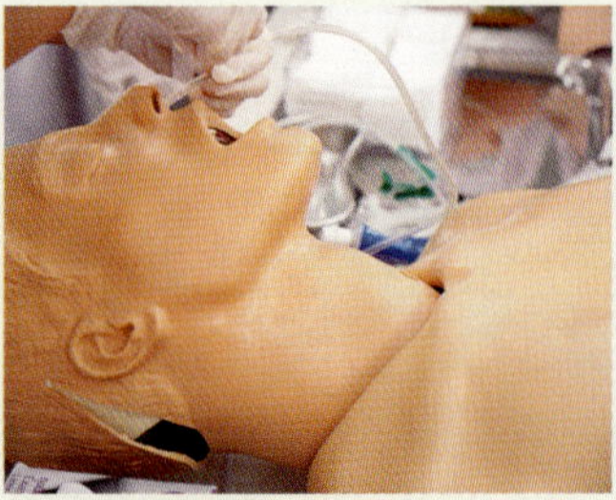

die Nasensonde einführen

Eine Nasensonde dient der künstlichen Ernährung.

„Bitte wechseln Sie das Pflaster an der Nasensonde."

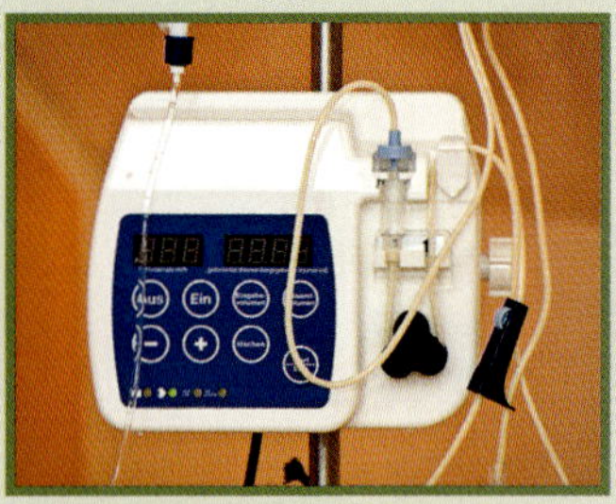


die **Ernährungs-Pumpe**
die Ernährungs-Pumpen

*feeding pump*

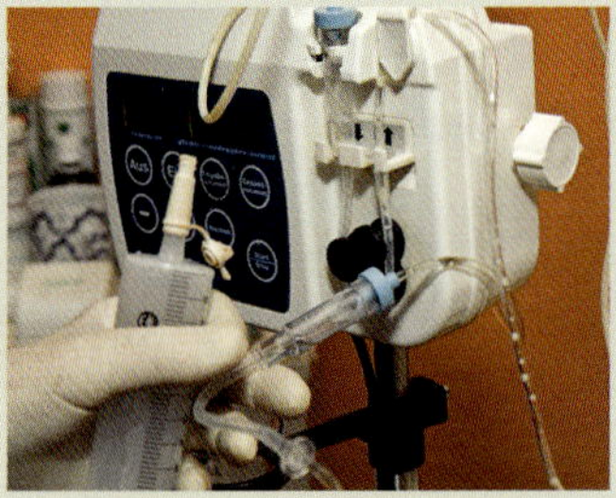


die Ernährungs-Pumpe einschalten

Die Ernährungs-Pumpe dosiert flüssige Nahrung, die über eine Nasensonde gegeben wird.

„Bitte desinfiziere die Ernährungs-Pumpe."

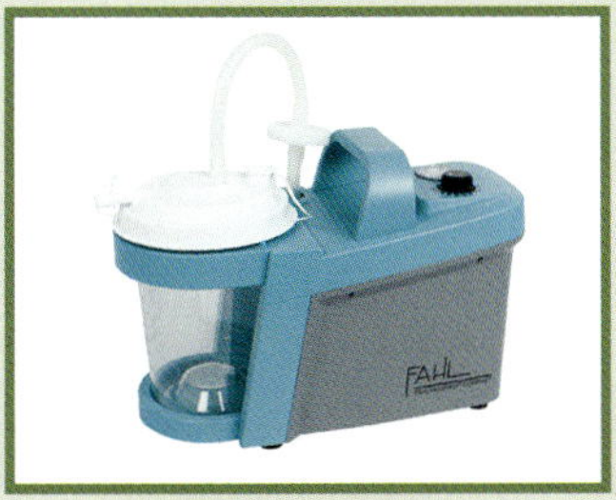


das **Absaug-Gerät**
die Absaug-Geräte

*suction pump*

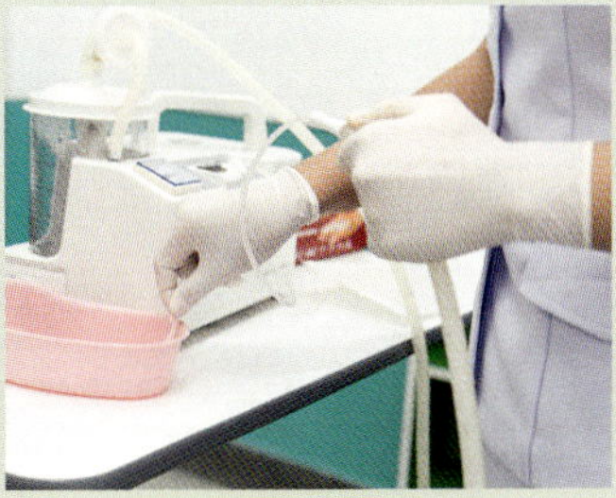

das Absaug-Gerät benutzen

Das Absaug-Gerät erzeugt Unterdruck zum Absaugen von Körper-Flüssigkeiten.

„Bitte reinige das Absaug-Gerät nach dem Benutzen."

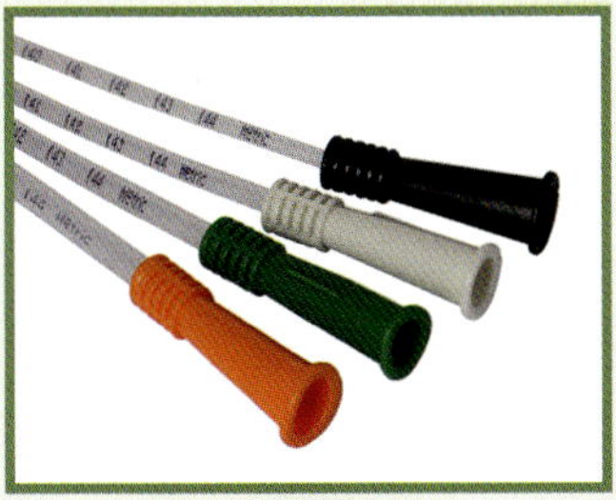

der **Absaug-Katheter**
die Absaug-Katheter

*suction catheter*

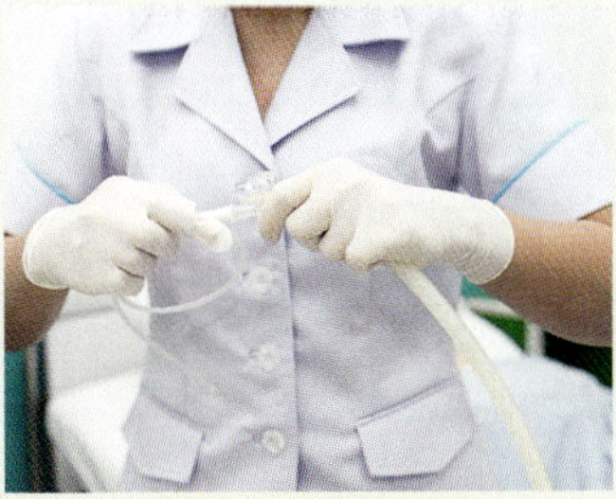

den Absaug-Katheter anschließen

Der Absaug-Katheter wird an das Absaug-Gerät angeschlossen.

„Beachten Sie, dass es Absaug-Katheter in unterschiedlichen Längen gibt."

# 7

# Desinfizieren

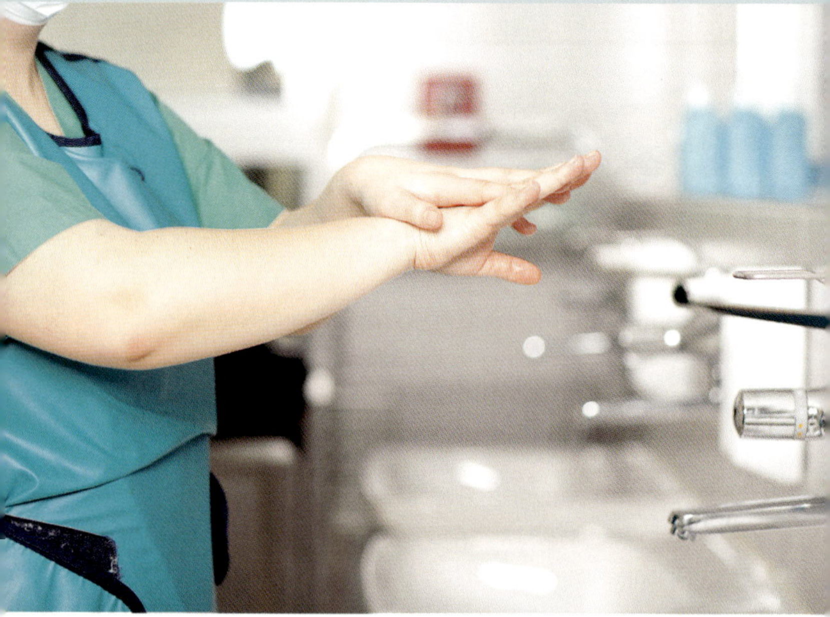

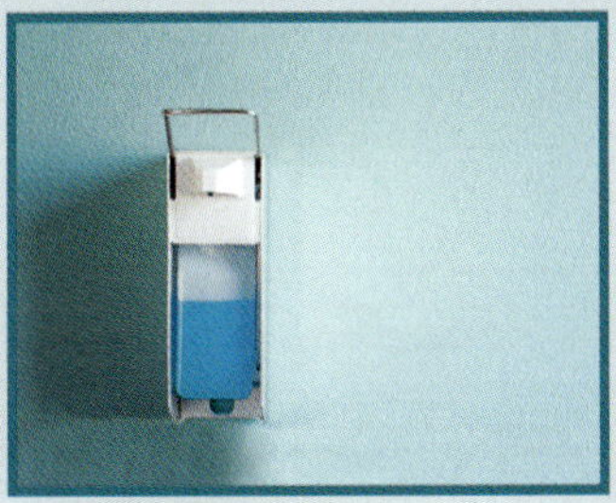

der **Wandspender**
die Wandspender

*wall dispenser*

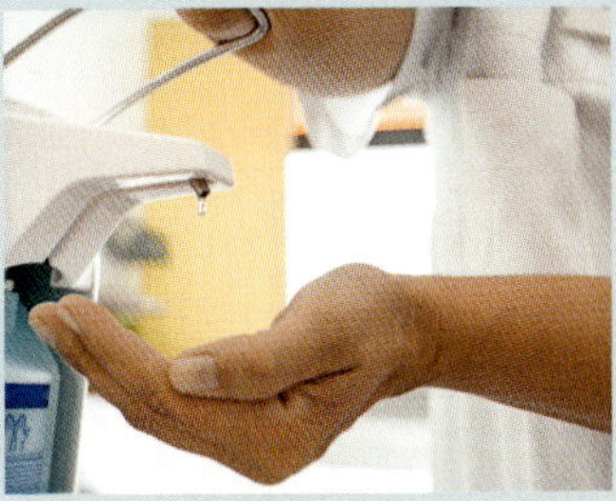

den Wandspender bedienen

Das Desinfektions-Mittel wird mit dem Wandspender entnommen.

„Bitte benutzen Sie immer den Wandspender."

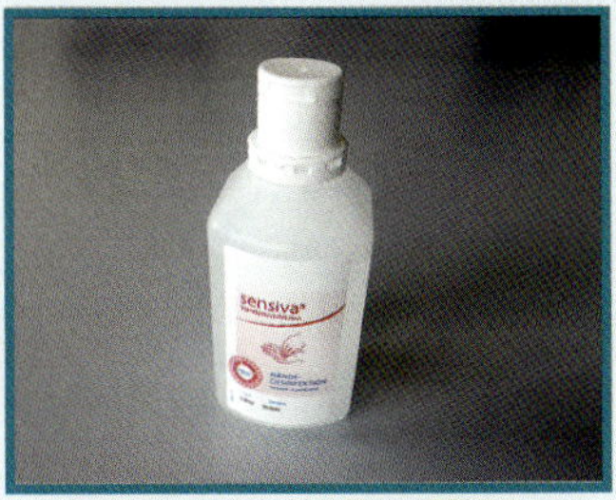

das **Desinfektions-Mittel**
die Desinfektions-Mittel

*disinfectant*

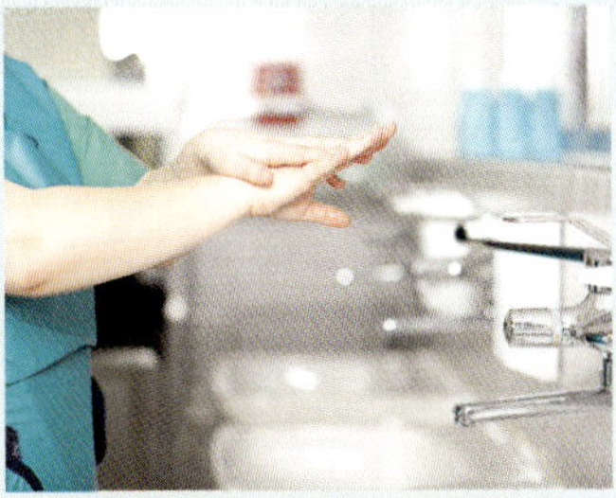

das Desinfektions-Mittel einreiben

Desinfektions-Mittel führen zur Verminderung von Krankheits-Erregern.

„Beachten Sie die Einwirkzeit des Desinfektions-Mittels."

1 2 3 4 5 6 7 8

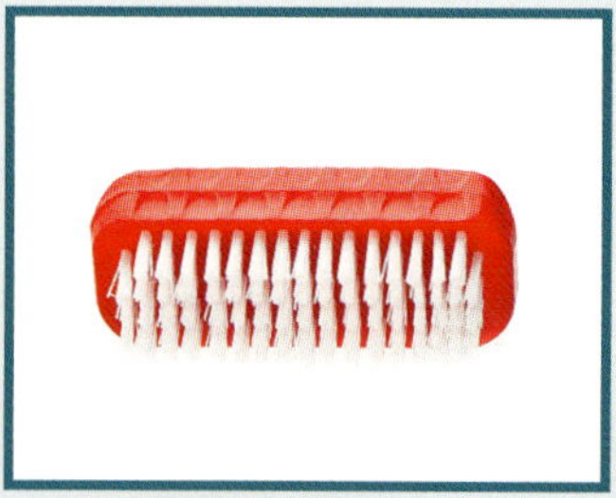

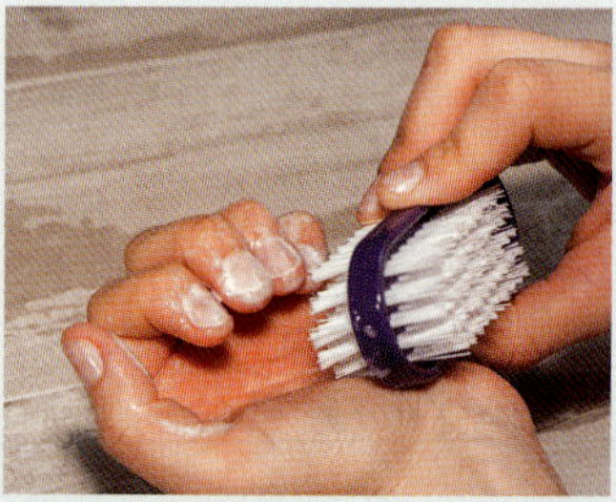

die **Nagelbürste**
die Nagelbürsten

*nail brush*

die Nagelbürste benutzen

Bei der Desinfektion der Hände wird bei Bedarf eine Nagelbürste benutzt.

„Die Nagelbürste findest du immer in der Nähe des Waschbeckens."

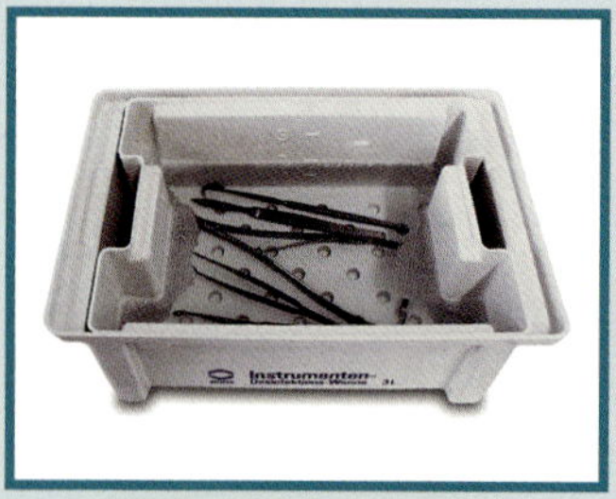


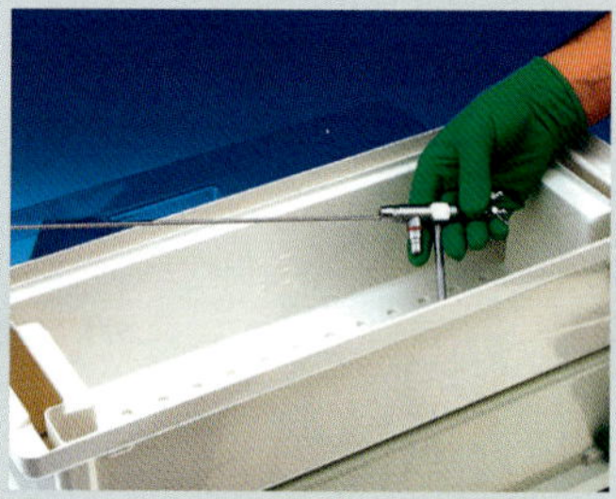

die **Desinfektions-Wanne**
die Desinfektions-Wannen

*disinfection tray*

in die Desinfektions-Wanne legen

Benutzte Instrumente werden in die Desinfektions-Wanne gelegt.

„Die Instrumente in der Desinfektions-Wanne müssen vollständig mit Flüssigkeit bedeckt sein."

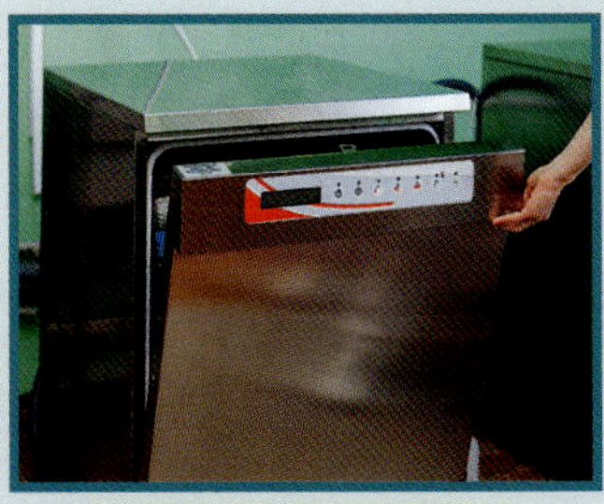

der **Thermo-Desinfektor**
die Thermo-Desinfektoren

*thermal disinfector*

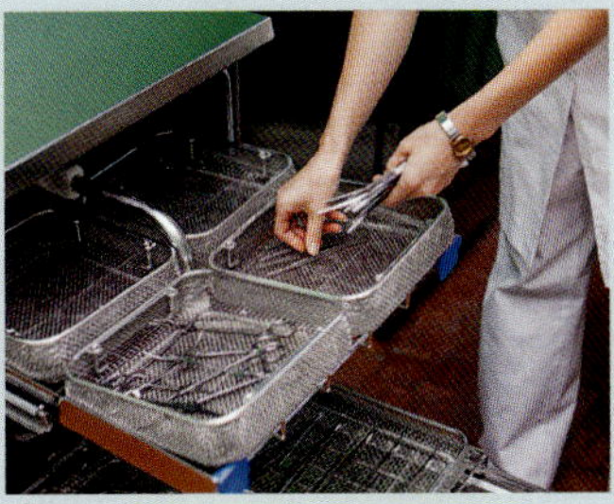

den Thermo-Desinfektor füllen

ⓘ Im Thermo-Desinfektor werden Instrumente maschinell desinfiziert.

„Wurde der Thermo-Desinfektor schon befüllt?“

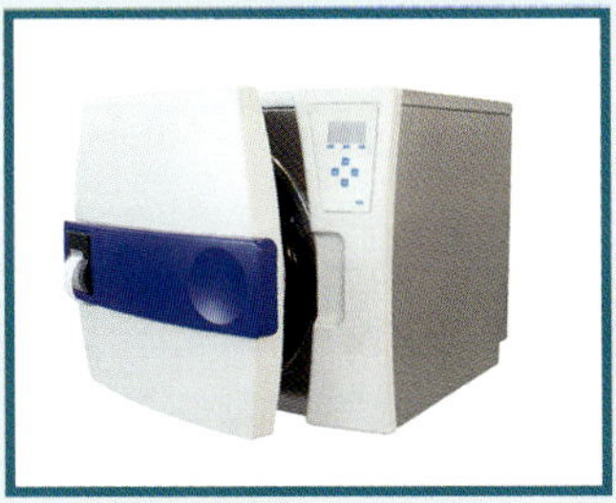

der **Autoklav**
die Autoklaven

*autoclave*

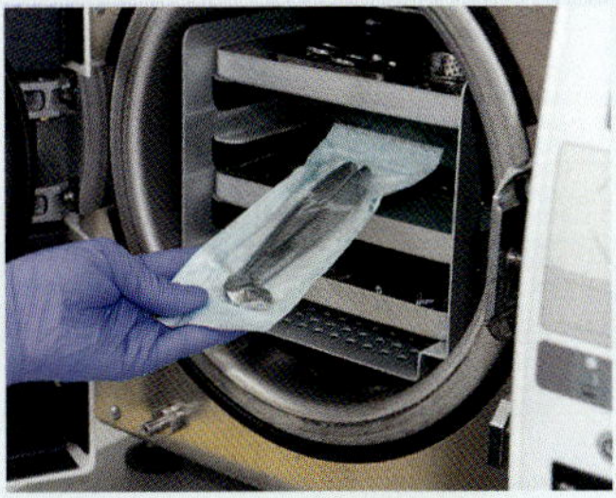

etwas in den Autoklav legen

ⓘ Der Autoklav funktioniert mit heißem Dampf und Druck.

„Bitte räume den Autoklav aus.“

1
2
3
4
5
6
7
8

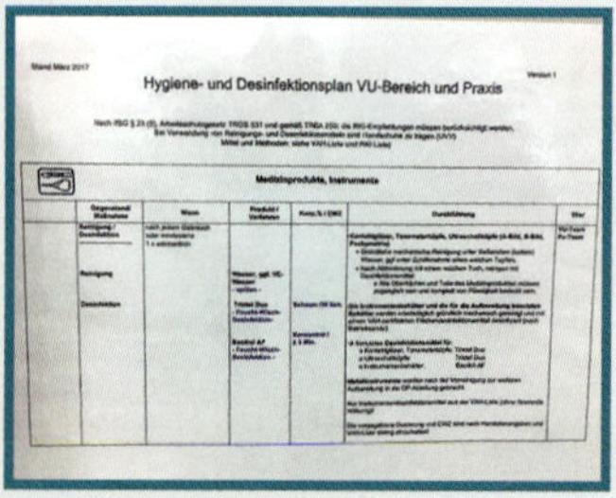


der **Hygieneplan**
die Hygienepläne

*hygiene plan*

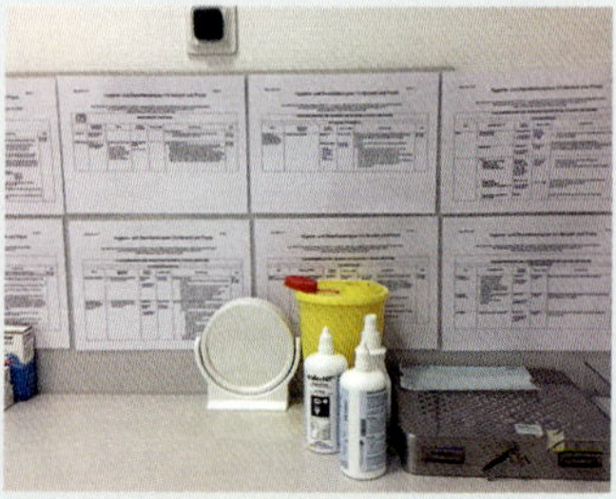

den Hygieneplan aushängen

In jeder Praxis hängt für jeden sichtbar ein Hygieneplan.

„Auf dem Hygieneplan sieht man, wer für die Desinfektion zuständig ist.“

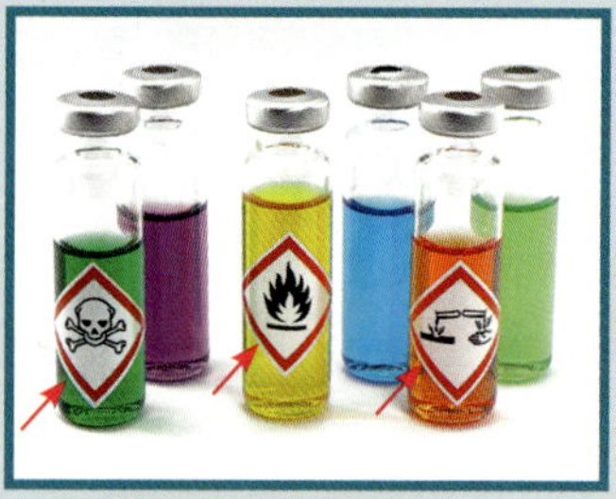

das **Gefahrensymbol**
die Gefahrensymbole

*hazard symbol*

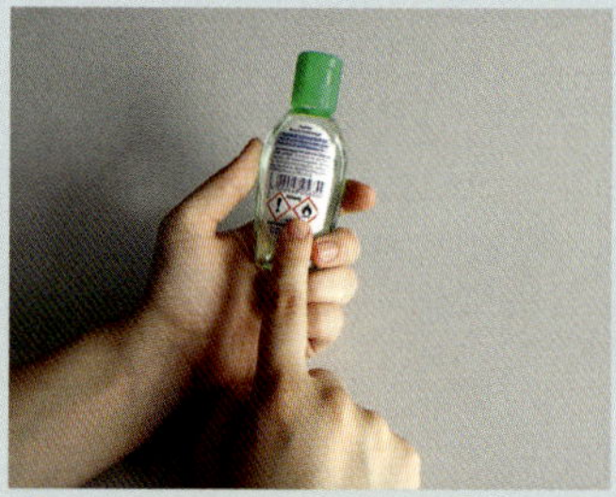

ein Gefahrensymbol beachten

Gefahrensymbole warnen vor giftigen und feuergefährlichen Stoffen.

„Hast du das Gefahrensymbol auf der Flasche gesehen?“

# 8

# Abkürzungen im medizinischen Alltag

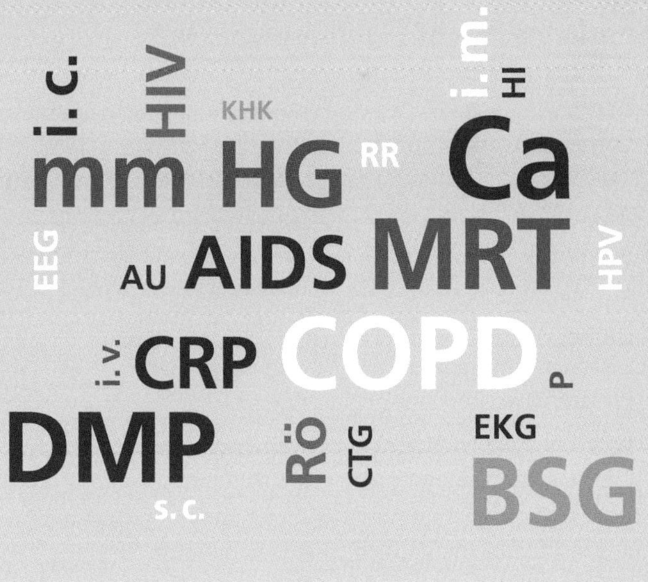

| Abkürzung/Bedeutung | Erklärung |
|---|---|
| **AIDS**<br>Acquired Immune Deficiency Syndrome | Erworbenes Immunschwäche Syndrom |
| **AU**<br>Arbeitsunfähigkeits-bescheinigung | Krankschreibung |
| **BSG**<br>Blutkörperchensenkungs-geschwindigkeit | Blutuntersuchung zur Diagnose chronischer Entzündungen |
| **Ca**<br>Carcinom | Krebs |
| **COPD**<br>Chronic obstructive pulmonal disease | Chronische Lungen-erkrankung |
| **CRP**<br>c-reaktives Protein | Blutuntersuchung zur Diagnose akuter Entzündungen |
| **CT**<br>Computertomographie | Röntgenuntersuchung, bei der eine Serie von Schnitt-bildern erzeugt wird |
| **CTG**<br>Cardiotokographie | Messung der Wehen der Mutter und der Herztöne des Kindes („Wehenschreiber") |
| **DMP**<br>Disease Management Programme | Chronikerprogramm der Krankenkassen |
| **EEG**<br>Elektroenzephalogramm | Untersuchung der Hirnströme |

| Abkürzung/Bedeutung | Erklärung |
|---|---|
| **EKG**<br>Elektrokardiogramm | Untersuchung der Herzströme |
| **HI**<br>Herzinfarkt | lebensbedrohlicher Herzanfall, aufgrund von KHK |
| **HIV**<br>Humanes Immunschwäche Virus | das Virus, das AIDS hervorruft |
| **HPV**<br>Humanes Papillomvirus | das Virus, das Gebärmutterhalskrebs hervorruft |
| **i. c.**<br>intracutan | (Injektion) in die Haut |
| **i. m.**<br>intramuskulär | (Injektion) in den Muskel |
| **i. v.**<br>intravenös | (Injektion) in die Vene |
| **KHK**<br>Koronare Herzkrankheit | Verschluss der Herzkranzgefäße |
| **mm Hg**<br>Millimeter Quecksilbersäule | Einheit für den Blutdruckwert |
| **MNS**<br>Mund-Nase-Schutz | wird auch *Mundschutz* oder *Maske* genannt. |
| **MRT**<br>Magnetresonanz-Tomographie | Untersuchung mit Magnetfeldern („Röhre“) |
| **o. B.**<br>ohne Befund | Untersuchung ohne krankhaften (pathologischen) Befund |

| Abkürzung/Bedeutung | Erklärung |
|---|---|
| **OP**<br>Operation oder Operationssaal | |
| **P**<br>Puls | Anzahl der Herzschläge pro Minute |
| **paVk**<br>Periphere arterielle Verschlusskrankheit | Verschluss von Arterien, besonders der unteren Extremität |
| **PCR**<br>Polymerase Kettenreaktion | Test, der die DNA eines Virus nachweist |
| **Rö**<br>Röntgen | Untersuchung mit Röntgenstrahlen |
| **RR**<br>Riva-Rocci | gemessener Blutdruckwert |
| **s. c.**<br>subcutan | (Injektion) unter die Haut |

**Aden, Patricia, Dr. med., Essen**
44/3, 45/1+3, 54/1, 58/1, 62/1, 65/3, 66/3, 67/1, 82/3, 103/4, 111/3, 129/3

**Adobe Stock.com, Dublin, Irland**
5/1–2 © Dmitri Stalnuhhin, © Jürgen Fälchle, 7/1 © Picture-Factory, 8/1–4 © Robert Kneschke, © ISO K" – photography, © upixa, © auremar, 9/1–4 © Carsten Reisinger, © DragonImages, © Coloures-Pic, Contrastwerkstatt, 10/1–4 © Fotoschlick, © DragonImages, © I4SO K" – photography, © Picture-Factory, 11/2–4 © Picture-Factory, © Ralf Kalytta, © Volker Witt, 12/1–4 © J. Kirchmaier-Gilg, © Picture-Factory, © fottoo, © benjaminnolte, 13/1+3–4 © rdnzl, © RoJo Images, © BillionPhotos.com, 14/1–4 © digitale-fotografien, © Robert Kneschke, © LIGHTFIELD STUDIOS, © kuzmichstudio, 15/1–4 © Valentina R., © Monet, © Dmitry Vereshchagin, © phpetrunina14, 16/1–4 © whim dachs, © M. Dörr & M. Pfommherz, © photowahn, © Monkey Business, 17/1–4 © Studio Porto Sabbia, © georgerudy, © dispicture, © CHOKCHAI, 18/1–4 © PRILL Mediendesign, © SENTELLO, © Termchai, © fotofabrika, 19/1–4 © ivan.egorov, © kazoka303030, © Unclesam, © JackF, 20/1–4 © tournee, © Spectral-Design, © Vitaly Krivosheev, © Kzenon, 21/1 © ISO K° – photography, 22/1–4 © Jürgen Fälchle, © Volker Witt, © robert, © very ulissa, 23/1+3–4 © terex, © Africa Studio, © Kzenon, 24/1–4 © Alexandr Vasilyev, © SENTELLO, © blackday, © milkovasa, 25/1–4 © Evgeny Rannev, © chagin, © Coprid, © Antonioguillem, 26/1–4 © Serghei Velusceac, © fotofabrika, © Konstantin Shevtsov, © wavebreak3, 27/1–4 © Andreas Mueller, © Vladimir Mucibabic, © Tombaky, © Andrey Popov, 28/1–4 © kamasigns, © Andrey Popov, © monstersparrow, © Anja Roesnick, 29/1–4 © dispicture, © Michal Ludwiczak, © liveostockimages, © Smileus, 30/1–4 © Dmitry Vershchagin, © thodonal, © Michael Rosenwirth, © StudioLaMagica, 31/1+3–4 © Guido Grochowski, © christopher-oliver, © photorothers, 32/1–4 © Pakhnyushchyy, © tournee, © evegenesis, © patpitchaya, 33/1–4 © Björn Wylezich, © thodonal, © thomas222, © Bildredaktion.at, 34/1–4 © askaja, © jirakit, © Wanja Jacob, © ILYA AKINSHIN, 35/1–4 © graja, © Matthias Geipel, © jushakovsky, © digitale-fotografie, 36/1–4 © starnnik9211, © Monika Wisniewska, © marylooo, © Smileus, 37/1–4 © Tobias Kaltenbach, © ihor_b, © Lothar Drechsel, © yunavaJ, 38/1–4 © Janina Dierks, © contrastwerkstatt, © meailleluc.com, © Tyler Oslon, 39/1 © 4frame group, 40/1–4 © eightstock, © Kaspars Grinvalds, © eshma, © 4frame group, 41/1–4 © mtsaride, © christopher-oliver, © Deniz Thetis, © zinkevych, 42/1–4 © Joachim Wendler, © Whyona, © Sergey Ryzhov, © Tyler Olson, 43/1 © ISO K° – photography, 44/1–2+4 © Peter Atkins, © Dirk Peddinghaus, © picture-factory, 45/2+4 © ISO K° – photography, © picture-factory, 46/1–2+3 © Dmitri Stalnuhhin, © Jürgen Fälchle, © IntelWond, 47/1–4 © Henrik Dolle, © auremar, © PeJo, © PeJo, 48/1–2+4 © acherst, © auremar, © StudioLaMagica, 49/1–2 © nmarques74, © Tyler Olson, 51/1–2 © Pruser, © Pruser, 52/1–4 © rdnzl, Edler von Rabenstein, © Benchamat, © Klaus Eppele, 53/1+3–4 © urowetterau, © okrasyuk, © anamejia18, 54/2 © Kunstzeug, 54/4 © Kelly, 55/1–4 © Thomas Söller, © Photographee.eu, © science photo, © kuntalee, 56/3–4 © Praneat, © Lisa F. Young, 57/1–4 © producer, © producer, © fluke_stockr, © Vit Kovalcik, 59/1–4 © iChip, © 18percentgrey, © eaumstocker, © anamejia18, 60/1–3 © angellodeco, © nazarovsergey, © Jana Behr, 61/1–4 © polydsign, © Hanna, © Dmitry Vereshchagin, © Wellnhofer Designs, 62/3–4 © Dmitry Vereshchagin, © Aliaksei Smalenski, 63/1–4 © Thomas Söllner, © Dan Race, © Rafaelstock, © Dan Race, 64/1–4 © Coprid, © by-studio, © AntonioDiaz, © mylips, © Anke Thomass, 65/1–2+4 © mybaitshop, © RFBSIP, © Andrey Popov, 66/1–2+4 © eyetronic, © sebra, © Charlie, 67/2–4 © LIGHTFIELD STUDIO, © Roman Milert, © Viacheslav Iakobchuk, 68/1–4 © nhumnoi, © auremar, © nhumnoi, © Fly dragonfly, 69/2–3 © Klaus Eppele, © Victor Moussa, 70/1–4 © suriyaph, © CandyBox Images, © Schlierner, © Syda Productions, 71/1–4 © Saltodemata, © AVAVA, © Africa Studio, © Andrey Popov, 72/1–4 © Siegi, © ARTFULLY-79, © Jürgen Fälchle, © Ольга Тернавская, 73/1–4 © Siegi, © Y's harmony, © Photoboyko, © Photographee.eu, 74/1–4 © piXuLariUm, © Photographee.eu, © st-fotograf, © bhakpong, 75/1–4 © Africa Studio, © chanawit, © aireo, © tl6781, 76/2–4 © Andriy Bezuglov, © J.M., © BSIP,77/1–4 © Fotoschlick, © romaset, © kivladimir, © vzmaze, 78/1–2+4 © naiauss, © dmdartworx, © meenon, 79/1–4 © BL, © Photographee.eu, © fotowese, © egyjanek, 80/1–4 © fotowese, © dmdartworx, © ittipol, © Carolina K Smith MD, 81/1–4 © miket, © corepics, © weerayut, © oatautta, 82/1+4 © malkovkosta, © pixelaway, 82/2

© Анна Ковальчук, 83/1–2 © Vladislav Gajic, © Alexander Raths, 84/1–4 © Dirk Rothe, © Tomasz Zajda, © VILevi, © Belish, 85/1–2+4 © Ket Sang Tai, © Pavel Losevsky, © Tyler Olson, 86/3–4 © andrey orlov, © Tyler Olson, 87/1–4 © Diflope, © Sven Bähren, © digitale-fotografien, © auremar, 88/1–4 © Dmitry Vereshchagin, © Dangubic, © Aidman, © auremar, 89/1–4 © praisaeng, © Tyler Olson, © Werner, © romaset, 90/2–4 © koldunova anna, © buFka, © koldunova anna, 91/1–4 © tayphozodesign, © romaset, © UMA, © Firma V, 92/1–2+4 © Watthana, © Kzenon, © Tyler Olson, 93/1–4 © ok-foto, © Kzenon, © biker3, © photographee.eu, 94/1–4 © patpitchaya, © rocketclips, © BillionPhoto.com, © Picture-Factory, 95/1–2+4 © Krokodyl, © Andrey Cherkasov, © Ingo Bartussek, 96/1–4 © Caito, © Rumkugel, © Christian Schwier, © Alexander Raths, 97/1–4 © Sport Moments, © pittawut, © Yutti, © jimdeli, 98/1–4 © Alyona, © Africa Studio, © zayacsk, © nagaets, 99/1–4 © Aaron Amat, © skyfotostock, © ninell, © M. Siegmund, 100/1–4 © Alexander Raths, © Westend61, © euthymia, © blende11.photo, 101/2–4 © bluedesign, © Uwe Grötzner, © mpix-foto, 102/1 © Prostock-studio, 103/1–3 © PMDesign, © john9595, © Milton Oswald, 104/1–4 © rcx, © WavebreakMediaMicro, © bogopicture, © Kzenon, 105/1–4 © Mara Zemgaliete, © sebra, © james pintar, © Kzenon, 106/1–4 © fotoknips, © Maryna, © Swapan, © Swapan, 107/1–4 © SpaPartners, © Max Tactic, © timur1970, © Alexander Raths, 108/1–4 © Vladimir Konjushenko, © Denis, © Gieam, © tiagozr, 109/1–4 © Fantomas11, © Wavebreakmedia Micro, © lenskiss, © amixstudio, 110/1–4 © monropic, © WavebreakmediaMicro, © lsiekierski, © shidlovski, 111/1–2 © mick20, © Syda Productions, 112/1–4 © Pixelot, © AK-DigiArt, © brozova, © Fokussiert, 113/1–2+4 © euthymia, © Picture-Factory, © Photographee.eu, 114/1–4 © abramsdesign, © AntonioDiaz, © philip kinsey, © auremar, 115/1–4 © Lichtmaier, © auremar, © e-pyton, © Photographee.eu., 116/1–4 © Dario Lo Presti, © daria serdtseva, © praisaeng, © beerkoff, 117/1–4 © Goss Vitalij, ©vchalup, © Dimitry Vereshchagin, © william87, 118/1–4 © Goss Vitalij, © Kzenon, © Silvano Rebai, © auremar, 119/1+3–4 © bpstocks, © IntelWond, © beerkoff, 120/1+3–4 © Dmitri Stalnuhhin, © Dmitri Stalnuhhin, © Alexander Lupin, 121/1–4 © Pixelwolf2, © Mediterano, © Katja, © wongsabut, 122/1–4 © Anton, © michaelheim, © James Steidl, © Tyler Olson, 123/1–4 © Dmitry Vershchagin, © oceandigital, © FameAngel, © Evgeniy Kalinovskiy, 124/1–4 © Yakov, © Wavebreakmedia Micro, © hooyah808, © sudok1, 125/1–4 © antoniotruzzi, © Gina Sanders, © Andrey Bandurenko, © sudok1, 126/1–4 © kaiskynet, © bmf-foto.de, © by-studio, © Peter Atkins, 127/1–2 © praisaeng, © Viacheslav Iakobchuk, 128/1–4 © sumroeng, © vpardi, © Africa Studio, © Peter Atkins, 129/1–2+4 © grafikplusfoto, © Rafael Ben Ari, © makis7, 130/2–4 © Rafael Ben-Ari, © sunnychicka, © Ralf Geithe, 131/1–4 © junkers88, © StockPhotoPro, © wasansriswat, © biker3, 132/1 © auremar, 133/1–4 © upixa, © RFBSIP, © pureshot, © SIR_Oliver, 134/1–4 © Dmitry Vereshchagin, © auremar, © upixa, © drubig-photo, 135/1–4 © redav, © Andrea Arnold, © Ponchy, © penkanya, 136/1–4 © Ponchy, © kolotype, © Ponchy, © kolotype, 137/1–4 © Sinuswelle, © Andrey Popov, © Nadege Petrucci, © Artranq, 138/1–2 + 4 © Dani Simmonds, © Stephen, © Narong Niemhom, 139/1–4 © upixa, © mjowra, © by-studio, © dplett, 140/1–3 © Jörg Lantelme, © farbkombinat, © v74, 141/1–4 © goir, © ARtranq, © made_by_nana, © M. Dörr & M. Frommherz, 142/1–4 © Ancher, © auremar, © doomu, © BlueOrange Studio, 143/1–4 © wiedzma, © TomFreeze, © bunwit, © nemo1963, 144/1–4 © EuToch, © Karin & Uwe Annas © by-Studio, © Voyagerix, 145/1–4 © robert6666, © fotoduets, © picfive, © gewitterkind, 146/1–4 © eivaisla, © JPC-PROD, © Rick H. © Picture-Factory, 147/1–4 © Nikolayev, © Peter Atkins, © Birgit Reitz-Hofmann, © Andrey Popov, 148/1–4 © Ljupco Smokovski, © koszivu, © Guido Grochowski, © Photograophee.eu, 149/1–4 © adimas, © Peter Atkins, © eskay lim, © navintar, 150/1–4 © andriano cz, © Rawpixel.com, © nito, © vencav, 151/1–4 © Otto Durst, © bilderstoeckchen, © goir, © michaelheim, 152/1–4 © Morphart, © Tyler Olson, © African Studio, © Mediteraneo, 153/1–4 © sharryfoto, © Syda Productions, © AK-DigiArt, © pix4U, 154/1–4 © oguzdkn, © pirke, © sudok1, © Firma V, 155/3–4 © Henrik Dolle, © Sherry Young, 156/1–4 © Dario Lo Presti, © substancep, © Lichtmaler, © feelartfeelant, 157/1–3 © beerkoff, © picfive, © Sergey Ryzhov, 158/1–4 © Max Tactic, © substancep, © Lichtmaler, © Lichtmaler, 159/2+4 © Supak, © Supak, 160/1 © Peter Atkins, 161/1+4 © Kunstzeug, © Robert Poorten, © contrastwerkstatt, © Peter Atkins, 162/1–2 © btzus, © josfor, 163/1–4 © flywish, © flywish, © Dmitry Vereshchagin, © Microgen, 164/3 © Schlierner

**Alamy Ltd., Oxfordshire, Großbritannien**
86/1 © Jurgen Schulzki / Alamy Stock Photo, 86/2 © RayArt Graphics / Alamy Stock Photo

**Andreas Fahl Medizintechnik-Vertrieb GmbH, Köln**
159/1+3

**AOK Bundesverband, Berlin**
11/1, 13/2

**Bode Chemie GmbH, Hamburg**
162/3

**Boso – BOSCH + SOHN GmbH u. Co. KG, Jungingen**
95/3

**B. Braun Melsungen AG**
69/1 © B. Braun AG, Melsungen

**Canon Europa N.V., Amstelveen, Niederlande**
92/3

**dpa Picture- Alliance GmbH, Frankfurt a. M.**
140/4 © dpa/Phanie

**Eitzenberger-Wollring, Helga, Dr., Mülheim a. d. Ruhr**
164/1–2

**Gabmed GmbH, Köln**
51/3–4

**Gemeinsamer Bundesausschuss, Berlin**
101/1

**Hamilton Medical AG, Bonaduz, Schweiz**
157/4 © Hamilton Medical

**Heathrow Scientific, Vernon Hills, IL USA**
49/4 DuraPorter® Transportbox von Heathrow Scientific LLC

**Horvarth, Andreas, Felben-Wellhausen, Schweiz**
56/2

**INTEGRA Biosciences AG, Zizers, Schweiz**
58/2–4

**iStockphoto LP, Getty Images International, Dublin, Irland**
138/3 © Getty Images/iStockphoto, 155/1 © Beano5, 155/2 © Getty Images

**Kassenärztliche Bundesvereinigung, Berlin**
48/3

**Mast Diagnostica GmbH, Reinfeld, www.fit-screening.de**
54/3

**MedGyn Products, Inc., Addison IL, USA**
78/1 © 2012 MedGyn Products Inc. All Rights Reserved

**Meditec Medizintechnik GmbH, St. Pölten, Österreich**
162/4

**megro GmbH & Co. KG, Wesel**
83/3

**Paul Marienfeld GmbH & Co. KG, Lauda-Königshofen**
56/1

**Pohl-Boskamp GmbH & Co. KG, Hohenlockstedt**
113/3

**SARSTEDT AG & Co. KG, Nümbrecht**
49/3 (Transportkoffer, Bestell-Nr.: 95.1720.011), 50/1 (BSG-Ständer f. S-Sedivette® Bestell-Nr.: 90.1090), 50/2 (BSG-Ständer), 50/3 (S-Sedivette®, Bestell-Nr. 06.1690.001), 50/4 (BSG-Röhrchen)

**Shutterstock**
23/2 © Andrey Popov

**SO.X-Versus / RX Protective clothing system, Ferrara, Italien**
85/3

**Tüngler, Anja, Köln**
31/2, 60/4, 69/4, 127/3–4, 161/3, 164/4

**Verlag Europa-Lehrmittel, Haan-Gruiten**
46/4, 83/4, 111/4, 119/2, 120/2

**Wolf, Edeltraud, Nürtingen (Medizinisches Labor, Europa-Nr.: 66612)**
53/2